陳存仁編校

皇漢醫學叢書 十一

上海科学技术文献出版社

第十一册

方劑辭典

奇正方

丹方之研究

陳存仁編校

皇漢醫學叢書

方劑辭典

平岡嘉言著

方劑辭典

提要

近世識者。莫不謂中醫之精粹。寄於藥方之配合出奇與夫藥物之功效卓著。故日本研究漢醫。最重方劑之學。此類著作。汗牛充棟。爲數最多。

本書爲日本平岡嘉言氏所輯。聚方最多。而最切日常應用。本書原本依日本國音符號爲次序。今改從筆劃爲次序。按字索方。實爲臨牀極好之參攷書籍。但爲平日治療上研究起見。另編病症用方索引。俾治病時不知應用何種方劑者。得一問津之所。故其價值固不僅檢查而已也。

方劑辭典原序（原名方苑）

夫醫道之難爲也久矣。古今名家。無不原於張祖。余奉職之暇。夙潛心於方術。竊採擇歷代成方。而歷試於四方有年於此矣。憾未能悉驗焉。嚮壬戌丁卯之歲。𠫤北再罹水災矣。病患夭殞不可勝計也。巡邑施藥之際。乞活之民。千百有餘人也。於是多試之。各奏其效。因集其驗者。名方苑。以告於同志云。此書也。取上自長沙。下逮明清。數十百家可爲標準。彙爲小册子。列以國韵四十八字母。以便於檢閱云。

文化戊辰孟夏

河陽平岡水走嘉言識

方劑辭典筆畫目次

一畫

二畫

三畫

四畫

五畫

六畫

七畫

方劑辭典病證分類目錄

傷寒附感冒

溫疫

中風附口眼喎斜鬱冒

中暍

霍亂附轉筋

風溫

風濕附白虎歷節風

痺證

痙病附角弓反張

癇附癲狂失心氣疾藏燥驚悸

瘧

風毒脚氣

百合病

痧病

黃疸

消渴

痢附腸風藏毒

泄瀉附傷食胃中不和

膈噎反胃

嘔吐噦附胃中虛冷

水腫附脹滿

飲病附水氣病

痃癖

積聚癥瘕附奔豚氣

寒疝腹痛附胸痺心痛蟲痛陰卵偏大

咳嗽附喘息

頭面風熱附頭眩頭痛瘡疥癮疹藏府積熱

脾癉

腰脊背痛肩臂痛脇肋痛

差後病附不得眠

眼目

牙齒附骨槽風

調經

妊娠附阻病

產後

婦人雜病

初生

急慢驚風

痘疹丹毒

方劑辭典

平岡嘉言輯

一畫

一切冷氣搶心切痛。發即欲死。久患心腹痛。時發者。此可絕根方。衞生方

蓬莪朮二兩酢煮　木香一兩煨爲末

每服半錢。淡酢湯下。

一物瓜蒂湯　治諸黄。金匱中暍太陽中暍。身熱疼重。而脈微弱。此以夏日傷冷水。水行皮中所致也。同上

瓜蒂二十箇

右剉。以水一升。煮取五合。去滓頓服。

二畫

二氣散　陰陽痞結。咽膈噎塞。狀如梅核。妨礙飲食。久而不愈。即成反胃。楊氏方

梔子　乾姜炮二味各一兩

右爲麁末。每服二錢。水一盞。同煎至五分去滓。食後熱服。

二陳湯　治痰飲爲患。或嘔吐惡心。或頭眩心悸。或中脘不快。或發爲寒熱。或因食生冷。脾胃不和。局方

半夏湯洗柒次　陳皮各伍兩　茯苓三兩

甘草炙一兩半

右爲㕮咀。每服肆錢。用水一盞。生姜柒片。烏梅一箇。同煎陸分。去滓熱服。不拘時候。

二勝散　治乾霍亂不吐不利。令人昏冒煩亂。氣短。上下膈塞。冷汗自出方。聖濟方

訶子　乾姜成塊者各二兩

右二味。不擣碎。同用水二升。於銚子內煎。水盡爲度。取出重物細切。焙乾擣羅爲散。每服二錢匕。陳米飲調下。

人參丸　療患久痛腹滿。并痰飲。不下食。外臺方

人參　白朮　枳實各六分　茯苓八分　厚朴六分　青木香六分　橘皮五分　大黄六分

檳榔六分

右九味。擣篩蜜和丸。空腹煮生姜棗湯下。如梧子二十丸。日二服。漸加至三十丸。忌酢物桃李雀肉等。

人參湯　安食下氣。理胸脇。并治客熱。千金方虛勞人血氣微弱。陰陽俱虛。小勞則生熱。熱因勞而故以名客熱病源

人參　麥門冬　乾姜　當歸　茯苓　甘草
五味子　黃耆　芍藥　枳實各二兩　桂心三
兩　半夏一升　大棗十五枚
右十三味。㕮咀。以水九升。煮取三升去滓。每服九合。
從旦至晡。令盡。皆熱服。慎勿冷。

人參湯　療肺客熱。并肝心家氣方。外臺方
桂心　甘草炙各三兩　人參　乾姜　防風各
二兩　白朮一兩半
右六味。切。以水八升。煮取三升。分三服。日三。宜温服。
忌桃李雀肉生葱海藻菘菜。

人參湯　治厥逆。三焦不調。及脾胃氣攻。頭面虛腫。氣
喘心急脹滿。聖濟方
人參　赤茯苓去黑皮　厚朴去麤皮生姜汁炙
透　紫蘇子炒　大腹皮　桑根白皮剉　檳榔
各一兩　陳橘皮去白焙　防風各一兩半
右九味。麤擣篩。每服五錢匕。水一盞。生姜一塊。拍破。
葱白三莖。切。煎至八分。去滓。空心温服。

人參散　治邪熱客於經絡。肌熱痰嗽。五心煩躁。頭目
昏痛。夜多盜汗。此藥補和真氣。解勞倦。婦人血熱虛
勞。骨蒸。並皆治之。本事方
人參去蘆　白朮　白茯苓去皮　柴胡去苗洗
半夏麯　當歸洗去蘆薄切焙乾秤　赤芍藥
乾葛　甘草各一兩炙　子芩半兩去皮
右為細末。每服三錢。水一盞。生姜四片。棗二箇。煎至
八分。不拘時候。帶熱服。但是有勞熱症。皆可服。熱退
即止。大抵透肌解熱。乾葛第一。柴胡次之。所以升麻
葛根湯。為解肌之冠也。

人參煮散　治脾胃不和。中脘氣滯。心腹脹痛。不思飲
食。宿寒留飲。停積不消。或因飲冷過度。內傷脾氣。嘔
吐痰逆。寒熱往來。或時汗出。又治腸胃冷濕。泄瀉注
下。水穀不分。腹中雷鳴。脇肋虛脹。兼療傷寒陰盛。四
肢逆冷。局方
茯苓去皮剉　蒼朮去皮各半斤　人參四兩
甘草炙十兩　三稜煨搗碎　青皮去白各十二
兩　乾姜炮　丁皮各六兩
右為末。每服二錢。水一盞。生姜五片。棗三枚。同煎。至
柒分。食前空心温服。

人參飲子　治陽毒傷寒。四肢壯熱。心膈煩躁。嘔吐不
止。
柴胡　黃芩　人參　甘草　麥門冬各二兩
半夏半兩
右為散。每四錢。水一中盞。入竹葉三十片。生姜半分。

煎六分、温服、十便方〇聖惠方無方名即小柴胡湯
加竹葉麥門冬也

人參敗毒散　治傷寒時氣。咽痛項強、壯熱惡寒。身體
煩疼。及寒壅欬嗽。鼻塞聲重、風痰頭痛。嘔噦寒熱、並
皆治之。局方

人參去蘆洗焙　茯苓去皮　甘草炙　前胡去
苗洗焙　芎藭　羌活去蘆　桔梗　獨活去苗
柴胡去苗洗焙　枳殼水浸去穰剉。麩炒黃色、
各等分。

右十味。爲細末。每服二錢。水一盞、入生姜薄荷各少
許。同煎。柒分。去滓温服。不拘時候。寒多則熱服。熱多
則温服。　活人三因。並同。　聖濟總錄。名羌活湯。
準繩、加蒼朮。陳倉米。名羌活散。治時行下痢赤白。
本事方。去桔梗。加白朮。青皮。名清氣散。調榮衞。順三
焦。治風壅。消痰涎。退煩熱。增損亦有理。用之良驗。

人參當歸湯　治産後煩悶不安。千金方

人參　當歸　麥門冬　乾地黃　桂心各一兩
大棗七枚　粳米一升　芍藥四兩　淡竹葉
三升

右九味。㕮咀。以水一斗二升。先煮竹葉及米取八升。
去滓內藥。煮取三升。去滓分三服。若煩悶不安者。當
取豉一升。以水三斗。煮取一升。盡服之甚良

人參養榮湯　按前證實爲庸醫躭擱。及今投劑、補瀉
不及。然大虛不補、虛何由以回。大實不瀉。邪何由以
去。勉用參地以回虛。承氣以逐實。此補瀉兼施之法
也。或遇此證。純用承氣。下證稍減。神思稍甦。續得服。
身體振戰。怔忡驚悸。心內如人將捕之狀。四肢反厥。
眩暈鬱冒。項背強直。併前循衣摸床。撮空等證。此皆
大虛之候。將危之證也。急用此湯、虛候少退。速可屏
去。蓋傷寒温疫。俱係客邪。爲火熱燥證。人參固爲益
元氣之神品。偏於益陽。有助火固邪之弊。當此又非
良品也。不得已而用之方。温疫論

人參八分　麥門冬七分　遼五味一錢　地黃
五分　歸身八分　白芍藥一錢五分　知母七
分　陳皮六分　甘草五分

照常煎服。

人參養榮湯　治肺痿欬嗽有痰。午後熱。並聲嘶者。聖
濟方

柴胡二錢　桑白皮　阿膠蛤粉炒　人參去蘆
桔梗　貝母　杏仁　枳實　茯苓各一錢
五味子十二枚

右水二升。生姜三片。棗二枚。煎至一鍾。食遠服。

人參養榮湯　治積勞虛損。四肢沉滯。骨肉酸疼。吸吸少氣。行動喘啜。小腹拘急。腰背強痛。心虛驚悸。咽乾脣燥。飲食無味。陰陽衰弱。悲憂慘戚。多臥少起。久者積年。急者百日。漸至瘦削。五藏氣竭。難可振復。又治肺與大腸俱虛。咳嗽下利。喘乏少氣。嘔吐痰涎。局方

白芍藥三兩　當歸　桂心去麁皮　甘草炙　陳橘皮　人參　白朮煨　黃耆各一兩　熟地黃製　五味子　茯苓各柒錢半　遠志炒去心半兩

右㕮咀。每服四錢。水一盞半。生姜三片。棗子一枚。煎至七分去滓。溫服。便精遺泄。加龍骨一兩。欬嗽加阿膠甚妙。

人參養胃湯　治外感風寒。內傷生冷。憎寒壯熱。頭目昏疼。體拘急不同。風寒二證。拘可治療。須令濈濈微汗。自然解散。若先有汗。則溫服。不須更汗。兼治飲食傷脾。或外感風寒濕氣。發爲痎瘧。及山嵐瘴疫。常服尤佳。得效方

厚朴去麁皮切姜汁拌炒乾　蒼朮米泔浸炒黃色　半夏湯洗七次各一兩　白茯苓去皮半兩　甘草二錢半　人參去蘆　草果煨去皮　藿香去土各半兩　橘紅去白七錢半

右㕮咀。每服三錢。水一盃半。生姜三片。紅棗二枚。煎空心熱服。寒加炮附子數片。體虛寒瘧。加肉桂。炮附子。各一錢。

人參荆芥散　治婦人血風勞氣。身體疼痛。頭昏目澁。心忪煩倦。寒熱盜汗。頰赤口乾。痰嗽胸滿。精神不爽。或月水不調。臍腹㽲痛。痃癖塊硬。疼痛發歇。或時嘔逆。飲食不進。或因產調理失節。淹延瘦瘁。乍起乍臥。甚即着床。婦人大全良方

荆芥穗　人參去蘆　桂心　生地黃　柴胡　鼈甲酢炙　酸棗仁炒　枳殼製　羚羊角別爲末　白朮各七分半　川芎　當歸　防風　甘草各半兩

右爲細末。每服三錢。水一盞半。生姜三片。煎至八分。去滓熱服。無時候。日三服。常服除一切風虛勞冷宿疾。孕婦休服。局方有牡丹皮芍藥

人參紫苑散　虛勞唾血。痰涎上盛。欬嗽喘重。寒熱往來。肩背拘急。勞倦少力。盜汗發渴。面目浮腫。事證方

人參去蘆頭　紫苑洗去蘆頭　陳皮去白各一兩　桑白皮　五味子　貝母去心以上各二兩　紫蘇葉四兩　白茯苓去皮　杏仁去皮尖麩炒　甘草炙以上各半兩

右爲細末。每服三錢。水壹盞。生姜五片。煎至柒分。温服。不拘時候。

丁香散　治傷寒欬逆。活人書方

丁香　柹蒂各一分　甘草　良姜各半錢

右沸湯煮。作一服。乘熱猛吃。按。三因方同。大全良方有人參五味。治姙娠惡阻。又家寶方。丁香柹蒂二味。煎服治同。名順氣湯。濟生名柹蒂湯。易簡無方名。

七寶飲　治一切瘧疾。無問寒熱多少。先後連日間日。及不伏水土。山嵐瘴氣。寒熱如瘧等證。簡易方

厚朴姜汁製　陳皮　甘草炙　草果仁　常山雞骨煮　檳榔　青皮

右等分。㕮咀。每服五錢。水半盞。酒半盞。煎取一盞。去滓。露一宿。來早又盪温。向東服了。睡片時。忌熱物。半日。寒多加酒退水。熱多退酒加水。須熳火煎。令熱。不吐不瀉。一服即效。

七成湯　温疫愈後。脈細而弱。每至黎明。或夜半後。便作泄瀉。此命門真陽不足。宜此湯。或亦有雜證。屬實者。宜大黄丸。下之立愈。温疫

破故紙炒鎚研三錢　熟附子一錢　遼五味八分　白茯苓一錢　人參一錢　甘草炙五分

照常煎服。愈後更發者。宜八味丸。倍加附子。

七氣消聚散　有因積聚相攻。或疼或脹者。初用此湯。日久元氣虚。脾胃弱而脹者。參朮健脾湯。少助消導藥。準繩方

香附米一錢半　青皮　蓬朮　三稜俱醋炒　枳殼麩炒　木香　砂仁各一錢　厚朴姜製　陳皮各一錢二分　甘草炙四分

水二盅。姜三片。煎八分。食前服。

七氣湯　虚冷上氣。勞氣方。千金　痰涎積聚。心腹亦痛。不能飲食。準繩

半夏一升　人參　生姜　桂心　甘草各一兩

右五味。㕮咀。以水一斗。煮取三升。分三服。日三。

七味清脾湯　治胃瘧發作有時。先覺伸欠。乃作寒慄鼓振頤頷。中外皆寒。腰背俱痛。寒戰既已。内外皆熱。頭疼如破。渴欲飲冷。或痰聚胸中。煩滿欲嘔。或先熱後寒。先寒後熱。寒多熱少。寒少熱多。或寒熱相半。或但熱不寒。但寒不熱。或隔日一發。或三日五日一發者。三因方

厚朴四兩姜製　青皮　半夏　良姜　烏梅各二兩　草菓一兩　甘草炙半兩

右每四錢。水二盞。姜三片。棗一枚。煎七分。未發前。併三服。

八正散　治大小兒。心經邪熱。一切蘊毒。咽乾口燥。大渴引飲。心忪面熱。煩躁不寧。目赤睛痛。脣焦血衄。口舌生瘡。咽喉腫痛。又治小便赤澁。或隆閉不通。及熱淋血淋。並宜服之。局方如酒後恣慾而得者。則小便將出而痛。既出而癢。以此藥主之。回春治肝經積熱。小便淋閉不通。及一切淋病俱效。正宗

車前子　瞿麥　滑石　大黃麵裹煨去麵切焙

山梔仁　萹蓄　木通　甘草炙各一錢

右爲散。每服二錢。水一盞。入燈心。煎七分。去滓溫服。食後臨臥。小兒量力。少少與之。潔古云因熱爲腫者用此方

八味腎氣丸　治脚氣上入小腹。不仁者。金匱男子消渴。小便反多。以飲一斗。小便一斗。同上消渴問曰。婦人病。飲食如故。煩熱不得臥。而反倚息者。何也。師曰。此名轉胞。不得溺也。以胞系了戾。故致此病。但利小便則愈。同上婦人治虛不足。大渴欲飲水。腰痛小腹拘急。小便不利。千金方

乾地黃八兩　桂枝　附子各一兩炮　山茱萸

薯蕷各四兩　澤瀉　茯苓　牡丹皮各二兩

右八味。末之。煉蜜和丸。梧子大。酒下十五丸。日再服。

八味順氣散　凡中風。若內因七情。而得之者。法當調氣。不當治風。外因六淫而得之者。亦先當調氣。然後依所感六氣。隨症治之。濟生方

白朮　茯苓　青皮　白芷　陳皮　烏藥　人參各一兩　甘草炙半兩

右爲細末。每三錢。水一大盞。煎七分。溫服。仍以酒化。蘇合香圓間服。

八物湯　治大病後。血氣虛損者方。正宗

即於八珍湯中去人參。加黃耆。

八珍湯　治肝脾傷損。血氣虛弱。惡寒發熱。或煩燥作渴。或寒熱昏憒。或胸膈不利。大便不實。或飲食少思。小腹脹痛等症。薛己治潰瘍諸症。調和榮衛。順理陰陽。滋養氣血。增進飲食。和表裏。退虛熱。爲氣血俱虛之大藥也。正宗

人參　白朮　茯苓　當歸　川芎　白芍藥

熟地黃各一錢　甘草炙五分

水二鍾。姜三片。棗二枚。煎八分。食前服。即四君四物湯合方

八解散　治四時傷寒。頭痛壯熱。感風多汗。及療勞傷過度。骨節酸疼。飲食無味。四肢疼倦。行步喘乏。面色痿黃。怠惰少力。咳嗽寒熱。羸弱自汗。胸膈不快。嘔逆惡心。局方

人參去蘆　陳皮去白　半夏湯洗柒次　甘草炙　藿香去土　白朮　茯苓各一兩　厚朴去麄皮剉。生姜汁浸炒紫色二兩

右爲細末。每服二錢。水一盞。生姜三片。棗子一枚。葱白三寸。同煎至七分。温服。不拘時候。

九痛丸　治九種心痛。兼治卒中惡。腹脹痛。口不能言。又治連年積冷。流注心胸痛。并冷腫上氣。落馬墜車。血疾等。皆主之。忌口如常法。正宗

生狼牙一兩炙　附子三兩炮　巴豆一兩去皮心熬研如脂　人參　乾姜　吳茱萸各一兩

右六味。末之。煉蜜丸。如梧子大。酒下。強人初服三丸。日三服。弱者二丸。

九味羌活湯　治春夏秋。非時感冒。暴寒頭痛。發熱無汗。脊強脈浮緊。此足太陽膀胱經受邪。宜此發散。同上

羌活二錢　防風一錢半　蒼朮米泔浸一錢　川芎一錢　細辛三分　白芷　生地黃　黃芩各一錢　甘草三分

右剉。生姜三片。葱白三根。水煎熱服。

九味清脾湯　治瘅瘧脈來弦數。但熱不寒。或熱多寒少。鬲滿能食。口苦舌乾。心煩渴。小便黃赤。大便不利。濟生方

青皮炒　厚朴姜製炒　白朮　黃芩　半夏湯泡七次　柴胡去蘆　茯苓去皮　草菓各一錢　甘草三分

右㕮咀。每四錢。水一盞。姜五片。煎至七分。去滓温服。不拘時候。

九味當歸湯　療小兒宿食不消。發熱。外臺方

當歸　甘草炙　芍藥　人參　桂枝　乾姜各一分　大棗五枚　大黃二分

右藥。切。以水一升半。煮取六合。去滓。分服。

九寶湯　經年喘嗽通用。常服屢效。仁齋直指方

麻黃去節　橘紅　腦荷各一兩　辣桂　紫蘇　桑白皮　炒杏仁去皮　大腹子連皮　甘草炙各半兩

右細剉。每服三錢。姜五片。烏梅一箇。水煎臨臥服。或入童子小便半盞。同煎尤妙。

十全大補湯　治男子婦人諸虛不足。五勞七傷。不進飲食。久病虛損。時發潮熱。氣攻骨脊。拘急疼痛。夜夢遺精。面色痿黃。腳膝無力。一切病後。氣不如舊。憂愁思慮傷動氣血。喘嗽中滿。脾腎氣弱。五心煩悶。並皆治之。此藥性温不熱。平補有效。養氣育神。醒脾止渴。

順正辟邪。温煖脾胃。其效不可具述。局方治潰瘍發熱。或惡寒。或作痛。或膿多。或潰。或自汗盜汗。及偏身流注。瘰癧。便毒諸瘡。久不作膿。或膿。或不潰。潰而不斂。若氣血不足之人。結腫未成膿者。宜加陳皮香附子。半夏。連翹。服之自消。正宗

白茯苓焙　白朮焙　人參去蘆　熟乾地黃洗　酒蒸焙　白芍藥　粉草炙　黃耆去蘆　肉桂去麁皮不見火　川當歸去蘆洗　川芎各等分

右十味。剉爲麁散。每服二大錢。水一盞。生姜三片。棗子二箇。同煎至七分。不拘時候温服。此藥補虛損。大有神效。卽八珍湯加黃耆肉桂也

十全流氣飲　治憂鬱傷肝。思慮傷脾。致脾氣不行。逆於肉裏。乃生氣癭肉瘤皮色不變。日久漸大。宜服此藥。正宗

陳皮　赤茯苓　烏藥　川芎　當歸　白芍各一錢　香附子八分　青皮六分　甘草五分　木香三分

姜三片。棗二枚。水二盅。煎八分。食遠服。

十六般哮嗽方。本事方

黃明膠二兩剉　馬兜鈴　甘草炙　半夏姜汁浸三日　杏仁去皮尖以上各一兩　人參半兩

右爲末。每服一大錢。水一盞。隨病有湯使。煎至七分。臨睡食後服。湯使于後。心嗽。面赤或汗流。加干葛煎服。早吃脫飯　肝嗽。眼中淚出。入烏梅一箇。糯米三四粒。煎服。　脾嗽。不思飲食。或一兩時惡心。入生姜三片煎　胃嗽。吐逆。吐酸水。入蚌粉煎。　膽嗽。令人臨睡。用藥半錢。茶清調下。　肺嗽。上喘氣急。入桑白皮煎。　膈嗽。咳出痰濁成塊。生姜自然汁。調藥嚥下。　勞嗽。入秦艽末。同煎。　冷嗽。天曉嗽甚。葱白三寸。同煎。　血嗽。連頓不住。當歸末棗子同煎。　暴嗽。涕唾稠。入烏梅生姜煎。　產嗽。背甲疼痛。甘草三寸。同煎。　氣嗽。肚痛脹滿。入青皮去白同煎。　熱嗽。夜甚。蜜一匕。葱白。同煎。　哮嗽。聲如拽鋸。入半夏二個。同煎。　腎嗽。時復三兩聲。入黃耆。白飴糖。煎。　上件十六般嗽疾。依法煎服。無不效驗。此方乃都下一家專貨此藥。治十餘口。余因中官。厚賂錢物。方始傳得。屢試有驗。

十珍散　治大病之後。氣不復常。乏力短氣。神情不樂。口舌無味。續易簡方

黃耆蜜炙　人參　白朮　茯苓　白扁豆姜製　山藥各一兩　宿砂　桔梗　五味子　甘草炙各半兩

右細末。每服三錢。水一盞。姜三片。棗一枚。煎至七分。食前服。

十神湯　治時令不正。瘟疫妄行。人多疾病。此藥不問陰陽兩感。或風寒濕痺。皆可服之。局方

陳橘皮去白　麻黃去根節　川芎　甘草炙　香附子杵五枚　紫蘇去粗梗　白芷　升麻　赤芍藥各肆兩　乾薑拾肆兩

右爲細末。每服叁大錢。水一盞半。生姜五片。煎至七分。去滓熱服。不拘時候。如發熱頭痛。連鬚葱白三莖。如中滿氣實。加枳殼數片。同煎服。雖產婦嬰兒老人。皆可服餌。如傷寒不分表裏證。以此導引經絡。不致變動。其功効非淺。

十味香薷飲　治脾胃不和。冒暑氣。心膨悶。飲食無味。嘔噦惡心。五心潮熱。力乏體倦。功能消暑。健脾。進飲食。百一選方

黃耆　人參　白朮　茯苓　陳皮　木瓜各半兩　香薷一兩　厚朴　藊豆　甘草各半兩

右麄末。每三錢。水一盞。棗一枚。煎七分服。衛生寶鑑名消暑十全飲。局方。六和湯。加減方也。

十棗湯　太陽中風。下利嘔逆。表解者。乃可攻之。其人漐漐汗出。發作有時。頭痛。心下痞鞕。滿引脇下痛。乾嘔短氣。汗出不惡寒者。此表解裏未和也。主之。傷寒　太陽病懸飲者主之。金匱欬家。其脈弦。爲有水。主之。同上。夫有支飲家。欬煩。胸中痛者。不卒死。至一百日一歲。宜此湯。同上

芫花熬　甘遂　大戟

右三味。等分。各別擣爲散。以水一升半。洗煮大棗肥者十枚。取八合。去滓。內藥末。強服一錢匕。羸人服半錢。溫服之。平旦服。若下少病不除者。明日更服。加半錢。得快下利。後糜粥自養。

三畫

三和散　治五藏不調。三焦不和。心腹痞悶。脇肋䐜脹。風氣壅滯。肢節煩疼。頭面虛浮。手足微腫。腸胃燥澀。大便祕難。雖年高氣弱。並可服之。又治脹痛。脇痛。有妨飲食。及脚氣上攻。胸腹滿悶。大便不通。方同上

檳榔麩裹煨熟去麵　甘草炙　木香　陳皮去白　芎藭壹本作叁兩　白朮各三兩　大腹皮炙焦黃　羌活去蘆頭　紫蘇莖葉並用去粗梗　宣州木瓜薄切焙乾　沉香各一兩

右爲麄末。每服貳大錢。水壹盞。煎至六分。去滓溫服。不計時候。

三生飲　卒中。昏不知人。口眼喎斜。半身不遂。咽喉作

聲。痰氣上壅。無問外感風寒。內傷喜怒。或六脈沉伏。或指下浮盛。並宜服之。兼治痰厥。氣厥。及氣虛眩暈。大有神效。同上

天南星生用 一兩　烏頭生去皮　附子生去皮各半兩　木香一分

右㕮咀。每服半兩。水二大盞。姜十五片。煎至八分。去滓溫服。不拘時候。

三味飲子　療濕霍亂。吐利無限。宜合高良姜等服之方。外臺

高良姜二兩　豆蔻子十二枚　桂心二兩

右藥。切。以水四升。煮取一升。去滓細細啜之。亦有於此方。加乾姜。人參二物。忌生葱。

三消飲　溫疫舌上白胎者。邪在膜原也。舌根漸黃至中央。乃邪漸入胃。設有三陽現證。用達原飲。三陽加法。因有裏證。復加大黃。名三消飲。三消者。消內。消外。消不內不外也。此治疫之全劑。以毒邪表裏分傳。膜原尚有餘結者宜之。溫疫

檳榔　草果　厚朴　白芍　甘草　知母　黃芩　大黃　葛根　羌活　柴胡

姜。棗。水煎服。

三物備急圓　主心腹諸卒暴百病。若中惡客忤。心腹脹滿。卒痛如錐刺。氣急口禁。傳尸卒死者。以緩水若酒服大豆許。三四丸。或不下捧頭起灌令下咽。須臾當瘥。如未瘥。更與三丸。當腹中鳴。卽吐下便瘥。若口禁。亦須折齒灌之。金匱

大黃一兩　乾姜一兩　巴豆一兩去心皮熬外研如脂

右藥各須精新。先擣大黃乾姜爲末。研巴豆內中合治一千許。用爲散。蜜和丸亦佳。密器中貯之。莫令洩氣。　按此方通治乾霍亂。此卽醫林所謂絞腸痧也。

三物黃芩湯　婦人在草蓐。自發露得風。四肢苦煩熱。頭痛者。與小柴胡湯。頭不痛。但煩者主之。同上

黃芩一兩　苦參二兩　乾地黃四兩

右三味。以水八升。煮取二升。溫服一升。多吐下蟲。

川芎散　治頭風。偏正頭痛。昏眩妙方。準繩

川芎　細辛　羌活　槐花　甘草炙　石羔　香附子各半兩　荆芥　薄荷　菊花　防風　茵陳各一兩

右爲末。每服二錢。食後茶清調下。日三服。忌動風物。

川芎茶調散　治諸風上攻。頭目昏沉。偏正頭痛。鼻塞聲重。傷風壯熱。肢體痠疼。肌肉蠕動。膈熱痰盛。婦人血風。太陽穴痛。但是外感。風氣並効。回春

川芎　荆芥穗各二兩　薄荷　香附子各四兩
羌活　白芷　甘草炙各一兩　防風七錢
半

右爲細末。每服二錢。食後茶清調下。姜葱煎服。亦可。

一方加菊花一兩。細辛五錢。殭蠶。蟬退各二錢半。
各菊花茶調散。

千金內托散　治癰疽。瘡癤未成者速散。已成者速潰。敗膿自出。無用手擠。惡肉自去。不用刀針。服藥後。疼痛頓減。此藥活血。匀氣調胃。補氣。袪風邪。辟穢氣。乃王道之劑。宜多服之大効。同春

黄耆蜜炙　當歸酒洗　人參各二錢　川芎
防風　桔梗　白芷各一錢　厚朴　肉桂　甘
草各五分

右水二碗。煎八分。臨服入酒一小杯。食遠服。　正宗。無厚朴。有天花粉。白芍。金銀花。乳香。沒藥。

千金風引湯　療兩脚疼痺腫。或不仁。拘急。屈不得行方。外臺

麻黄二兩去節　吳茱萸一兩　獨活一兩　石
羔二兩　杏人六十枚　白朮三兩　茯苓二兩
桂心一兩　人參　細辛　乾姜碎　防風　防
己　芎藭　甘草炙　附子各一兩炮　秦艽一
兩

右十七味。切。以水一斗六升。煮取三升。分三服。取汗佳。忌海藻。菘菜。生葱。生菜。桃李。雀肉。醋等物。

千金小風引湯　主中風。腰脚疼痛。弱者方。同上

獨活　防風　當歸各二兩　茯苓三兩　大豆
一升　人參三兩　乾姜三兩胡洽作桂心　附
子一枚炮　石斛二兩胡洽作黄芪　甘草二兩
炙

右十味。切。以水九升。酒三升。煮取三升。去滓。分四服。服後如人行十里久。忌海藻。菘菜。猪肉。冷水。醋等。一方無乾姜石斛有桂心黄芪

千金大鼈甲湯　療脚弱風毒。攣痺。氣上。及傷寒惡風。温毒及山水瘴氣。熱毒。四肢痺弱方。同上

鼈甲二兩炙　防風　麻黄去節　白朮各一兩
吳茱萸五合　知母　升麻各一兩　大棗二
十枚擘　貝齒七枚燒　茯苓　橘皮　芎藭
杏仁各一兩　犀角半兩屑　生姜三兩　人參
一兩　赤小豆三合　青木香半兩　麝香三分
研　羚羊角一分屑　麥門冬一兩去心　大黄
一兩半　薤白十四枚　烏頭十枚炮　石羔一
兩碎　雄黄二分碎　半夏一兩洗　當歸　萎

蕤　芍藥　甘草各一兩炙

右三十一味。切。水二斗。煮取四升。去滓分六服。相去十里久得下止。一方用大黃二分畏下可用一分也。一方用羚羊角二分毒盛可用三分也。忌海藻。菘菜。莧菜。桃李。雀肉。酢物。羊肉。餳等。一方有小茱萸。翼方。無知母升麻。橘皮。芎藭。當歸。萎蕤。

千金小鼈甲湯　療身體虛脹。如微腫。胸口痞滿。有氣壯熱。少腹厚重。兩脚弱。方同上

鼈甲炙　升麻　黃芩　麻黃去節　羚羊角屑各三兩　前胡四兩　桂心三兩　烏梅二七枚擘　杏仁三兩　薤白二十一莖

右十味切。以水一斗。煮取二升七合。去滓分三服。此常用。若體強壯。須利者。加大黃二兩。忌莧菜。生葱。

千金甘草湯　療脚弱。全身洪腫胃反食穀吐逆。胸中氣結不安而寒熱。下利不止。小便難。服此湯即益。亦服女麴散利小便。腫消服大散摩羔有驗。同上

甘草炙　人參各一兩　半夏一升洗　桂心三合　小麥八合完用　大棗二十枚擘　生姜八兩　吳茱萸二升　蜀椒各三兩出汗

右九味。切。以水一斗三升。煮麥取一斗。去麥內諸藥。煮取四升。一服六合。作六服。忌海藻。菘菜。羊肉。餳。生葱。

千金麻黃湯　療惡風毒氣。脚弱無力。頑痺四肢不仁。失音不能言。毒氣衝心。有人病者。但病相當。即服此湯。同上

麻黃一兩去節　防風　大棗二十枚擘　當歸二兩　茯苓三兩　升麻　芎藭　白朮　芍藥　麥門冬去心　黃芩　桂心各二兩　杏仁三十枚去皮心　甘草二兩炙

右十四味。切。以水九升。清酒二升。合煮取二升半。分四服。日三夜一。覆令小汗。粉之莫令見風。忌海藻。菘菜。生葱。桃李。雀肉。酢物。

千金三黃湯　治中風。手足拘急。百節疼痛。煩熱。心亂。惡寒。經日不欲飲食。金匱方

細辛二分　麻黃五分　獨活四分　黃耆二分　黃芩三分

右五味。以水六升。煮取二升。分三服。一服小汗。二服大汗。心熱加大黃二分。腹痛加枳實一枚。氣逆加人參三分。悸加牡蠣三分。渴加括蔞根三分。先有寒加附子一枚。

千金當歸湯　留飲宿食不消。腹中積聚轉下方。外臺

當歸　人參　桂心　甘草炙　芒硝　芍藥各
二兩　大黄四兩　生姜　黄芩　澤瀉各三兩

右十味。切。以水一斗。煮取三升。分三服。空心食後服。忌生葱。海藻。菘菜。

千金第一竹瀝湯　療兩脚痺弱。或轉筋。皮肉不仁。脹起如腫。按之不陷。心中惡不飲食。或患冷方。同上

甘草三兩炙　秦艽　葛根各一兩　附子二枚
炮　黄芩一兩　麻黄去節　防己各一兩　杏
仁五十枚　防風一兩半　生麻一兩　茯苓三
兩　細辛一兩　竹瀝五升　桂心　乾姜各一
兩

右十五味。切。以水七升。合竹瀝煮取三升。分三服。取汗。忌海藻。菘菜。猪肉。醋物。生菜。生葱。翼方無茯苓。杏仁。有白术。

千金第二大竹瀝湯　療卒中風。口噤不能語言。四肢緩縱。偏痺攣急痛。風經五藏恍惚。恚怒無常。手足不隨方。同上

竹瀝一斗四升　獨活　芍藥　桂心各二兩
麻黄一兩去節　防風　白术　葛根各二兩
生姜三兩　茵芋　細辛各二兩　茯苓三兩
防己一兩　烏頭一枚炮　人參　石羔各一兩
黄芩　芎藭　甘草各二兩炙

右十九味。切。以竹瀝。煮取四升。分六服。先未汗者。取汗。一狀相當。卽服。忌同。翼方無白术。

千金第三竹瀝湯　療風毒入人五內。短氣。心下煩熱。手足煩疼。四肢不擧。皮肉不仁。口噤不能語方。同上

當歸二兩　防風三兩　生姜八兩　白术三兩
人參　黄芩　芎藭　細辛　桂心各二兩
茯苓三兩　甘草二兩炙　附子二枚炮　秦艽
三兩　葛根五兩　升麻　麻黄二兩去節　蜀
椒一兩汗

右十七味。切。以甘竹汁一斗九升。煮取四升。分五服。忌同。翼方。有芍藥。茯神。防己。通草。無茯苓。黄芩。芎藭。升麻。蜀椒。麻黄。生姜。

千金獨活湯　服千金麻黄湯後服此湯。同上

獨活四兩　乾地黄三兩　芍藥　葛根各二兩
桂心　生姜五兩　麻黄二兩去節　甘草二
兩炙

右八味。切。以水八升。清酒二升。合煮取二升五合。去滓分四服。日三夜一。犯之一世不愈。忌同脚弱。特忌食瓠子。蕺菜。

千金獨活湯　治脚痺方。同上

獨活四兩　當歸　防風　茯苓　芍藥　黃耆
　葛根　人參　甘草各二兩　大豆二升　附
子一枚　乾姜二兩
右十二味。㕮咀。以水一斗。清酒二升。合煮取三升。分
三服。

千金七氣湯　治寒氣。熱氣。憂氣。勞氣。愁氣。或飲食膈
氣。或勞氣內傷五藏不調氣衰少力方。同上
　乾姜　黃芩　厚朴深師作桂心　半夏　甘草
　乾地黃　芍藥　栝蔞根各二兩深師作橘皮
　蜀椒深師作桔梗　枳實五枚　人參一兩
　吳茱萸五合
右十二味。㕮咀。以水一斗。煑取三升。分三服。日三。

千金翼破癖方。外臺
　白朮三兩　枳實三兩炙　柴胡三兩
右三味。切。以水五升。煑取二升。分溫三服。服三十劑。
永瘥。忌桃李雀肉。

千金人參湯　療毒冷霍亂。吐痢煩嘔。轉筋虛冷。汗出
手足指浮腫。氣息垂死絕。語音聲不出。百方皆不效。
脈不通者。服此湯取差乃止。隨吐者。續更服。勿住。同
上
　人參　附子炮　厚朴炙　茯苓　甘草炙　橘
皮　當歸　葛根各二兩　乾姜炮各三兩
右十味。切。以水七升。煑取二升半。分溫三服。忌海藻。
菘菜。生葱。大酢。

千金通氣湯　療胸滿短氣。噎塞方。同上
　半夏八兩洗　生姜六兩　桂心二兩　吳茱萸
　四十枚
右四味。切。以水八升。煑取三升。去滓分溫三服。忌羊
肉。餳。生葱。一方無桂心用橘皮。

千金調經湯　治婦女經水不調。或曾經小產。或帶下
二十六病。腹痛口乾。或發熱。小腹急痛。手足煩熱。大
腑不調。時時泄血。經水不調。久不懷孕。同春
　當歸　川芎　白芍酒炒各二錢　人參　阿膠
　炒　牡丹皮　肉桂各一錢　吳茱萸炒一錢
　麥門冬去心　半夏姜製各一錢半　甘草五分
右剉一劑。生姜煎服。

千金療痰飲　飲食不消。乾嘔湯方。外臺
　杏仁去皮尖　枳實炙　白朮各三兩　茯苓
　柴胡　生姜　芍藥各四兩　旋覆花　人參
　橘皮　細辛各二兩　半夏四兩洗　澤瀉三兩
右十三味。切。以水九升。煑取二升七合。分爲三服。忌
桃李雀肉。大酢。生菜。羊肉。餳等物。

大柴胡湯　傷寒十餘日。熱結在裏。復往來寒熱者。與此湯。但結胸無大熱者。此爲水結在胸脇也。但頭微汗出者。大陷胸湯主之。傷寒太陽篇下太陽病。過經十餘日。反二三下之。後四五日。柴胡證仍在者。先與小柴胡湯。嘔不止。心下急。鬱鬱微煩者。爲未解也。以此湯下之。則愈。同上中篇傷寒發熱。汗出不解。心下痞鞕。嘔吐而下利者主之。同上下篇按之心下滿痛者。此爲實也。當下之。此湯主之。金匱腹滿傷寒後脈沉。沉者內實也。下解之。

柴胡半斤　黃芩三兩　芍藥三兩　半夏半升洗　生姜五兩切　枳實四枚炙　大棗十二枚擘

右七味。以水一斗二升。煑取六升。去滓再煎。更一升。日三服。一方用大黃二兩。若不加。恐不名大柴胡湯。

大承氣湯　陽明病脈遲。雖汗出不惡寒者。其身必重。短氣腹滿。而喘。有潮熱者。此外欲解。可攻裏也。手足濈然汗出者。此大便已鞕也。此湯主之。若汗多微發熱。惡寒者。外未解也。其熱不潮。未可與承氣湯。若腹大滿不通者。可與小承氣湯。微和胃氣。勿令大泄下。傷寒陽明陽明病。潮熱大便微鞕者。可與此湯。不鞕者。不可與之。若不大便六七日。恐有燥屎。欲知之法。少與小承氣湯。湯入腹中。轉失氣者。此有燥屎也。乃可攻之。若不轉失氣者。此但初頭鞕。後必溏。不可攻之。攻之必脹滿。不能食也。欲飲水者。與水則噦。其後發熱者。必大便復鞕而少也。以小承氣湯和之。不轉失氣者。慎不可攻也。同上傷寒若吐。若下後不解。不大便五六日。上至十餘日。日晡所發潮熱不惡寒。獨語如見鬼狀。若劇者。發則不識人。循衣摸牀。惕而不安。微喘直視。脈弦者生。濇者死。微者但發熱讝語者。此主之。若一服利。止後服。同上陽明病。讝語有潮熱。反不能食者。胸中必有燥屎五六枚也。若能食者。但鞕耳。宜此湯。同上汗出讝語者。以有燥屎在胃中。此爲風也。須下者。過經乃可下之。下之若早。語言必亂。以表虛裏實故也。下之則愈。宜此湯。同上二陽併病。太陽證罷。但發潮熱。手足漐漐汗出。大便難而讝語者。下之則愈。宜此湯。同上陽明病。下之心中懊憹而煩。胃中有燥屎者。可攻。腹微滿。初頭鞕。後必溏。不可攻之。若有燥屎者。宜此湯。同上病人不大便五六日。繞臍痛。煩躁發作有時者。此有燥屎。故使不大便也。同上病人煩熱。汗出則解。又如瘧狀。日晡所發熱者。屬陽明也。脈實者。宜下之。脈浮虛者。宜發汗下之。與此湯。發汗宜桂枝湯。同上大下後。六七日。不大便。煩不解。腹滿痛者。此有燥屎也。所以然者。本有宿食故也。宜此湯。同上病人小便不利。大便乍難乍易。時有微熱。喘息不能臥者。燥屎也。宜此湯。同上得病二三日。脈弱無太陽柴胡證。煩躁心下鞕。至四五日。雖能食。以小承氣湯少少與微和之。令小安。至六日。與承氣湯一升。若不大便六七日。小便少者。雖不受食。但初頭鞕後必溏。未定不成鞕。攻之必溏。須小便利。屎定鞕。乃可攻之。宜此湯。同上傷寒六七日。目中不了了。睛不和。無表裏證。大便難。身微熱者。此爲實也。急下之。宜此湯。同上陽明病發熱汗多者。急下之宜此湯。同上發汗不解。腹滿痛者。急下之。同上腹滿不減。減不足言。當宜下之。宜此湯。同上脈滑而數者。有宿食也。當下之。宜此湯。同上陽明少陽合病。必下利。其脈不負者爲順也。負者失也。互相尅賊。名爲負也。同上少陰病。自利清水。色純靑。心下必痛。口乾燥者。可下之。宜此湯。同上少陰少陰病。得二三日。口燥咽乾者。可下之。宜此湯。同上少陰病。六七日。腹脹不大便者。急下之。宜此湯。同上痓爲病。胸滿口噤。臥不著蓆。脚攣急。必齘齒。可與此湯。金匱痓病問曰。人病有宿食。何以別之。師曰。寸口脈浮而大。按之反澁。尺中亦微。而濇。故知有宿食。此湯主之。同上腹滿脈數而滑者實。此有宿食下之愈。宜此湯。同上下痢不欲食者。以宿食也。當下之愈。此湯主之。同上脈雙弦而遲者。必心下鞕。脈大而緊者。陽中有陰也。可下之。宜此湯。傷寒可下證下利已差。至其年月日時復發者。以病不盡故也。當下之。宜此湯。同上下利三部脈皆平。按之心下堅者。急下之。金匱嘔吐下利脈遲而滑者實也。利未欲止。急下之。同上下利脈反滑者。當有所去。下乃愈。宜此湯。同上病解能食。七八日更發熱者。爲胃實。宜此湯。同上産後産後七八日。無太陽證。少腹堅痛。此惡露不盡。不大便煩躁。發熱。切脈微實。再倍發熱。日晡時煩躁者。不食。食則譫語。至夜卽愈。宜此湯。熱在裏。結在膀胱也。同上熱邪傳裏。腹中堅結而有燥屎者主之。溫疫論

大黄四兩酒洗　厚朴半斤炙去皮　枳實五枚炙　芒硝三合

右四味。以水一斗。先煑二物。取五升。去滓。內大黄煮取二升。去滓。內芒硝。更上火。微一兩沸。分溫再服。得下。餘勿服。

大陷胸湯　太陽病。脈浮而動數。浮則爲風。數則爲熱。動則爲痛。數則爲虛。頭痛發熱。微盜汗出。而反惡寒者。表未解也。醫反下之。動數變遲。膈內拒痛。胃中空

虛。客氣動膈。短氣躁煩。心中懊憹。陽氣內陷。心下因鞕。則爲結胸主之。若不結胸。但頭汗出。餘處無汗。劑頸而還。小便不利。身必發黃。此湯主之。傷寒論太陽下。傷寒六七日。結胸熱實。脈沉而緊。心下痛。按之石鞕者主之。同上。傷寒十餘日。熱結在裏。復往來寒熱者。與大柴胡湯。但結胸無大熱者。此爲水結在胸脇也。但頭微汗出者主之。同上。太陽病。重發汗而復下之。不大便五六日。舌上燥而渴。日晡所小有潮熱。從心下至少腹鞕滿而痛。不可近者主之。同上

大黃六兩去皮　芒硝一升　甘遂一錢匕

右三味。以水六升。先煮取大黃二升。去滓。內芒硝煮一兩沸。內甘遂末。溫服一升。得快利。止後服。

大陷胸丸　結胸者。項亦強。如柔痓狀。下之則和。宜之。傷寒

大黃半斤　葶藶半升熬　芒硝半升　杏仁半升去皮尖熬黑

右四味。擣篩二味。內杏仁芒硝。合研如脂。和散。取如彈丸一枚。別擣甘遂末一錢匕。白蜜二合。水二升。煮取一升。溫頓服之。一宿乃下。如不下。更服。取下爲效。禁如藥法。

大青龍湯　太陽中風。脈浮緊。發熱惡寒。身疼痛。不出汗。而煩躁者主之。若脈微弱。汗出惡風者。不可服之。服之厥逆。筋惕肉瞤。此爲逆也。傷寒論太陽中傷寒脈浮緩。身不疼。但重。乍有輕時。無少陰症者。發之。同上。病溢飲者。當發其汗主之。小青龍湯亦主之。金匱痰飲

麻黃六兩去節　桂枝二兩去皮　甘草二兩炙　杏仁四十箇去皮尖　生姜三兩擘　大棗十枚擘　石羔如雞子大碎

右七味。以水九升。先煮麻黃減二升。去上沫。內諸藥。煎取三升。去滓。溫服一升。取微似汗。汗出多者。溫粉撲之。一服汗者。停後服。若復服。汗多亡陽。遂逆虛。惡風煩躁。不得眠也。

大建中湯　心胸中大寒痛。嘔不能飲食。腹中寒。上衝皮起。出見有頭足。上下痛而不可觸近者。宜此湯。金匱寒疝

蜀椒二合去汗　乾姜四兩　人參二兩

右三味。以水四升。煮取二升。去滓。內膠飴一升。微火煎取一升半。分溫再服。如一炊頃。可飲粥二升。後更服。當一日食糜。溫覆之。

大建中湯　治虛勞。寒澼飲在脇下。決決有聲。已如從一邊下。決決然有頭。並衝皮起。引兩乳內痛。裏急善

夢。失精。氣短。目䀮䀮惚惚多忘方。千金方
蜀椒二合　半夏一升　甘草　生姜二兩　人參三兩　飴糖八兩
右六味。㕮咀。以水一斗。煮三升。去滓內糖。溫服七合。裏急拘引。加芍藥桂心各三兩。手足厥。腰背冷。加附子一枚。勞者加黃耆一兩。

大建中湯　治五勞七傷。小腹急。臍下彭亨。兩脇脹滿。腰脊相引。鼻口乾燥。目暗䀮䀮。憒憒不樂。胸中氣急。逆不下食飲。莖中策策痛。小便黃赤。尿有餘瀝。夢與鬼神交通。失精驚恐虛乏方。
飴糖半斤　黃耆　遠志　當歸千金翼無　澤瀉各三兩　芍藥　人參　龍骨　甘草各二兩　生姜八兩　大棗十一枚
右十一味。㕮咀。以水一斗。煮取二升半。湯成內糖。令烊。一服八合。消息又一服。深師無飴糖。遠志。澤瀉。龍骨。有桂心六兩。半夏一升。附子一枚。

大半夏湯　胃反嘔吐者主之金匱嘔吐治胃反不受食。食已即嘔吐方。千金治嘔心下痞鞕者。外臺
半夏二升洗浣用　人參三兩　白蜜一升
右三味。以水一斗二升。和蜜揚之二百四十遍。煮取二升半。溫服一升。餘分再服。千金有白朮一升生姜三兩

大半夏湯　肉極。虛寒脾欬。其狀右脇下痛。陰陰引肩背痛。不可以動。動則欬。腹脹滿。留飲痰癖。大小便不利。小腹切痛。膈上寒主之。外臺
半夏一升洗　白朮　茯苓　人參　甘草炙　附子炮　橘皮各二兩　生姜八兩　桂心三兩
右九味。以水一斗。煮三升。去滓分爲四服。忌羊肉。餳。桃李。雀肉。生葱。海藻。菘菜。猪肉。冷水。

大半夏湯　胃反不食。食已嘔吐。同上
人參一兩　茯苓四兩　青竹茹五兩　大黃六兩　橘皮　乾姜各三兩　澤瀉　甘草炙　桂心各二兩
右九味。切。以水八升。煮取三升。服七合。日三夜一。已利。去大黃。用泉水。東流水尤佳。忌海藻。菘菜。生葱。大酢。千金。備急。張文仲同。方中無半夏。未詳其名。

大半夏湯　治胃中虛冷。腹滿塞下氣方。千金方
半夏一升　大棗二十枚　甘草　附子　當歸　人參　厚朴　茯苓　枳實各二兩　桂心五兩　生姜八兩　蜀椒二百粒
右十二味。㕮咀。以水一斗。煮取三升。分二服。

大黃湯　療兩眼痛方。外臺

大黃四兩　芍藥五兩　細辛　甘草炙各四兩

黃芩二兩

右五味。切。以水七升。煮取二升半。溫分爲三服甚妙。

大黃牡丹湯　腸癰者。少腹腫痞。按之卽痛。如淋。小便自調。時時發熱。自汗出。復惡寒。其脈遲緊者。膿未成。可下之。當有血。脈洪數者。膿已成。不可下之。金匱。按謂小便如淋。則當不自調。今見其病。小便澁數。此書小便自調。疑有脫字矣。腸癰。其病之狀。小腹重而微強。抑之卽痛。小便似淋。時時汗出。病源候論腸癰之病。少腹痞堅。或偏在膀胱左右。其色或白堅。大如掌熱。小便欲調時。自汗出。其脈遲堅者。未成膿。可下之。當有血。脈數膿成不可下。千金方

大黃四兩　牡丹一兩　桃仁五十枚　瓜子半升　芒硝三兩

右五味。以水六升。煮取一升。去滓內芒硝。再煎沸頓服之。有膿當下。如無膿當下血。正宗不用瓜子。有白芥二錢。名大黃湯。

大黃附子湯　脇下偏痛。發熱。其脈緊弦。此寒也。以溫藥下之。宜此湯。寒氣厥逆。赤丸主之。金匱腹滿

大黃三兩　附子三枚　細辛二兩

右三味。以水五升。煮取二升。分溫三服。若強人。煮取二升半。分溫三服。服如人行四五里。進一服。

大黃黃連瀉心湯　太陽病。醫發汗。遂發熱惡寒。因復下下之。心下痞。表裏俱虛。陰陽氣並竭。無陽則陰獨。復加燒針。因胸煩面色靑黃。膚瞤者。難治。今色微黃。手足溫者。易愈。傷寒論太陽下　傷寒。心下痞。按之濡。其脈關上浮者主之。同上　傷寒大下後發汗。心下痞惡寒者。表未解也。不可攻痞。當先解表。表解乃可攻痞。解表宜桂枝湯。攻痞宜此湯。同上

大黃二兩　黃連一兩

右二味。以麻沸湯二升漬之。須臾絞去滓。分溫再服。按臣億等。看詳大黃黃連瀉心湯。諸本皆二味。又後附子瀉心湯。用大黃。黃連。黃芩。附子。恐是前方中。亦有黃芩。後但加附子也。故後云附子瀉心湯。本方加附子也。

大黃甘遂湯　婦人少腹滿。如敦狀。小便微難。而不渴。生後者。此爲水與血俱結。在血室也。主之。金匱婦人

大黃四兩　甘遂二兩　阿膠二兩

右三味。以水三升。煮取一升。頓服之。其血當下。

大黃消石湯　黃疸腹滿。小便不利。而赤。自汗出。此爲表和裏實。當下之。宜此湯。同上黃疸

大黃　黃蘗　消石各四兩　梔子十五枚

右四味。以水六升。煮取三升。去滓內消石更煮。取一升頓服。外臺

大黃甘草湯　食已即吐者。用此方。金匱嘔吐治吐水。

大黃四兩　甘草一兩

右二味。以水三升。煮取一升。分温再服。

大黃䗪蟲丸　五勞虛極。羸瘦腹滿。不能飲食。食傷。憂傷。飲傷。房室傷。饑傷。勞傷。經絡。榮衞氣傷。內有乾血。肌膚甲錯。兩目黯黑。緩中補虛主之。金匱血痺

大黃十分熬　黃芩二兩　甘草三兩　桃仁一升　芍藥四兩　乾漆一分　乾地黃十兩　虻蟲一升　水蛭百枚　蠐螬一升　䗪蟲半升　杏仁一升

右十二味。末之。煉蜜和丸。小豆大。酒飲服五丸。日三服。

大連翹飲　治小兒傷風感冒。發熱痰塞。風熱丹毒腫痛。頸項有核顋赤。癰癤眼目赤腫。口舌生瘡。咽喉疼痛。小便淋瀝。胎毒痘疹餘毒。一切熱毒。竝治之。萬病回春

連翹　瞿麥　滑石　車前子　牛蒡子　赤芍各八分　梔子　木通　當歸　防風各四分　柴胡　黃芩　荊芥各一錢二分　蟬退五分　甘草一錢六分

右剉。竹葉十個。燈心十莖。水煎。不拘時温服。

大補中當歸湯　產後虛損不足。腹中拘急。或溺血。少腹苦痛。或從高墮下。犯內及金瘡血多內傷。男子亦宜服之。千金方

當歸　續斷　桂枝　川芎各一兩　乾姜　麥門冬各三兩　芍藥四兩　吳茱萸一升　乾地黃六兩　白芷各二兩　大棗四十枚　甘草二兩

右十二味。㕮咀。以酒一斗。漬藥一宿。明旦以水一斗合煮。取五升去滓。分五服。日三夜二。有入黃耆二兩益佳。

大竹葉湯　療虛勞客熱。百病後。虛勞煩擾。不得眠臥。骨間勞熱。面目青黃。口乾躁煩。不自安。短氣少食。不得味。縱食不生肌膚。胸中痰熱。煩滿潰悶主之。外臺

甘草二兩炙　小麥五合完用　黃耆二兩　人參二兩　知母二兩　大棗二十枚擘　半夏三兩　栝樓一兩　粳米一升　黃芩一兩　桂心二兩　竹葉切一兩　當歸二兩　龍骨三兩　前胡　芍藥各二兩　麥門冬六合去心　生姜

四兩
右十八味。切。用東流水一斗。煮取五升。去滓分服一升。日三夜二。不過兩劑。如湯沃雪效。忌海藻。菘菜。羊肉。餳。生葱。

大定心湯　治心氣虛悸。恍惚多忘。或夢寤驚魘。志少不足。千金方

人參　茯苓　茯神　遠志　赤石脂　龍骨
乾姜　當歸　甘草　白朮　芍藥　桂心　紫菀　防風各二兩　大棗二十枚

右十五味。㕮咀。以水一斗二升。煮取三升半。分五服。日二夜二。

大防風湯　治三陰之氣不足。風邪乘之。兩膝作痛。久則膝愈大而腿愈細。因名曰鶴膝風。乃敗症也。非此方不能治。又治附骨疽。皮色不變。大腿通腫疼痛。無奈。及痢後脚痛。緩弱不能行。或腿膝腫痛。外科正宗

人參二錢　防風　白朮　附子　當歸　白芍
川芎　杜仲　黄耆　羌活　牛膝　甘草
熟地黄各一錢

水二鍾。姜三片。煎八分食前服。

大犀角湯　療脚氣。毒衝心。變成水。身體遍腫。悶絶死者。外臺

犀角二兩　旋覆花二兩崔氏無　白朮二兩
桂枝二兩　防己二兩　黄芩二兩　生姜一兩
香豉一升　橘皮二兩　茯苓二兩　前胡四兩
桑根白皮四兩　紫蘇莖一握　大棗十枚擘

右十四味。切。以水九升。浸一宿。煮取二升七合。或水一斗。煮取三升。分三服。服相去如人行十里久。以下氣。利小便爲度。若得氣下小便利。脚腫即消。能食若服湯訖。不下氣急不定。仍服後湯。忌桃李。雀肉。生葱。醋物。

大温脾湯　療脾胃中冷。不得食。又穀不消。嚮嚮脹滿。時若下痢方。外臺

黄芩　人參　芍藥　附子炮各一兩　甘草炙
乾姜　大黄　厚朴炙各二兩

右八味。切。以水八升。煮取二升八合。分爲二服。亦可四服。得下佳。不下須更復服。甚良。忌猪肉。海藻。菘菜。

大青湯　治傷寒熱病不解。下利困篤。聖濟

大青　阿膠剉炒燥各一兩　山梔子　赤石脂
甘草炙剉各半兩

右五味。麁擣篩。每服五錢匕。水一錢半。豉一百粒。薤白五寸。切。同煎至八分。去滓温服。不拘時候。

大七氣湯　治積聚癥瘕。隨氣上下。心腹㽱痛。上氣窒

塞。小腹脹滿。大小便不利。準繩治六聚狀。如癥瘕。隨氣上下。發作有時。心腹㽲痛。攻刺腰脇上氣。窒塞喘咳滿悶。小腹䐜脹。大小便不通。或復泄瀉。淋瀝無度。濟生方

京三稜　蓬莪朮　青皮　陳皮各去白　桔梗

藿香葉　肉桂不見火　益知仁各一兩半

甘草炙七錢半　香附炒去毛一兩半

右㕮咀。爲末每服五錢。水二盞。煎至一盞。食前溫服。

大保元湯　治項陷。根窠雖紅而皮軟且薄。血有餘而氣不足也。保赤全書

黃耆三錢　人參一錢五分　甘草一錢　川芎一錢　官桂一分　白朮炒一錢

右加姜棗。水煎服。如氣不行。去桂加木香。若不食。加人乳半鍾。又方加白何首烏。黑荳水煮。

大三五七湯　治頭風。口喎目斜。耳聾方。千金方

天雄　細辛各三兩　山茱萸　乾姜各五兩

薯蕷　防風各七兩

右六味。治下篩。清酒服五分匕。日再。不知稍加千金翼云。又治面骨痛疼。

大猪膽汁方　陽明病。自汗出。若發汗。小便自利者。此爲津液內竭。雖鞕不可攻之。當須自欲大便。宜蜜煎而通之。若土瓜根。及此方皆可導。傷寒

大猪膽一枚

瀉汁和少許。法醋以灌穀道內。如一食頃。當大便出宿食惡物甚效。

大便出血。及口鼻皆血出。血上心胸氣急。此勞熱所致之方。千金方

生地八兩　蒲黃一升　地骨五兩　黃芩　芍藥　生竹茹各三兩

右六味。㕮咀。以水八升。煮取二升七合。分溫三服。

大烏頭煎　腹痛脈弦而緊。弦則衛氣不行。即惡寒。緊則不欲食。邪正相搏。即爲寒疝。遶臍痛。若發則自汗出。手足厥冷。其脈沉弦者主之。金匱寒疝

烏頭大者五枚熬去皮不㕮咀

右以水三升。煮取一升。去滓內蜜二升煎。令水氣盡。取二升。強人服七合。弱人五合。不瘥明日更服。不可一日再服。

小柴胡湯　傷寒。五六日。中風往來寒熱。胸脇苦滿嘿嘿不欲飲食。心煩喜嘔。或胸中煩而不嘔。或渴或腹中痛。或脅下痞鞕或心下悸。小便不利。或不渴。身有微熱。或欬者主之。傷寒論太陽中血弱氣盡。腠理開。邪氣因入之。與正氣相搏。結於胸下。正邪分爭。往來

寒熱。休作有時。嘿嘿不欲飲食。臟腑相連。其痛心下。
邪高痛下。故便嘔也。此湯主之。服此湯已。渴者。屬陽
明。以法治之。同上太陽病。十日以去。脈浮細而嗜臥。
外已解也。設胸滿。脅痛者。與此湯。同上得病六七日。
脈遲浮弱。惡風寒。手足溫。醫二三下之。不能食而脇
下滿痛。面目及身黃。頸項強。小便黃者。與此湯。後必
下重。本渴飲水而嘔。此湯不中與也。食穀者噦。同上
傷寒四五日。身熱惡風。頸項強。脅下滿。手足温而渴
者主之。同上傷寒。陽脈濇。陰脈弦。法當腹中急痛。先
與小建中湯。不瘥者。此湯主之。同上傷寒中風有柴
胡證。但見一證。便是。不必悉具。凡服此湯病證而下
之。若此湯證不罷者。復與此湯。蒸蒸而振。卻發熱。汗
出而解。同上太陽病。過經必十餘日。反二三下之後。
四五日。此湯證仍在者。先與此湯。嘔不止。心下急。鬱
鬱微煩者。爲未解也。與大柴胡湯下之則愈。同上傷
寒十三日不解。胸脅滿而嘔。日晡所發潮熱。已而微
利。此本此湯證。下之以不得利。今反利者。知醫以丸
藥下之。此非其治也。潮熱者。實也。先宜服此湯以解
外。後以柴胡加芒消湯主之。同上婦人中風。七八日。
續得寒熱。發作有時。經水適斷者。此爲熱入血室。其
血必結。故使如瘧狀。發作有時。此湯主之。同太陽下

傷寒。五六日。頭汗出。微惡寒。手足冷。心下滿。口不欲
食。大便鞕。脈細者。此爲陽微結。必有表復有裏也。脈
沉亦在裏也。汗出爲陽微。假令純陰結。得復有外證。
悉入在裏。此爲半在裏。半在外也。脈雖沉緊。不得爲
少陰病。所以然者。陰不得有汗。今頭汗出。故知非少
陰也。可與此湯。設不了了者。得屎而解。同上婦人中
風。發熱惡寒。經水適來。得之七八日。熱除而脈遲。身
涼胸脅下滿。如結胸狀。讝語者。此爲熱入血室也。當
刺期門。隨其實而瀉之。同上傷寒五六日。嘔而發熱
者此湯證具。而以他藥下之。此湯證仍在者。復與此
湯。此雖已下之不爲逆。必蒸蒸而振。却發熱汗出而
解。若心下滿而鞕痛者。此爲結胸也。大陷胸湯主之。
但滿而不痛者。此爲痞。此湯不中與之。宜半夏瀉心
湯。同上陽明病。大便溏。小便自可。胸脇滿不去者與
此湯。同上陽明 陽明病。脇下鞕滿。不大便而嘔。舌上
白胎者。可與此湯。上焦得通。津液得下。胃氣因和。身
濈然而汗出解。同上陽明中風。脈弦浮大而短氣。腹
部滿。脅下及心痛。久按之。氣不通。鼻乾不得汗。嗜臥。
一身悉黃。小便難。有潮熱。時時噦。耳前後腫。刺之小
瘥。外不解。病過十日。脈續浮者。與此湯。脈但浮。無餘
證者。與麻黃湯。若不尿。腹滿加噦者。不治。同上本太

陽病不解。轉入少陽者。脇下鞕滿。乾嘔不能食。往來寒熱。尙未吐下。脈沉緊者。與此湯。同上嘔而發熱者主之。同上厥陰傷寒瘥以後。更發熱者主之。脈浮者。以汗解之。脈沉實者。以下解之。同陰陽易諸黃。腹痛而嘔者。宜此湯。金匱問曰。新產婦人。有三病。一者病痓。二者鬱冒。三者大便難。何謂也。師曰。新產血虛多汗出。喜中風。故令病痓。亡血復汗。寒多。故令鬱冒。亡津液。胃燥。故大便難。產婦鬱冒。其脈微弱。不能食。大便反堅。但頭汗出。所以然者。血虛而厥。厥而必冒。冒處欲解。必大汗出。以血虛下厥。孤陽上出。故頭汗出。所以產婦喜汗出者。亡陰血虛。陽氣獨盛。故當汗出。陰陽乃復。大便堅。嘔不能食者主之。同上治婦人在草蓐。自發露。得風。四肢苦煩熱。頭痛者。與此湯。頭不痛。但煩者。三物黃芩湯主之。同上

柴胡半斤　黃芩　人參各三兩　甘草炙　生姜各二兩切　半夏半斤洗　大棗十二枚擘

右七味。以水一斗二升。煮取六升。去滓。再煎取三升。溫服一升。日三服。若胸中煩而不嘔者。去半夏人參。加栝蔞實一枚。若渴。去半夏。加人參。合前成四兩半。栝蔞根四兩。若腹中痛者。去黃芩。加芍藥三兩。若脇下痞鞕。去大棗。加牡蠣四兩。若心下悸。小便不利者。去黃芩。加茯苓四兩。若不渴。外有微熱者。去人參。加桂枝三兩。溫覆取微汗愈。若欬者。去人參。大棗。生姜。加五味子半升。乾姜二兩。傷寒六書。加陳皮。芍藥。柴胡雙解散。又全生集方。加枳實。桔梗二味。

小承氣湯　陽明病。脈遲。雖汗出。不惡寒者。其身必重。短氣腹滿。而喘。有潮熱者。此外欲解。可攻裏也。手足濈然而汗出者。此大便已鞕也。大承氣湯主之。若汗多。微發熱惡寒者。外未解也。其熱不潮。未可與承氣湯。若腹大滿。不通者。可與此湯。微和胃氣。勿令之大泄下。傷寒陽明陽明病。潮熱大便微鞕者。可與大承氣湯。不鞕者。不可與之。若不大便。六七日。恐有燥屎。欲知之法。少與此湯。湯入腹中轉矢氣者。此有燥屎也。乃可攻之。若不轉矢氣者。此但初頭鞕。後必溏。不可攻之。攻之必脹滿。不能食也。欲飮水者。與水則噦。其後發熱者。必大便復鞕而少也。以此湯和之。不轉矢氣者。愼不可攻也。同上陽明病。其人多汗。以津液外出。胃中燥。大便必鞕。鞕則譫語。此湯主之。若一服。譫語止者。更莫復服。同上陽明病。譫語發潮熱。脈滑而疾者。此湯主之。因與此湯一升。腹中轉矢氣者。更服一升。不轉氣者。勿更與之。明日又不便。脈反微濇者。裏虛也。爲難治。不可更與此湯也。同上太陽病。若

吐。若下。若發汗後。微煩。小便數。大便因鞕者。與此湯。和之愈。同上太陽得病二三日。脈弱無太陽柴胡證。煩躁心下鞕。至四五日。雖能食。以此湯。少少與微和之。令小安。至六日。與此湯一升。若不大便。六七日。少者。雖不受食。一云不大便但初頭鞕。後必溏。未定成鞕。攻之必溏。須小便利。屎定鞕。乃可攻之。宜大承氣湯。同上傷寒不大便六七日。頭痛有熱者。與此湯。其小便清者。知不在裏。仍在表也。須發汗也。同上太陽下利讝語者。有燥屎也。宜此湯。同上厥陰治大便不通噦數讝語。金匱熱邪傳裏。但上焦痞滿者。宜此湯。溫疫

大黃四兩酒洗　厚朴二兩炙去皮　枳實三枚大者炙

右三味。以水四升。煮取一升二合。去滓分溫二服。初服湯當更衣。不爾者。盡飲之。若不更衣者。勿服之。

小青龍湯　傷寒表不解。心下有水氣。乾嘔發熱而咳。或渴。或利。或噎。或小便不利。少腹滿。或喘者主之。傷寒太陽傷寒心下有水氣。欬而微喘。發熱不渴。服湯已渴者。此寒去欲解也。主之。同上病溢飲者。當發其汗。大青龍湯主之。此湯亦主之。金匱肺癰。胸滿脹。一身面目浮腫。鼻塞。清涕出。不聞香臭酸辛。欬逆上氣喘鳴。迫塞。葶藶大棗瀉肺湯主之。三日一劑。可至三四劑。此先服此湯一劑乃進。同上欬逆倚息不得臥。此湯主之。此湯下已。多唾口燥。乍脈沉。尺脈微。手足厥逆。氣從少腹上衝胸咽。手足痺。其面翕翕發熱。如醉狀。因腹下流陰股。小便難。時復冒者。茯苓桂枝五味甘草湯。治其氣衝。衝氣卽低。而反更欬。胸滿者。用桂枝茯苓五味甘草湯去桂。加乾姜細辛。以治其欬滿。欬滿卽止。而復渴。衝氣復發者。以細辛乾姜。爲熱藥也。服之當遂渴。而渴反止者。爲支飲也。支飲者。法當冒。冒者必嘔。嘔者復半夏。以去其水。水去嘔止。其人形腫者。加杏仁主之。其證應內麻黃。以其人遂痺。故不內之。若逆而內之者。必厥。所以然者。以其人血虛。麻黃發其陽故也。若面熱如醉。此爲胃上衝熏其面。加大黃以利之。金匱痰飲婦人吐涎沫。醫反下之。心下卽痞。當先治其吐涎沫。此湯主之。同上婦人

麻黃去節　芍藥三兩　乾姜三兩　五味子半升　甘草三兩去皮　半夏半升洗　細辛三兩　桂枝三兩去皮

右八味。以水一斗。先煮麻黃。減二升。去上沫。內諸藥。煮取三升。去滓。溫服一升。若渴去半夏。加栝蔞根三兩。若微利。去麻黃加芫花如一雞子。熬令赤色。若噎

者。去麻黃。加附子一枚。炮。若小便不利。小腹滿者。去麻黃。加茯苓四兩。若喘去麻黃。加杏仁半斤。去皮尖。

小青龍加石膏湯　肺脹欬而上氣。煩躁而喘。脈浮者。心下有水。此湯主之。千金證治同外臺如脅下痛引缺盆肺痿篇

麻黃　芍藥　桂枝　細辛　甘草　乾姜各三兩　五味子　半夏各半兩　石膏二兩

右九味。以水一斗。先煮麻黃。去上沫。內諸藥。煮取三升。強人服一升。羸者減之。日三服。小兒服四合。

小建中湯　傷寒。陽脈濇。陰脈弦。法當腹中急痛者。先與此湯。不瘥者。與小柴胡湯主之。傷寒太陽傷寒二三日。心中悸而煩者主之。同上虛勞裏急。悸衄腹中痛。夢失精。四肢痠疼。手足煩熱。咽乾口燥者主之。金匱男子黃。小便自利。當與此湯。同上婦人腹中痛主之。同上凡男子因積勞虛損。或大病後不復。常苦四體沉滯。骨肉疼痠。吸吸少氣。行動喘息。或小腹拘急。腰背強痛。心中虛悸。咽乾唇燥。面體少色。或飲食無味。陰陽虛弱。悲憂慘慼。多臥少起。久者積年。輕者百日。漸致瘦削。五臟氣竭。則難可復振。治之。外臺

桂枝三兩去皮　甘草二兩炙　大棗十二枚擘　芍藥六兩　生姜三兩切　膠飴一升

右六味。以水七升。煮取三升。去滓。內飴。更上微火。消解。溫服一升。日三服。嘔家不可用建中湯。以甜故也。

小陷胸湯　小結胸病。正在心下。按之則痛。脈浮滑者主之。傷寒太陽太陽病。二三日。不能臥。但欲起。心下必結。脈微弱者。此本有寒分也。反下之。若利止。必作結胸。未止者。四日復下之。此作協熱利也。同上

黃連一兩　半夏半升洗　栝蔞實大者一枚

右三味。以水六升。先煮栝蔞。取三升。去滓。內諸藥。煮取二升。去滓。分溫三服。

小半夏湯　嘔家本渴。渴者為欲解。今反不渴。心下有支飲故也。此湯主之。千金黃疸病。小便色不變。欲自利。腹滿而喘。不可除熱。熱除必噦。噦者主之。金匱諸嘔吐。穀不得下者主之。同上有人常積氣。結而死。其心上暖。以此湯少許。汁入口遂活。千金

半夏一升　生姜半斤

右二味。以水七升。煮取一升半。分溫再服。

小半夏加茯苓湯　卒嘔吐。心下痞。膈間有水。眩悸者主之。金匱先渴後嘔。為水停心下。此屬飲家。此湯主之。同上

半夏一升　生姜半斤　茯苓三兩一法曰四兩

右三味。以水七升。煮取一升五合。分溫再服。

小品射干湯　主春冬傷寒。秋夏中冷。咳嗽曲拗不後。氣息喉鳴。音啞失聲。乾嗽無唾。喉中如硬者方。外臺

半夏　麻黃　射干　杏仁　乾姜　甘草　紫菀　桂枝　吳萸　當歸　橘皮　獨活

若病久者。初服可大黃二兩。秋夏日暴冷。及天行暴寒。熱伏於內。宜生姜四兩。代乾姜除吳茱萸。用枳殼三兩。

小品葛根湯　療妊娠臨月。因發風痙。忽悶憒不識人。吐逆眩倒。小醒復發。名爲子癇。主痓冒方。外臺

貝母去心　葛根　丹皮去心　木防己　防風　當歸　芎藭　肉桂　茯苓　澤瀉　甘草炙各二兩　獨活　石羔碎　人參各三兩

右十四味。切。以水九升。煮取三升。分二服。貝母令人易產。若未臨月者。升麻代之。忌海藻。菘菜。酢。

小品當歸湯　療心腹絞痛。諸虛冷氣滿方。同上

當歸三兩　乾姜四兩　甘草三兩炙　芍藥二兩　厚朴三兩炙　黃耆二兩　蜀椒一兩　半夏二兩洗　肉桂二兩　人參三兩

右十味。切。以水一斗。煮取三升二合。強人可一升。羸人服八合。大冷者。加附子一枚。炮。忌海藻。菘菜。羊肉。餳。生葱。

小品地膚湯　療下焦諸結熱。小便赤黃。數起出少大痛。或便血。温病後餘熱。及霍亂後當風取熱過度。飲酒房勞及步行冒熱冷飲逐熱。熱結下焦。及乳石熱動。關格。少腹堅。胞脹如斗大。諸淋服之。即通方。同上

地膚草二兩　知母　猪苓去皮　瞿麥　黃芩　升麻　通草各二兩　海藻一兩　葵子一升　枳實二兩炙

右十味。切。以水九升。煮取三升。分爲三服。大小便皆閉者。加大黃三兩。婦人房勞。腎中有熱。小便難不利。腹滿痛。脈沉細者。加猪腎一具。

小品黃耆湯　療虛勞少氣。小便過多者。同上

黃耆二兩　麥門冬二兩去心　大棗三十枚擘　芍藥二兩　乾地黃二兩　黃芩一兩　桂心二兩　生姜二兩　當歸二兩　甘草一兩炙

右十味。切。以水九升。煮取三升。去滓分三服。忌海藻。菘菜。生葱。蕪荑。猪肉。冷水。一方黃連有一兩

小品黃耆湯　療虛勞胸中客熱。冷癖痞滿。宿食不消。吐噫。脇間水氣。或流飲腸鳴。不生肌肉。頭痛上重下輕。目視䀮䀮惚惚。志損常躁熱。臥不得安。少腹急。小便赤。餘瀝。臨事不起。陰下濕。或小便白濁多方。同上

黃耆三兩　人參一兩　芍藥二兩　生姜半斤

桂肉三兩　大棗十四枚　當歸一兩　甘草
一兩炙
右八味。切。以水一斗。煮取四升。分四服。有寒加厚朴
二兩。忌生葱海藻菘菜。

小續命湯　治卒中風欲死。身體緩急。口目不正。舌強
不能語。奄奄忽忽。神情悶亂。諸風服之皆驗。不令人
虛方。千金
麻黃　防己崔氏外臺不用　人參　黃芩　桂
心　芍藥　甘草　芎藭　杏仁各一兩　防風
一兩半　附子一枚　生姜五兩
右十二味。㕮咀。以水一斗二升。先煮麻黃三沸。去滓
內諸藥。煮取三升。分三服。甚良。不瘥更合三四劑必
佳。取汗。隨人風輕重虛實也。有人腳弱。服此方至六
七劑得差。有風疹家。天陰節變。輒合服之。可以防瘖。
一本云。恍惚者。加茯神遠志。如骨節煩疼。本有熱者。
去附子。倍芍藥。小品千金翼同。古今錄驗有白朮。不
用杏仁。救急無芎藭杏仁。止十味。延年無防風。

小烏沉湯　調中快氣。治心腹刺痛。局方
烏藥一兩去心　香附子炒盆內淅去皮毛焙乾
二兩　甘草一分一本烏藥十兩香附子二十兩
甘草炒一兩

右爲細末。每服一錢。入鹽少許。或不著鹽。沸湯點服。
不拘時。

小柴胡去半夏加栝蔞湯　治瘧病發渴者。金匱
柴胡八兩　黃芩三兩　人參三兩　大棗十二
枚擘　甘草三兩炙　生姜三兩　栝蔞根四兩
右七味。切。以水一斗二升。煮六升。去滓。更煎取三升。
溫服一升。日三。忌海藻菘菜。經心錄療勞瘧

小兒疳蟲蝕齒方。金匱
雄黃　葶藶
右二味。末之。取臘日猪脂。鎔。以槐枝綿裹頭四五枚。
點藥烙之。

土瓜根散　帶下經水不利。少腹滿痛。經一月再見者
主之。陰癩腫亦主之。金匱婦人
土瓜根　芍藥　桂枝　䗪蟲各三分
右四味。杵爲散。酒服方寸匕。日三服。

己椒藶黃丸　腹滿口舌乾燥。此腸間有水氣。主之。金
匱痰飲
防己　椒目　葶藶熬　大黃各一兩
右四味。末之。蜜丸如梧子大。先食飲服一丸。日三服。
稍增。口中有津液。渴者。加芒硝半兩。

下瘀血湯　師曰。產婦腹痛。法當以枳實芍藥散。假令

不愈者。此爲腹中有乾血着臍。此湯主之。亦主經水不利。金匱婦人

大黃二兩　桃仁六枚　䗪蟲二十枚熬去皮

右三味。末之。煉蜜和爲四丸。以酒一升。煎一丸。取八合。頓服之。新血下。如豚肝。

女麴散　痢後虛腫。水腫者。服此藥。小便利得止。腫亦消。千金方

女麴一升　乾姜　細辛　椒目　附子　桂心各半兩

右六味。治下篩。酒服方寸匕。不知加二三匕。日三。瘥虛滿大良。

上焦熱膈傷。吐血。衄血。或下血。連日不止。欲絕並主之。外臺

艾葉　竹茹各一升　阿膠如手掌大　乾姜二兩

右四味。㕮咀。以水三升。煮取一升。去滓。內馬通汁半升。煮取一升頓服。

四畫

五味子湯　治小兒傷寒病。久不除。瘥後復劇。瘦瘠骨立方。千金

五味子十銖　大黃　黃連　黃芩　麥門冬　前胡各六銖　芒硝五銖　石膏一兩　甘草　當歸各十二銖

右十味。㕮咀。以水三升。煮取一升半。服二合。得下便止。計大小增損之。

五味子湯　肺氣不足。寒從背起。如含霜雪。語無聲音。劇者吐血方。外臺

五味子三兩　大棗五十枚擘　桑白根皮一升　藁本二兩　鍾乳三兩　款冬花二兩　雞蘇二兩

右七味。切。以水九升。煮取三升。分溫三服。每服如人行七八里。進一服。忌猪魚炙肉。熱麵。陳臭等物。此方甚良。

五味子湯　小兒夜啼。此腹痛。故至夜輒劇。狀似鬼祟。聖劑

五味子　當歸　芍藥　白朮各四分　甘草炙　桂心各二分

右六味。切。以水一升。煎取五合。分服之。增減量之。

五味子湯　治唾中有膿血。胸脇痛方。千金

五味子　桔梗　紫菀　甘草　續斷各二兩　竹茹三兩　赤小豆一升　桑白　地黃各五兩

右九味。㕮咀。以水九升。煮取一升七合。分爲三服。

五皮散　治脾受濕。面目四肢虛腫。通利小便。百一選

方

大腹皮　茯苓皮　橘皮　生姜皮　桑白皮

右各等分。每服三錢。水一盞半。煎七分。一日三四服。局方五皮散。有五茄皮。地骨皮。無桑白皮。橘皮。又大全良方。有木香。俱六味。引指迷方。

五痺湯　治風寒濕邪。客留肌體。手足緩弱。痺麻不仁。或氣血失順。痺滯不仁。並皆治之。局方

羌活　白朮　防己各一兩　片子薑黃一兩洗去灰土　甘草微炙半兩

右㕮咀。每服四錢。水一盞半。生姜十片。煎至八分去滓。病在上。食後服。病在下。食前服。

五靈湯　治膜外水氣。聖劑

木通剉　訶勒皮　防己剉　赤茯去黑皮　陳皮一兩

水煎五錢。覺熱喫好茶。

五瀉湯　治瞳人乾缺。肝火旺。及五藏虛火妄動。此藥能瀉火熱。甚加鈴羊角。犀角。黃連。銀海精微

黃蘗　知母　木通　梔子　生地黃　甘草　玄參　桔梗　黃芩　防風

右㕮咀。每服六七錢。用水煎。食後服。

五積散　調中順氣。除風冷。化痰飲。治脾胃宿冷。腹脇脹痛。胸膈停痰。嘔逆惡心。或外感風寒。內傷生冷。心腹痞悶。頭目昏痛。肩背拘急。肢體怠惰。寒熱往來。飲食不進。及婦人氣血不調。心腹撮痛。經候不勻。或閉不通。並宜服之。局方治傷寒。脾胃不和。嘔逆寒熱。聖惠方無生姜

橘皮去白　枳殼去穰剉炒　麻黃去根節六兩　白芍藥　當歸去蘆洗　川芎　甘草炙剉　茯苓去皮　半夏洗七次　肉桂去粗皮　白芷各三分　厚朴去粗皮姜製　乾姜炮各二兩　桔梗去蘆皮十二兩　蒼朮米泔浸淨洗去皮十四兩

右除肉桂。枳殼。外別爲粗末外。一十三味。同爲粗末。慢火炒令色轉。攤冷。次入肉桂。枳殼末令勻。每服三錢。水一盞半。入生姜三片。煎至一中盞。去滓。稍熱服。如冷氣奔衝。心腹脹滿。刺痛。反胃嘔吐。瀉痢清穀。及痃癖癥瘕。膀胱小腸氣痛。即入煨生姜三片。鹽少許同煎。如傷寒時疫。頭痛體疼。惡寒發熱。項背強痛。入葱白三寸。豉七粒同煎。若但覺惡寒。或身不甚熱。肢體拘急。或手足厥冷。即入炒茱萸七粒。鹽少許同煎。如寒熱不調。欬嗽喘滿。入棗煎服。婦人難產。入醋一合。同煎服之。並不拘時候。　活人濟生並同。得效方。除麻黃。名異功散。又易簡方。十五味。並不炒。入生姜

葱煎服。名生料五積散。

五苓散　太陽病發汗後。大汗出。胃中乾。煩躁不得眠。欲得飲水者。少少與飲之。令胃氣和則愈。若脈浮小便不利。微熱消渴者。此方主之。傷寒太陽傷寒汗出而渴者主之。同上發汗已。脈浮數煩渴者主之。同上中風發熱。六七日不解而煩。有表裏症。渴欲飲水。水入則吐者。名曰水逆主之。同上未持脈時病人手叉自冒心。師因教試令欬。而不欬者。此必兩耳聾無聞也。所以然者。以重發汗。虛故如此。同上發汗後。飲水多必喘。以水灌之亦喘。同上病在陽。應以汗解之。反以冷水潠之。若灌之。其熱被刧不得去。彌更益煩。肉上粟起。意欲飲水。反不渴者。服文蛤散。若不差者。與此湯。寒實結胸無熱者。與三物小陷胸湯。同上本以下之。故心下痞。與瀉心湯。痞不解。其人渴而口煩燥。小便不利者主之。同上太陽病。寸緩關浮尺弱。其人發熱汗出。復惡寒。不嘔。但心下痞者。此以醫下之也。如其不下者。病人不惡寒而渴者。此轉屬陽明也。小便數者。大便必鞕。不更衣十日。無所苦也。渴欲飲水。少少與之。但以法救之。渴者宜此散。同上陽明霍亂頭痛。發熱身疼痛。熱多欲飲水者主之。同上霍亂假令瘦人臍下有悸。吐涎沫而癲眩者。此水也主之。金匱痰飲脈浮小便不利。微熱消渴者。宜利小便發汗主之。同上消渴

猪苓十八銖去黑皮　澤瀉一兩六銖　茯苓十八銖　桂枝半兩去皮　白朮十八銖

右五味。擣爲散。以白飲和服。方寸匕。日三服。多飲煖水。汗出愈。如法將息。

六成湯　瘟疫愈後。大便數日不行。別無他症。是足三陰不足。以致大腸虛燥。此不可攻。飲食漸加。津液流通。自能潤下也。覺觳道塞悶。宜作蜜煎導。甚則宜此湯方。溫疫論

當歸一錢五分　白芍藥一錢　地黃五錢　天門冬一錢　肉蓯蓉三錢　麥門各一錢

照常煎服。日後更燥者。宜六味丸。少減澤瀉。

六君子湯　治胸膈痞塞。脾寒不嗜食。服燥藥不得者宜此。楊氏方

半夏　白朮　枳殼　人參　茯苓

右等分。每五錢。水二盞。生姜五片。煎一盞溫服。易簡方。濟生方無茯苓。有甘草。得效方無枳殼。有甘草。今人多用此方。

六和湯　治心脾不調。氣不升降。霍亂轉筋。嘔吐泄瀉。寒熱交作。痰喘咳嗽。胸膈痞滿。頭目昏痛。肢體浮腫。

嗜臥倦怠。小便赤澁。並傷寒陰陽不分。冒暑伏熱煩悶。或成痢疾。中酒煩渴畏食。婦人胎前產後。並宜服之。

縮砂仁　半夏湯泡七次　杏仁去皮尖　人參　甘草炙各一兩　赤茯苓去皮　藿香葉拂去塵　白扁豆姜汁略炒　木瓜各二兩　香薷　厚朴姜汁製各四兩

右剉。每服肆錢。水一盞半。生姜三片。棗子一枚。煎至捌分。去滓。不拘時候服。局方

升麻和氣飲　治瘡疥發於四肢。臀髀痛痒不常。甚至憎寒發熱。攻刺疼痛。浸淫浮腫。及癩風入藏。陰下濕痒。耳鳴眼痛。並皆治之。局方

熟半夏　茯苓　白芷　當歸各二錢　熟蒼朮　乾葛　桔梗　升麻各一兩　熟枳殼　乾姜各半錢　大黃蒸半兩　芍藥柒錢半一本作陸錢半　陳橘皮　甘草各一兩半

右爲剉散。每服肆大錢。水一盞半。姜三片。燈心十五莖。煎至七分。去滓。食前服。

升麻葛根湯　治大人小兒時氣瘟疫。頭痛發熱。肢體煩疼。及瘡疹已發。及未發。疑似之間。並宜服之。局方

治初熱壯盛。疑似未明。服此。或痘已出。而表熱甚者。

保赤全書治傷寒頭痛。時疫。憎寒壯熱。肢體痛。惡寒。鼻乾不得睡。兼治寒暄不時。人多病疫。乍暖脫衣。及瘡疹已發。未發。疑似之間。宜服之。活幼

升麻　乾葛一本作一十五兩　白芍　甘草炙各一十兩

右爲麁末。每服三錢。用水一盞半。煎取一中盞。一本作一鍾盞。去滓。稍熱服。不拘時候。日貳三服。以病氣去。身清涼爲度。小兒量歲數加減服。

升麻鼈甲湯　陽毒之爲病。面赤斑斑如錦文。咽喉痛。唾膿血。五日可治。七日不可治。此湯主之。金匱　陰毒之爲病。面目靑。身痛如被杖。咽喉痛。五日可治。七日不可治。此湯去雄黃。蜀椒。主之。傷寒六書

升麻二兩　當歸一兩　蜀椒炒去汁一兩　甘草二兩　鼈甲手指大一片炙　雄黃半兩研

右六味。以水四升。煮取一升。頓服之。老小再服取汗。肘後千金方。陽毒升麻湯。無鼈甲。有桂。陰毒用甘草湯。無雄黃。

升陽散火湯　傷寒叉手抹胸。尋衣摸床。譫語昏沉。不醒人事。俗醫不識。見病便呼爲風症。用風藥。誤人死者多矣。殊不知肝熱乘於肺金。元氣虛不持自主。特名曰撮空證。小便利者可治。小便不利者不可治。傷

寒六書
人參　當歸　柴胡　芍藥　黃芩　甘草　白
朮　麥門冬　陳皮　茯苓
水二鍾。姜三片。棗一枚。槌。法入金銀首飾。煎之熱服。
有痰者加姜汁半夏。大便燥實譫語發渴。加大黃。
泄漏。加升麻。炒白朮。
內疎黃連湯　癰疽腫硬。發熱作嘔。大便祕澁。煩躁飲
冷。噦啘心煩。舌乾口苦。六脈沉實有力。此邪毒在藏
也。急宜服此。以內除之。使邪氣不得傳變經絡。外科
正宗
木香　黃連　山梔　當歸　黃芩　白芍　薄
荷　檳榔　桔梗　連翹各一錢　甘草五分
大黃二錢
水二茶鍾。煎八分。食前服。臨服加蜜二匙亦可。
內托黃耆湯　治濕熱腿內近膝股患癰。或附骨癰。初
起腫痛。此太陰厥陰之分也。脈細而弦。按之洪緩有
力。同上
黃耆鹽水拌炒　當歸　柴胡　木瓜　連翹各
一錢　羌活　肉桂　生地黃　黃檗各五分
水酒各一鍾。煎一半。空心熱服。
內補黃耆湯　治婦人七傷。身體疼痛。小腹急滿。面目
黃黑。不能食飲。并諸虛乏不足。少氣心悸。不安方。千
金方
黃耆　當歸　芍藥　乾地黃　半夏各三分
茯苓　人參　桂心　遠志　麥門冬　甘草
五味子　白朮　澤瀉各二兩　乾姜四兩　大
棗三十枚
右十六味。㕮咀。以水一斗。半煮取三升。去滓。一服五
合。日三夜一服。
牛膝湯　療筋虛極傷風。爲風所傷。入筋縮攣。腰背不
伸。強直苦痛。或爲脚氣方。外臺
牛膝　防風　甘李根皮　丹參　前胡各四兩
石斛五兩　杜仲　秦艽　續斷　鼈甲炙各
三兩　陳橘皮二兩　大麻仁二升熬研
右十二味。切。以水一斗四升。煮取五升。去滓。下麻仁
更煎。取二升。分三服。忌莧菜。
牛膝湯　治婦女逾年月水不通。臍下結塊方。聖濟
牛膝　牡丹皮　芍藥　當歸　川芎　鼈甲
羌活　薔薇　附子　三稜　桂枝
右十二味。切。以水一斗二升，煮取三升，分温服。
牛蒡子散　治風熱成歷節。攻手指。作赤腫麻木。甚則
攻肩背兩膝。遇暑熱。大便祕即作。本事方

牛蒡子三兩　黃耆一兩半　地黃二兩半　羌活一兩　豆豉炒一兩

細末。湯調二錢服。空心食前三服。此病多胸膈生痰。久則赤腫附着肢節。久不退。遂成厲風。此孫真人所預戒也。宜早治之。

牛蒡子湯　治風熱上壅。初發牙關緊急。已發咽喉腫痛。或生瘡癰。及愈後復攻胸脇。氣促身熱。不能言臥。入門

牛蒡子二錢　玄參　犀角　升麻　黃芩　木通　桔梗　甘草各一錢

食後水煎服。如有痰。加瓜蔞貝母。肝火加柴胡。吳茱。黃連。腎火加當歸。地黃。知母。倍玄參。畏下陷。加升麻。

牛蒡子湯　治乳癰。乳疽。結腫疼痛。無論新久。但未成膿服。正宗

陳皮　牛蒡子　山梔子　金銀花　甘草　黃芩　瓜蔞仁　天花粉　連翹　角針各一錢

柴胡　青皮各五分

右水二鍾。煎八分。入酒一杯。和勻食遠服。

木防己湯　胸間支飲。其人喘滿。心下痞堅。面色黧黑。其脈沉緊。得之數十日。醫吐下之。不愈。此湯主之。虛者卽愈。實者三日復發。復與不愈者。宜木防己湯。去石羔。加茯苓芒硝湯主之。金匱

木防己三兩　石羔十二枚鷄子大　桂枝二兩

人參四兩

右四味。以水六升。煮取二升。分溫再服。

木防己去石羔加茯苓芒硝湯。

木防己　桂枝各二兩　芒硝三合　人參　茯苓各四兩

右五味。以水六升。煮取二升。去滓。內芒硝再微煎。分溫再服。微利則愈。

木香流氣飲　治流注瘰癧。及鬱結爲腫。或血氣凝滯。遍身走注作痛。或心胸痞悶。嗌咽不利。脇腹膨脹。嘔吐不食。上氣喘急。咳嗽痰盛。或四肢面目浮腫者並服之。正宗

川芎　當歸　紫蘇　桔梗　青皮　烏藥　黃耆　枳實　茯苓　防風　半夏　白芍各一錢

甘草節　大腹皮　木香　檳榔　澤瀉　枳殼各五分　牛膝下部加一錢

水二鍾。姜三片。棗一枚。煎八分。食遠服。

文蛤散　渴欲飲水不止者主之。金匱消渴病在陽。應以汗解之。反以冷水潠之。若灌之。其熱被却不得去。彌更益煩。肉上粟起。意欲飲水。反不渴者。服此方。若

不瘥者。與五苓散。寒實結胸。無熱證者。與三物小陷胸湯傷寒太陽

文蛤五兩金匱作四兩

右一味。杵爲散。以沸湯和方寸匕。湯用五合。

文蛤湯　吐後渴欲得水。而貪飲者。主之。兼微風脈緊頭痛。金匱嘔吐

文蛤五兩　麻黃　甘草　生姜各三兩　石羔五兩　杏仁五十枚　大棗十二枚

右七味。以水六升。煮取二升。溫服一升。汗出卽愈。

分心氣飲　治男子婦人。一切氣不和。多因憂愁思慮。怒氣傷神。或臨食憂慼。或事不隨意。使鬱抑之氣。留滯不散。停於胸膈之間。不能流暢。致心胸痞悶。脇肋虛脹。噎塞不通。噫氣吞酸。嘔噦惡心。頭目昏眩。四肢倦怠。面色萎黃。口苦舌乾。飲食減少。日漸羸瘦。或大腸虛秘。或因病之後。胸膈虛否。不思飲食。並皆治之。局方

木香不見火　丁香皮一兩　人參去蘆剉　厚朴去粗皮姜汁製　大腹子炮　大腹皮炙　桑白皮炒　草菓仁　桔梗去蘆炒　麥門冬子去心　白朮各半兩　香附子炒去毛　紫蘇去梗　藿香去土　陳皮去白各一兩半　甘草炙一兩

右㕮咀。每服二錢。水一盞。生姜三片。燈心拾莖。棗子一箇。擘破去核。煎至七分。去滓溫服。不拘時候。

分心氣飲　治證與前方同。同上

大腹皮　赤芍藥　木通去節　半夏湯洗七次　桑白皮微炒　赤茯苓　肉桂去麁皮　甘草炙　陳橘皮去瓤　青橘皮去白　羌活各一兩　紫蘇去麁梗肆兩

右爲麁末。每服三錢。水一盞。生姜三片。棗二枚。燈心伍莖。同煎至柒分。去滓溫服。不拘時候。常服消化滯氣。升降陰陽。調順三焦。和脾進食。

不換金正氣散　治四時傷寒瘴疫時氣。頭疼壯熱。腰背拘急。五勞七傷。山嵐瘴氣。寒熱往來。五膈氣噎。咳嗽痰涎。行步喘乏。或霍亂吐瀉。藏腑虛寒。下利赤白。並宜服之。同上

厚朴去皮　藿香去苗　陳皮去白　半夏　蒼朮米泔浸　甘草炙各等分

右爲剉散。每服三錢。水一盞半。生姜三片。棗子二枚。煎至八分。去滓。食前稍熱服。忌生冷。油膩。毒物。若四方人。不伏水土。宜服之。常服能辟嵐氣。調和脾胃。進飮食。　王宇泰曰。風寒暑濕。皆能中人。惟濕氣積久。留滯關節。故能中。非如風寒暑之有暴中也。中濕之

症。關節沉重。而痛。浮腫喘滿。腹脹煩悶。不知人。其脈必沉而緩。或沉而微細。宜除濕湯。於本方加白朮茯苓。

丹參煮散　治筋實極。則兩脚下滿而痛。不得遠行。脚心如割。筋斷折痛。不可忍方。外臺

丹參十二分　川芎　杜仲　續斷　地骨皮各八分　通草　當歸　乾地黃　麥門冬去心　禹餘粮鍊　麻黃去節七分　甘草炙　桂枝各五分　牛膝九分　生姜薄切炒取焦燥　牡蠣各十分熬　升麻六分

右十七味。擣下篩爲散。以絹袋子盛散。二方寸匕。以井華水二升煮。數動絹囊子。煮取一升爲一服。日再煮。忌海藻。菘菜。生葱。蕪荑。

勻氣散　此方前代曾服有效。風藥服之十三日。安可治腰腿疼。半身不遂。手足不能屈伸。口眼喎斜。風氣。中風。中氣。便用風藥治之。十無一愈。當以氣藥治之。氣順則風散。近有人服之見効。瑞竹堂方

白朮四兩　沉香五兩　天麻一兩　烏藥三兩　青皮五錢　白芷　人參　甘草各五錢

右爲㕮咀。每服三錢。水一錢半。生姜三片。紫蘇五葉。木瓜三片。棗子一枚。煎至七分去滓。空心溫服。

止熱極湯　療脈熱極。遇風爲痺。痺感心。顏脫。面色白不澤。脈空虛。口脣色赤。乾燥。升麻潤色消痺方。外臺

升麻　射干　芎藭　人參各三兩　赤小豆五合　生姜　麥門冬去心　萎蕤各四兩　生地黃切一升　甘草二兩炙　竹葉切一升

右十一味。切以水一斗。煮取二升。去滓分爲三服。忌海藻。菘菜。蕪荑。

心腹急滿湯　治妊娠體腫有水氣。千金方

茯苓　白朮各四兩崔氏無　黃芩　杏仁各五兩　旋復花二兩

右五味。㕮咀。以水六升。煮取二升半。分作三服。

化斑解毒湯　治三焦風熱上攻。致生火丹。延及遍身。痒痛者。正宗

玄參　知母　石膏　人中黃　黃連　升麻　連翹　牛蒡子等分　甘草五分

右水二鍾。淡竹葉二十片。煎八分。不拘時候服。

王不留行散　病金瘡主之。金匱要略

王不留行十分八月八日採　蒴藋細葉十分七月七日採　桑東南根白皮十分二月二日採　甘草十分　川椒三分除目及閉口去汗　黃芩二分　乾姜二分　厚朴二分　芍藥二分

右九味。桑根皮以上三味。燒灰存性。勿令灰過。各别杵篩。合治之爲散。服方寸匕。小瘡即粉之。大瘡但服之。産後亦可服。如風寒。桑東根。勿取之。前三物皆陰乾百日。

反胃大驗方。外臺

前胡　生姜各四兩　阿膠一兩炙　大麻子仁熬　吳茱萸各五合　桂心三寸　甘草五寸炙　大棗十枚

右八物。切。以酒二升。水三升。煮取一升七合。分再服。忌生葱。海藻。菘菜。酢物等。一方用橘皮三兩

五畫

甘草乾姜湯　傷寒脈浮自汗出。小便數。心煩微惡寒。脚攣急。反與桂枝湯。欲攻其表。此誤也。得之便厥。咽中乾。煩躁吐逆者。作此湯與之。以復其陽。若厥愈足温者。更作芍藥甘草湯與之。其脚即伸。若胃氣不和讝語者。少與調胃承氣湯。若重發汗。復加燒鍼者。四逆湯主之。傷寒太陽　問曰。證象陽旦。按法治之而增劇。厥逆咽中乾。兩脛拘急而讝語。師曰。言夜半手足當温。兩脚當伸。後如師言。何以知此。答曰。寸口脈浮而大。浮爲風。大爲虛。風則生微熱。虛則兩脛攣。病形象桂枝。因加附子參其間。增桂令汗出。附子温脛亡陽故也。厥逆咽中乾燥。陽明内結。讝語煩亂。更飲甘草湯。夜半陽氣還。兩足當熱。脛當微拘急。重與芍藥甘草湯。爾乃脛伸。以承氣湯微溏。則正其讝語。故知病可愈。同上　肺痿吐涎沫而不咳者。其人不渴。必遺尿小便數。所以然者。以上虛不能制下故也。此爲肺中冷。必眩多涎唾。以此湯温之。若服湯已渴者。屬消渴。金匱肺痿

甘草四兩炙　乾姜二兩

右二味。㕮咀。以水三升。煮取一升五合。去滓。分温再服。

甘草瀉心湯　傷寒中風。醫反下之。其人下利。日數十行。穀不化。腹中雷鳴。心下痞鞕而滿。乾嘔心煩。不得安。醫見心下痞。謂病不盡。復下之。其痞益甚。此非結熱。但以胃中虛。客氣上逆。故使鞕也。主之。傷寒論太陽下　狐惑之爲病。狀如傷寒。默默欲眠。目不得閉。卧起不安。蝕於喉爲惑。蝕於陰爲狐。不欲飲食。惡聞食臭。其面目乍赤乍黑。乍白。蝕於上部則聲喝。此湯主之。金匱百合

甘草四兩炙　黄芩　乾薑各三兩　半夏半斤洗　黄連一兩　大棗十二枚擘

右六味。以水一斗。煮取六升。去滓再煎。取三升。温服

一升。日三服。按千金。幷外臺祕要。治傷寒蠶食。用此方。皆有人參。知脫落無疑。

甘草粉蜜湯　蚘蟲之爲病。令人吐涎心痛。發作有時。毒藥不止主之。金匱蚘蟲

甘草二兩　粉一兩　蜜四兩

右三味。以水二升。煮甘草。取二升。去滓。內蜜攪令和。煎如薄粥。溫服一升。瘥卽止。按本經逢原曰。金匱甘草粉蜜湯。治蚘蟲。吐涎心痛。專取胡粉殺虫。甘草安胃。蜜以誘入蟲口也。

甘草湯　少陰病。二三日。咽痛者主之。傷寒少陰

甘草二兩

右一味。以水三升。煮減半。分溫服七合。日二服。

甘草附子湯　風濕相搏。骨節疼煩。掣痛。不得屈伸。近之則痛劇。汗出短氣。小便不利。惡風不欲去衣。或身微腫者主之。傷寒太陽

甘草二兩炙　附子二枚炮去皮破　朮二兩　桂枝四兩去皮

右四味。以水六升。煮取三升。去滓。溫服一升。日三服。初服得微汗則解。能食汗止。復煩者。將服五合。恐一升多者。宜服六七合爲始。

甘草麻黃湯　裏水主之。金匱水氣

甘草二兩　麻黃四兩

右二味。以水五升。先煮麻黃。去上沫。內甘草。煮取三升。溫服一升。重覆令汗出。不汗再服。愼風寒。

甘草乾姜茯苓白朮湯　腎著之病。其人身體重。腰中冷。如坐水中。形如水狀。反不渴。小便自利。飲食如故。病屬下焦。身勞汗出。衣裏冷濕。久久得之。腰以下冷痛。腰重如帶五千錢者。主之。金匱風寒

甘草　白朮各二兩　乾姜　茯苓各四兩

右四味。以水五升。煮取三升。分溫三服。腰中卽溫。

甘桔湯　治麻疹咽痛。口舌生瘡。醫通

甘草　桔梗　山豆根　黑玄參　鼠粘子　荆芥等分　麥門冬倍用

右水煎。溫服。

甘連湯　小兒初生。先須此方。幼幼新書

甘草五分　黃連三分　辰砂少許

右水煎。一方加茯苓。

甘麥大棗湯　婦人藏躁。喜悲傷哭。象如神靈所作。數欠伸。此湯主之。亦補脾氣。金匱產後

甘草三兩　小麥一升　大麥十枚

右三味。以水六升。煮取三升。分溫再服。

甘露飲　治丈夫婦人小兒胃中客熱。牙宣口氣。齒齦

腫爛。時出膿血。目瞼垂重。常欲合閉。或即飢煩。不欲飲食。及赤目腫痛。不任涼藥。口舌生瘡。咽喉腫痛。瘡疹已發未發。皆可服之。又療脾胃受濕。瘀熱在裏。或醉飽房勞。濕熱相搏。致生疸病。身面皆黃。肢體微腫。胸滿氣短。大便不調。小便黃澁。或時身熱。並宜服之。局方

熟乾地黃　麥門冬去心焙　枳殼去瓤麩焙　甘草炙　山茵蔯去梗　枇杷葉刷去毛淨　石斛去蘆　黃芩　生乾地黃　天門冬去心焙

右等分爲末。每服二錢。水一盞。煎柒分。去滓。食後臨臥溫服。小兒一服。分兩服。仍量歲數。加減與之。

甘露圓　治大人小兒風壅痰熱。心膈煩躁。夜臥不安。譫語狂妄。目赤鼻衄。口燥咽乾。療中暑。解熱毒。同上

鉛白霜　龍腦各三分　甘草炙一兩　牙硝枯過三兩　寒水石粉三十二兩

右爲細末。用糯米糊圓。如彈子大。每服用生姜蜜水磨下半圓。新汲水亦得。小兒一圓分五服。食後服。

甘遂半夏湯　病者脈伏。其人欲自利。利反快。雖利心下續堅滿。此爲留飲。欲去故也。主之。同上痰飲

甘遂大者三枚　半夏十二枚以水一升煮取半升去滓　芍藥五枚　甘草如指大一枚炙

右四味。以水二升。煮。取半升。去滓。以蜜半升。和藥汁煎取八合。頓服之。

四物湯　調益榮衛。滋養氣血。治衝任虛損。月水不調。臍腹㽲痛。崩中漏下。血瘕塊硬。發歇疼痛。妊娠宿冷。將理失宜。胎動不安。血下不止。及產後乘虛。風寒內搏。惡露不下。結生瘕聚。少腹堅痛。時作寒熱。局方

熟乾地黃淨洗酒洒蒸焙　白芍藥　當歸去蘆酒浸微炒　川芎各等分

右爲麄末。每服三錢。水壹盞半。煎至八分。去滓熱服。空心食前。若妊娠胎動不安。下血不止者。加艾拾葉。阿膠一片。同煎如前方。或血藏虛冷。崩中去血過多。亦加膠艾煎。

四逆湯　傷寒若重發汗。復加燒針者。此湯主之。傷寒太陽上篇 傷寒。醫下之。續得下利。清穀不止。身疼痛者。急當救裏。後身疼痛。清便自調者。當救表。救裏宜此湯。救表宜桂枝湯。同上中篇 病發熱頭痛。脈反沉。若不差。身體疼痛。當救其裏。宜此湯。同上 脈浮而遲。表熱裏寒。下利清穀者。宜此湯。若胃中虛冷。不能食者。飲水噦。同上陽明 自利不渴者。屬太陰。以其藏者寒故也。當溫之。宜服四逆輩。同上太陽 少陰病。脈沉者。急溫之。溫之宜此湯。同上少陰 少陰病。飲食入口

則吐。心中温温欲吐。復不能吐。始得之手足寒。脈弦遲者。此胸中實。不可下也。當可吐之。若膈上有寒飲。乾嘔不可吐也。當温之。宜此湯。同上少陰大汗出。熱不去。內拘急。四肢痛。又下利厥逆而惡寒者。主之。同上厥陰大汗。若大下利。而厥冷者主之。同上夫六府氣絶於外者。手足寒。上氣脚縮。五藏氣絶於內者。利不禁。下甚者。手足不仁。金匱嘔吐嘔吐。脈弱。小便復利。身有微熱。見厥者。難治。主之。同上下利。腹脹滿。身體疼痛者。先温其裏。乃攻其表。温裏宜此湯。攻表宜桂枝湯。傷寒厥陰吐利汗出。發熱惡寒。四肢拘急。手足厥冷者。主之。同上霍亂既吐且利。小便復利。而大汗出。下利清穀。內寒外熱。脈微欲絶者。主之。同上

甘草二兩炙　乾姜一兩半　附子一枚生用去皮破八片

右三味。以水三升。煮取一升二合。去滓分温再服。強人可大附子一枚。乾姜三兩。

四逆加人參湯　惡寒脈微而復利。利止亡血也。主之。傷寒霍亂

附子一枚生去皮破八片　乾姜一兩半　人參一兩　甘草二兩炙

右四味。以水三升。煑取一升二合。去滓分温再服。

四逆散　少陰病。四逆。其人或欬。或悸。或小便不利。或腹中痛。或泄利下重者。主之。傷寒

甘草炙　枳實破水漬炙乾　柴胡　芍藥

右四味。各十分。搗篩。白飲和服方寸匕。日三服。欬者。加五味子。乾姜各五分。并主下利。悸者。加桂枝五分。小便不利者。加茯苓五分。腹中痛者。加附子一枚。炮令折。泄利下重者。先以水五升。煮薤白三升。煮取三升。去滓以散三方寸匕。內湯中。煮取一升半。分温再服。

四君子湯　治榮衛氣虛。藏腑怯弱。心腹脹滿。全不思食。腸鳴泄瀉。嘔噦吐逆。大宜服之。局方

人參去蘆　茯苓去皮　甘草炙　白朮各等分

右爲細末。每服二錢。水一盞。煎至七分。通口服。不拘時。入鹽少許。白湯點服。亦得常服。温和脾胃。進益飲食。辟寒邪。瘴氣。

四柱散　治丈夫元臟氣虛。真陽耗散。兩耳常鳴。臍腹冷痛。頭旋目暈。四肢怠倦。小便滑數。泄瀉不止。同上

人參　附子炮去皮尖　木香濕紙羅曝　茯苓各一兩

右爲末。每服二錢。水一大盞。生姜二片。棗子一個。鹽少許。煎柒分。空心食前服。凡臟氣虛弱者。悉宜服之。

四順清涼飲　治湯潑火燒。熱極逼毒入裏。或外被涼水所澀。火毒內攻。致生煩躁。內熱口乾。大便秘實者服。正宗

連翹　赤芍　羌活　防風　當歸　山梔　甘草各一錢　大黃炒二錢

右水二鍾。燈心二十根。煎八分。食遠服。

四苓湯　溫疫煩渴思飲。酌量與之。若引飲過多。自覺水停心下。名停飲。宜此湯。若大渴思飲冰水者。無論四時。皆可量與。不欲飲冷。當易百滾湯與之。乃至不思飲。則知胃和。溫疫

茯苓二錢　澤瀉一錢五分　猪苓一錢五分　陳皮一錢

取長流水煎服。今不用白朮者。疫邪傳胃而渴。白朮性壅。恐以實填實也。加陳皮者。和中利氣也。

半夏茯苓湯　療妊娠阻病。心中憒悶。空煩吐逆。惡聞食氣。頭眩重。四肢百節疼煩沉重。多臥少起。惡寒汗出。疲極黃瘦方。外臺

半夏洗　生姜各五兩　旋復花一兩　橘皮二兩　茯苓三兩　細辛　芎藭　人參　桔梗　甘草炙各二兩　芍藥二兩　乾地黃三兩

右十二味。切。以水一斗。煮取三升。分三服。忌猪羊肉。餳。菘菜。海藻。生菜蕪荑。同上

半夏茯苓湯　療胸膈心腹中痰水。冷氣。心下汪洋。嘈煩。或水鳴。多唾。口中清水自出。脅肋急脹。痛不欲食。此皆胃氣弱。受冷故也。其脈喜沉弦細遲。悉主之方。

半夏五兩洗　生姜五兩　茯苓三兩　陳橘皮　人參　桔梗　芍藥　甘草炙各二兩　桂心一兩　旋復花一兩

右十味。切。以水九升。煮取三升。分三服。欲得利者。加大黃。須微調者。用乾地黃。病有先時喜水下者。加白朮三兩。除旋復花。若大便不調。宜加大黃。及乾地黃。並用三兩。忌同前。

半夏瀉心湯　傷寒五六日。嘔而發熱者。柴胡湯證具。而以他藥下之。柴胡證仍在者。復與柴胡湯。此雖已下之。不爲逆。必蒸蒸而振。却發熱汗出而解。若心下滿而鞕痛者。此爲結胸也。但滿而不痛。此爲痞。柴胡不中與之。宜此湯。傷寒太陽篇下嘔而腸鳴。心下痞堅。金匱嘔吐上焦虛寒。腸鳴下利。心下痞堅。外臺無大棗有桂心三兩

半夏半升洗　黃芩三兩擘　人參　甘草炙　乾姜各三兩　黃連一兩　大棗十二枚

右七味。以水一斗。煮取六升。滓再煎三升。溫服一升。日三服。

半夏白朮天麻湯　治痰厥頭痛。眼黑頭旋。惡心煩悶。氣短促上喘無力。與言心神顛倒。目不敢開。如在風雲之中。頭苦痛如裂。身如山。四肢厥冷。不得安臥。此乃胃氣虛損。停痰而致也。同春

半夏姜汁製　白朮米泔浸　陳皮去白　麥芽各七分半　茯苓去皮　黃耆炒　人參　澤瀉　蒼朮　天麻各三分半　神麴炒五分　黃蘗酒炒　乾姜炒各二分

右剉一劑。生姜三片。水煎。食前熱服。

半夏乾姜散　乾嘔吐逆。吐涎沫方。金匱反胃

半夏　乾姜各等分

右二味。杵為散。取方寸匕。漿水一升半。煎取七合。頓服之。

半夏散及湯　少陰病。咽中痛者。主之。傷寒

半夏洗　桂枝去皮　甘草炙

右三味等分。各別擣篩。已合治之。白飲和服方寸匕。日三服。若不能散服者。以水一升。煎七沸。內散一兩。方寸匕。更煎三沸。下火令小冷。少少嚥之。半夏有毒。不當散服。

半夏麻黃丸　心下悸者主之。金匱

半夏　麻黃各等分

右二味。末之。煉蜜和丸。小豆大。飲服三丸。日三服。

半夏厚朴湯　婦人咽中如有炙臠主之。金匱胸滿心下堅。咽中帖帖如有炙肉。吐之不出。吞之不下。千金

半夏一斤　厚朴三兩　茯苓二兩　生姜五兩　乾蘇葉二兩

右五味。以水七升。煮取四升。分溫四服。日三夜一服。

半夏藿香湯　疫邪留於心胸。胃口熱甚。皆令嘔不止。下之。嘔當去。今反嘔者。此屬胃氣虛寒。主之。溫疫論

半夏一錢五分　真藿香一錢　乾姜炒一錢　白茯苓一錢　廣陳皮一錢　白朮炒一錢　甘草五分

水姜煎服。

半夏飲　治反胃不食。食即吐逆。羸瘦少力。聖濟

半夏湯洗七遍去滑盡焙二兩　厚朴去麁皮生姜汁炙一兩半　糯米二合　橘皮湯洗去白焙一兩　生姜切片一兩半

右五味。麁擣篩。每服三錢匕。棗二枚擘破。水一盞去滓。空腹溫服。如人行五里再服。

半夏湯　治胸中客熱。心中煩滿氣上。大小便難方。千

半夏一升　生姜八兩　前胡四兩　茯苓　白朮各五兩　甘草一兩　黄芩　人參各二兩　杏仁　枳實各二兩

右十味。㕮咀。以水九升。煮取三升。分三服。胸中大熱者。沉冷服之。一方用梔子仁二兩爲十一味

半夏湯　治脾勞實。四肢不用。五臟乖反。脹滿肩息。氣急不安。承氣泄實熱方。同上

半夏　宿薑各八兩　茯苓　白朮　杏仁各三兩　大棗二十枚　竹葉切一升　橘皮　芍藥各四兩

右九味。㕮咀。以水一斗。煮取三升。分四服。

半夏湯　治陰黄小便色不清。欲自利。腹滿而喘者必噦。

半夏湯洗七遍去滑一兩　人參二兩　葛根二兩

右三味。剉如麻豆。每服四錢匕。以水一盞。入生姜半分切。煎取七分。去滓。不計時候温服。聖濟

白虎湯　傷寒脈浮滑。此以表有熱。裏有寒。主之。傷寒太陽三陽合病。腹滿身重。難以轉側。口不仁。面垢。讝語。遺尿。發汗則讝語。下之則額上生汗。手足逆冷。若自汗出者主之。同上陽明傷寒脈滑而厥者。裏有熱也。同上厥陰瘟疫脈長洪而數。大渴復大汗。通身發熱者。宜此湯。温疫

知母六兩　石膏一斤碎　甘草二兩炙　粳米六合

右四味。以水一斗。煮米熟。湯成去滓。温服一升。日三服。

白虎加人參湯　服桂枝湯。大汗出後。大煩渴不解。若脈洪大者主之。寒傷太陽傷寒若吐若下後。七八日不解。熱結在裏。表裏俱熱。時時惡風。大渴。舌上乾燥而煩。欲飲水數升者主之。同上傷寒無大熱。口燥渴。心煩。背微惡寒者主之。同上傷寒脈浮。發熱無汗。其表不解者。不可與此湯。渴欲飲水。無表證者。此湯主之。同上陽明病脈浮而緊。咽燥口苦。腹滿而喘。發熱汗出。不惡寒。反惡熱。身重。若發汗則躁。心憒憒反讝語。若加温針。必怵惕煩躁不得眠。若下之。則胃中空虛。客氣動膈。心中懊憹。舌上胎者。梔子湯主之。若渴欲飲水。口乾舌燥者。此湯主之。若脈浮發熱。渴欲飲水。小便不利者。猪苓湯主之。同上陽明病汗出多而渴者。不可與猪苓湯。以汗多胃中燥。猪苓湯復利其小便故也。同上太陽中熱者。暍是也。汗出惡寒。身熱

而渴者主之。金匱渴欲飲水。口乾舌燥者。主之。同上
知母六兩　石膏一斤碎綿裹　甘草炙三兩
粳米六合　人參三兩
右五味。以水一斗。煮米熟成湯。去滓。溫服一升。日三服。

白虎加桂枝湯　溫瘧者。其脈如平。身無寒熱。骨節疼煩。時嘔。主之。金匱
知母六兩　甘草二兩炙　石羔一斤　粳米二合　桂枝去皮二兩
右剉。每五錢。水一盞半。煎至八分。去滓。溫服。汗出。即愈。

白通湯　少陰病下利者。主之。傷寒少陰　少陰病下利脈微者。與此湯。同上
葱白四莖　乾姜一兩　附子一枚生去皮破八片
右三味。以水三升。煮取一升。去滓。分溫再服。

白通加猪胆汁湯　服白通。利不止。厥逆無脈。乾嘔煩者。此湯主之。服湯脈暴出者死。微續者生。傷寒少陰
葱白四莖　乾姜一兩　附子一枚生去皮破八片　人尿五合　猪胆汁一合
右五味。以水三升。煮取一升。去滓。內胆汁。人尿。和令相得。分溫再服。若無膽。亦可用。

白朮散　姙娠養胎。主之。金匱
白朮　川芎各二兩　蜀椒三分去汁　牡蠣二分
右四味。杵爲散。酒服一錢匕。日三服。夜一服。若痛加芍藥。心下毒痛。倍加芎藭。心煩吐痛。不能食飲。加細辛一兩。半夏大者二十枚。服之後。更以酸漿水服之。若嘔。以酸漿水服之。復不解者。小麥汁服之。已後渴者。大麥粥服之。病雖愈服之勿置。

白薇湯　人平居無苦。疾忽如死人。身不動搖。默默不知人。目閉不能開。口噤不能言。或微知人。惡聞人聲。但如眩冒。移時方寤。此由發汗過多。血少氣併於血。陽獨上不下。氣壅塞而不行。故身如死。氣過血還。陰陽復通。故移時方寤。名曰鬱冒。亦名血厥。婦人多有之。本事方
白薇　當歸洗去蘆薄切焙乾各一兩　人參去蘆半兩　甘草五分炙
右麤末。每服五錢。水二盞。煎至一盞。去滓溫服。

白頭翁湯　熱利下重者。主之。金匱下欲利欲飲水者。以有熱故也。主之。傷寒厥陰
白頭翁二兩　黃連三兩　黃蘗三兩　秦皮三

兩

右四味。以水七升。煮取二升。去滓。温服一升。不愈更服一升。

白頭翁加甘草阿膠湯　產後下利虛極主之。金匱婦人

白頭翁　甘草　阿膠各二兩　秦皮　黃連　黃蘗各三兩

右六味。以水七升。煮取二升半。內膠令消盡。分温三服。

白鮮皮湯　肺受風而色枯白。頰時赤。皮膚乾燥。鼻塞乾痛。此爲虛風主之。準繩

白鮮皮　麥門冬去心　茯苓去皮　杏仁去皮尖雙人炒　細辛去苗　桑白皮　白芷各一兩半　石膏研各一兩

每服三錢。水三盞。先煮大荳三合。取汁一盞。去荳下藥。煎至七分。去滓。不拘時服。

白鮮皮湯　治少小客魃挾實方。千金方

白鮮皮　大黃　甘草各一兩　芍藥　茯苓　細辛　桂心各十八銖

右七味。㕮咀。以水二升。煮取九合。分三服。

白扁豆散　治久嗽咯血成肺痿。多吐白涎。胸膈滿悶不食。本事方

白扁豆飯上蒸　生姜各半兩　枇杷葉去毛　半夏湯洗七次　人參去蘆　白朮各一分　白茅根三分

右細剉。水三升。煎至一升。去滓。下檳榔末一錢。和勻分四服。不拘時候。

生姜甘草湯　治肺痿欬唾。涎沫不止。咽燥而渴。金匱

生姜五兩　人參三兩　甘草四兩　大棗十五枚

右四味。以水七升。煮取三升。分温三服。

生姜半夏湯　病人胸中似喘不喘。似嘔不嘔。似噦不噦。徹心中憒憒然無奈何者。用此湯。同上

半夏半斤　生姜汁一升

右二味。以水三升。煮半夏取二升。內生姜汁。煮一升半。小冷分四服。日三夜一服。嘔止停後服。

生姜瀉心湯　傷寒汗出解之後。胃中不和。心下痞鞕。乾噫食臭。脇下有水氣。腹中雷鳴下利者。主之。傷寒太陽

生姜四兩切　甘草三兩炙　人參三兩　乾姜一兩　黃芩三兩　半夏半升洗　黃連一兩　大棗十二枚擘

右八味。以水一斗。煮取六升。去滓。再煎取三升。温服一升。日三服。

生姜湯　療吐逆乾嘔。外臺

生姜四兩　澤瀉三兩　桂心二兩　橘皮三兩　甘草二兩　茯苓四兩　人參一兩　大黄四兩

右八味。切。以水七升。煮取三升。服五合。日三。忌海藻。菘菜。醋物。生葱。

生脈散　滋生精氣。培養真元。補心潤肺。入門

麥門冬　人參各三錢　五味子十五粒

水煎。不拘時服。渣再煎。則可充一日茶湯。

生蘆根五味飲　許仁則。療嘔吐病有兩種。一者積熱在胃。嘔逆不下食。一者積冷在胃。亦嘔逆不下食。二事正反。須細察之。必其食飲寢處將息傷熱。又素無冷病。壯年力強。膚肉充滿。此則是積熱在胃。生此嘔逆。如將息食飲。寢處不熱。又素有冷病。年衰力弱。膚肉瘦悴。此則積冷在胃。生此嘔逆。經久急須救之。不爾。甚成反胃病。積熱在胃。嘔逆不下食。宜此湯。同上

生蘆根切一升　生麥門冬一升去心　青竹茹一升　生姜汁五合　茯苓五兩

右藥切。以水八升。煮取二升半。去滓。加竹瀝六大合。攪調合三服。相去如人行十里久。始服一劑。忌醋物。

加味遺糧湯　治楊梅瘡初起。筋骨疼痛。及已成數月延綿不已。并楊梅風毒。誤服輕粉。癱瘓骨疼。不能動履。

川芎　當歸　防風　薏苡仁　木瓜　金銀花　木通　白鮮皮　蒼朮　威靈仙各一錢　甘草五分　皂莢子五箇切片微炒　仙遺糧二兩　人參瘡久氣虚者加

水二碗。煎八分。量上下。食前後。腿脚之下。加牛膝一錢。病淺者一月可退。病深者百日可痊。忌牛肉。燒酒。海腥煎炒。此瘡發時。多先起於下疳。若以此方預服之。可以止其不發梅瘡也。

加味金沸草散　麻疹其症重者主之。準繩

旋覆花去梗　麻黄去節水煮去沫晒乾　前胡去蘆各七錢　荆芥穗一兩　甘草炙　半夏湯泡七次姜汁拌炒　赤芍藥各五兩　鼠粘子炒　浮萍各七錢

右爲末。每服三錢。生姜二片。薄荷葉三五片。煎。

加味茯苓湯　治痰迷心胞。健忘失事。言語如癡。得效方

人參去蘆　半夏湯洗　陳皮去白兩半　白茯苓去皮一兩　粉草五錢　益智去殼　香附子

炒去毛各一兩

右剉散。每服四錢。水一盞半。生姜三片。烏梅半箇。同煎。不拘時溫服。

加味香薷飲　治伏暑成瘧。煩悶多渴。微微振寒。寒罷大熱。小便黃赤。或背寒面垢。濟生方

香薷半斤　扁豆四兩　厚朴姜製炒六兩　檳榔二兩　黃連去鬚二兩

右㕮咀。每服四錢。水一盞。用酒半盞。煎至八分。去滓。沉冷服。不拘時候。

加味逍遙散　治便毒下疳。血疝。服疏導攻伐之劑。不能消散。虛熱不已。口無食味。及肚腹重墜。水道澁痛。或兩胯痛。足膝無力者。薛己治患顛疾。歌唱無時。踰牆上屋。乃榮血迷於心胞所致。加遠志去心。桃仁去皮尖。蘇木紅花。各一錢。水一盃半煎。得效方

當歸去苗　芍藥白者　白朮　柴胡　茯苓　牡丹皮　山梔子各一兩　甘草炙半兩

右爲麁末。每服二錢。水一大盞。煨生姜一塊。切破。薄荷少許。同煎至七分。去滓熱服。不拘時候。

加減鼠粘子湯　痘疔證屬有餘。首尾俱宜此方爲要。正宗

鼠粘子　天花粉　知母　荆芥　山梔子各六分　甘草三分

水二盞。淡竹葉。燈心各二十件煎服。身熱加柴胡。黃芩。有痰加麥冬貝母。咽啞加玄參。桔梗。咬牙加薄荷。石羔。便祕加蜂蜜。玄胡粉。昏憒加黃連。硃砂。痂枯加當歸。地黃。戀疤加蟬蛻。川芎。

加減二陳湯　痰屬濕。乃津液所化。因風濕熱之感。或七情。飲食所傷。以致氣逆。液濁變爲痰飲。故曰痰因火動。降火爲先。火因氣逆。順氣爲要。壽世

陳皮去白一錢　半夏製錢半　茯苓酒炒各一錢　防風去蘆五分　貝母一錢半　枳實一錢　白朮去蘆一錢二分　連翹五分　黃芩酒炒各一錢　天花粉七分　香附子炒一錢　甘草三分

右剉。生姜三片。水煎溫服。

加減二陳湯　治痰飲屬寒者。局方

半夏五錢　陳皮　茯苓　乾姜　桂枝各二錢　甘草一分

右水煎溫服。　按張氏醫通云。婦人月水及期。嘔吐煩悶。頭痛者。是心下寒飲也。宜此湯。

古今錄驗解五蒸湯。外臺方

甘草一兩炙　茯苓三兩　人參二兩　竹葉二

把　葛根　乾地黄各三兩　知母　黄芩各二兩　石羔五兩碎　粳米一合

右十味。切以水九升。煮取二升半。分爲三服。亦可以水三升。煮小麥一升。乃煮藥。忌海藻。菘菜。蕪荑。火醋。范汪同。一方無甘草。茯苓。人參。竹葉。止六味。

古今錄驗療氣忽發滿胸急者方。同上

桑根白皮切二升　郁李仁一升碎　赤小豆二升　橘皮三兩　蘇葉三兩　茅根切二升

右六味。切以水一斗。煮取三升。適冷煖稍稍飲之。

古今錄驗桂心湯　療人心痛懊憹。胸悶築築引兩乳。又或如刺困極方。同上

桂心半兩　芍藥　吳茱二兩　當歸二兩　生姜半斤無代乾姜五兩

右五味。切以水一斗二升。煮取四升。服一升。晝三夜一。良有驗。忌生葱。

古今錄驗白頭翁湯　療寒氣急下。及滯下方。同上

白頭翁　乾姜各二兩　甘草一兩　當歸一兩　黄連　秦皮各一兩半　石榴皮一兩

右七味。切以水八升。煮取三升。分爲四服。

古今錄驗羚羊角湯　療噎塞。氣不通。不下食方。同上

羚羊角屑二兩　厚朴炙　橘皮　通草　吳茱萸　乾姜各三兩　烏頭十五枚炮

右七味。切以水九升。煮三升。分三服。日三。忌猪肉。冷水。

古今秘苑第二方　治瘧疾。

何首烏生用三錢　陳皮　茯苓　柴胡　黄芩各八分　白朮一錢　當歸一錢　威靈仙一錢　生姜三片

右井水河水各一碗。煎八分。加酒五分。再煎一滚。空心服二三煎。并治久瘧。加蓬朮一錢。此方妙在補瀉互用。虛實皆宜。不用參耆。并去常山草果。平平無奇。却有神効。即極弱之人。纏極重之病。十劑之後。立有起色。功奏萬全。所云加減一二。即不靈應者。正此一方也。切勿早用人參。如閉賊於重門之內。必搏擊害人。所傷者大矣。

正氣天香湯　治婦人一切諸氣作痛。上湊心胸。或攻築脇肋。腹中結塊。發渴刺痛。月水因之而不調。或眩暈嘔吐。往來寒熱。胎前產後。一切氣症方。入門

香附子一錢半　烏藥六錢　紫蘇　陳皮　乾姜各六分

水煎熱服。

正脾散　治大病之後。脾氣虛弱。中滿腹脹。四肢虛浮。

狀如水氣。此藥主之。楊氏方

莪朮炮切　香附子炒　茴香炒　陳皮去白　甘草炙

等分爲細末。每服二錢。煎燈心木瓜湯調下。

外臺茯苓飲　治心胸中有停痰宿水。自吐出水。後心胸間。虛氣滿。不能食。消痰氣令能食。同上

茯苓　人參　白朮各三兩　枳實　橘皮　生姜四兩

右六味。以水六升。煮取一升六合。分溫三服。如人行八九里進之。

外臺黃芩湯　治乾嘔下痢。同上

黃芩　人參　乾姜各三兩　桂枝一兩　大棗十二枚　半夏半升

右六味。以水七升。煮取三升。溫分三服。

必效療痢兼渴方。外臺

麥門冬去心三兩　烏梅二大枚

右二味。以水一大升。煮取強半。絞去滓。待冷細細咽之。即定仍含之。

必勝湯　瘀有因於血實者。此方主之。生衡

紅花　香附子各四兩　桃仁去皮尖　大黃　貝母　山查　赤芍藥　青皮　五靈脂各二錢

水二鍾。煎七分。微溫服。

朮附湯　治風虛頭重眩。苦極不知食味。補中。益精氣。金匱

白朮二兩　附子一枚半炮去皮　甘草炙一兩

右三味。剉。每五錢匕。姜五片。棗一枚。水盞半。煎七分。去滓溫服。

瓜蒂散　病如桂枝證。頭不痛。項不強。寸脈微浮。胸中痞鞕。氣上衝喉咽。不得息者。此爲胸有寒也。當吐之。宜之。傷寒論太陽下病人手足厥冷。脈乍緊者。邪結在胸中。心下滿而煩。饑不能食者。病在胸中當須吐之。宜此方。同上厥陰宿食在上脘。當吐之。宜此湯。金匱腹滿治諸黃。同上黃疸

瓜蒂一分熬黃　赤小豆一分

右二味。各別搗篩爲散。已合治之。取一錢匕。以香豉一合。用熱湯七合。煮作稀糜。去滓取汁和散。溫頓服之。不吐者。少少加得快吐。乃止。諸亡血虛家。不可與之此湯。

仙遺粮湯　治楊梅結毒。初起筋骨疼痛。已破肌肉潰爛者。正宗

仙遺粮即稱土茯苓四兩　防風　荊芥　川芎　當歸　天花粉　金銀花　白蒺藜　薏苡仁

威靈仙各一錢　山巵子　黃連　連翹　乾葛
白芷　甘草　黃芩各六分　牛膝下部加之
水三鍾。煎二碗。量病上下。食前後服。渣再煎一碗。服後飲酒一杯。忌牛肉，火酒，房事等件更妙。

平胃散　治脾胃不和。不思飲食。心腹脇肋脹滿刺痛。口苦無味。胸滿短氣。嘔噦惡心。噫氣吞酸。面色萎黃。肌體瘦弱。怠惰嗜臥。體重節痛。常多自利。或發霍亂。及五噎八痞。膈氣翻胃。並宜服之。局方

蒼朮去麄皮米泔浸二日焙乾五斤炒　厚朴去麄皮水浸一宿剉生姜汁製焙乾五十兩　陳皮去白五十兩　甘草剉炒十兩

右為細末。每服二錢。以水一盞。入生姜二片。乾棗兩枚。同煎至柒分。去棗姜帶熱服。食前入鹽一捻。沸湯點服。亦得。常服調氣。暖胃。化宿食。消痰飲。辟風寒冷濕。四時非節之氣。

石膏湯　治脚氣風毒。熱毒氣上衝頭面。面赤鼻塞。來時令人昏憒。心胸恍惚。或若驚悸。身體戰掉。手足緩縱。或痠痺。頭目眩重。眼反鼻辛。熱氣出口中。或患味甜。諸惡不可名狀者。方千金

石膏　龍膽　升麻　芍藥　貝齒　甘草　鼈甲　黃芩　羚羊角各一兩　橘皮　當歸各二兩

右十一味。㕮咀。以水八升，煮取三升。分為三服。

六畫

竹皮大丸　婦人乳中虛。煩亂嘔逆。安中益氣。金匱產後

桂枝一分　甘草七分　白薇一分　生竹茹一分　石膏二分

右五味。末之。棗肉和丸。彈子大。以飲服一丸。日三夜二。脈有熱者。倍白薇。煩喘者。加柏實一分。

竹茹溫膽湯　治傷寒日數過多。其熱不退。夢寐不寧。心驚恍惚。煩躁多痰。不得眠者。回春

柴胡一錢　竹茹　桔梗　枳實麸炒各一錢　黃連錢半　人參五分　陳皮　半夏　茯苓各一錢　香附八分　甘草三分

右剉一劑。生姜三片。棗一枚。水煎服。

竹茹湯　治吐血汗血。大小便下血。方千金方

竹茹二升　甘草　芎藭　黃芩　當歸各六分　芍藥　白朮　人參　桂心各一兩

右九味。㕮咀。以水一斗。煮取三升。分四服。日三夜一。

竹葉黃芩湯　治精極實熱。眼視無明。齒焦髮落。形衰體痛。通身虛熱。方千金方

竹葉切二升　黄芩　茯苓各三兩　甘草　麥門冬各二兩　生姜六兩　芍藥四兩　大黄二兩　生地黄切一升

右九味。㕮咀。以水九升。煮取三升。去滓分三服。

竹葉石羔湯　治痘不惡寒。壯熱煩渴。小便赤澁。保赤全書

石羔　知母　甘草　麥門冬　淡竹葉

右水煎服。

竹葉石羔湯　傷寒解後。虚羸少氣。氣逆欲吐主之。傷寒勞復

竹葉二把　石膏一斤　麥門一升去心　半夏半升洗　人參二兩　甘草二兩炙　粳米半升

右七味。以水一斗。煮取六升。去滓內粳米。煮米熟湯成。去米温服一升。日三服。　病人脈已解。而日暮微煩。以病新瘥。人強與穀。脾胃氣消弱。不能消穀。故令微煩。損穀則愈。

竹葉湯　產後中風。發熱面正赤。喘而頭痛主之。金匱產後

竹葉一把　葛根三兩　防風　桔梗　桂枝　人參　甘草各一兩　附子一枚泡　大棗十五枚　生姜五兩

右十味。以水一斗。煮取二升半。分温三服。温覆使汗出。頸項強。用大附子一枚破之。如豆大。煎藥揚出沫。嘔者。加半夏半升洗。

竹葉湯　治五心熱手足煩痛。口乾唇燥。胸中熱方。千金方

竹葉　小麥各一升　知母　石羔各三兩　茯苓　黄芩　麥門冬各二兩　人參一兩半　栝蔞根　半夏　甘草各一兩　生姜五兩

右十二味。㕮咀。以水一斗二升。煮竹葉小麥。取八升。去滓內藥。煮取三升。分三服。老小分五服。

竹葉湯　療氣極傷熱。氣喘。甚則唾血。氣短乏。不欲食。口燥咽乾方。外臺秘要

竹葉切一升　麥門冬去心　小麥　生地黄切各一升　生姜六兩　乾棗十枚擘去核　麻黄三兩去節　甘草一兩炙　石羔六兩碎裹綿

右九味。切以水一斗。煮取三升。去滓分爲三服。忌海藻。菘菜。蕪荑。

竹葉湯　療煩躁而渴不止。惡寒仍熱盛者。此湯常用亦佳。不徒療天行。凡虚羸久病。及瘧後。胸上痰熱者。服之妙方。同上

甘草三兩炙　大棗十五枚擘　半夏一兩洗

芍藥三兩　前胡一兩　黃芩一兩　小麥五合
人參二兩　粳米一升　知母三兩　麥門冬四
合去心　栝蔞根一兩　生姜四兩　竹葉一把
須以竹篠飲代水煮湯小用其葉
右十四味。切。以竹篠飲一斗五升。煮取五升。分三服。若非天行而虛羸久病。胸生痰熱。亦可服之。加黃耆二兩。除黃芩。減知母一兩。除栝蔞。用之效。忌羊肉。海藻。菘菜。餳。

竹葉湯　療霍亂吐利。已服理中及四順湯。不解者。同上
竹葉一虎口　小麥一升　生姜十兩　甘草一兩炙　人參一兩　附子一兩炮　肉桂二兩
芍藥一兩　白朮三兩　橘皮二兩　當歸二兩
右十一味。以水一斗半。先煮小麥。竹葉。取八升汁。去滓。內諸藥。煮取二升半。分三服。吐利後。腹滿加厚朴二兩。炙上氣加吳茱萸半升。差。理中四順則大熱。熱毒霍亂。宜竹葉湯。忌生葱。海藻。菘菜。猪肉。桃李。麻雀肉等。

竹葉湯　治脾癉煩悶。口甘咽乾煩渴。聖濟
淡竹葉切四兩　柴胡去苗二兩　犀角鎊屑
芍藥各一兩半　黃芩去黑心　大黃剉炒各半兩　山梔子七枚
右七味。麤擣篩。每服五錢匕。水一盞半。煎至一盞。去滓。下朴消半錢匕。溫服。

竹葉飲　療骨蒸。唇乾口燥。欲飲水止渴。外臺祕要
竹葉一握　麥門冬一升去心　大棗二十枚擘
甘草三兩炙　半夏一升湯洗令滑盡　粳米五合　生姜三兩
右七味。切。以水五升。煮取二升半。分溫服。忌羊肉。餳。海藻。菘菜。

竹瀝湯第一方　治四肢不收。心神恍惚。不知人。不能言。千金方
竹瀝二升　生葛汁一升　生姜汁三合
右三味。相和溫暖。分三服。平旦日晡夜各一服。服訖。覺四體有異。似好。次進後湯方。

竹瀝湯第二方。同上
竹瀝一升　生葛汁五合　芎藭　防己　附子
人參　芍藥　黃芩　甘草　桂心各一兩　生姜四兩　羚羊角三兩　石膏六兩　杏仁四十枚　麻黃　防風各一兩半
右十六味。㕮咀。以水七升。煮減半。內瀝煮取二升五合。分三服取汗。間五日更服一劑。頻與三劑。漸覺少

損。仍進後方。

竹瀝湯第三方。同上

竹瀝三升　防風　升麻　羚羊角　防己　桂心　芎藭各二兩　麻黃三兩

右八味。㕮咀。以水四升。合竹瀝。煮取二升半。分三服。兩日服一劑。常用加獨活三兩最佳。此方神良。頻進三劑。若手足冷者。加生姜五兩。白朮二兩。若未除。更進後方。

竹瀝湯第四方。同上

竹瀝一升　甘草一本作根二兩　人參　芎藭　獨活　升麻各一兩　防風　麻黃　芍藥各一兩半　生姜　羚羊角　石羔　防己　桂心　黃芩　附子一作杏仁　白朮各二兩

右十七味。㕮咀。以水八升。煮減半。內瀝。煮取二升半。分三服。相去如人行十里久。更服。若有氣者。加橘皮。牛膝。五加皮。各一兩

百合知母湯　百合病。發汗後者。主之。金匱

百合七枚擘　知母三兩切

右先以水洗百合。漬一宿。當白沫出。去其水。更以泉水二升。煎取一升。去滓。别以泉水二升。煮知母取一升。去滓後合和。煎取一升五合。分溫服。

百合雞子湯　百合病。吐之後者。主之。同上

百合七枚擘　鷄子黃一枚

右先以水洗百合。漬一宿。當白沫出。去其水。更以泉水二升。煎取一升。去滓。內雞子黃。攪勻。煎五分。溫服。

百合地黃湯　百合病。不經吐下發汗。病形如初者。主之。同上

百合七枚擘　生地黃汁一升

右以水洗百合。漬一宿。當白沫出。去其水。更以泉水二升。煎取一升。去滓。內地黃汁。煎取一升五合。分溫再服。中病勿更服。大便當如漆。

百合洗方　百合病。一月不解。變成渴者。主之。同上

百合一升

右以水一斗漬之。一宿以洗身。洗已食煮餅。勿以鹽豉也。

百合滑石湯　百合病。變發熱一本作發寒熱者。主之。同上

百合一兩炙　滑石三兩

右爲散。飲服方寸匕。日三服。當微利者。止服。熱則除。

安中散　治遠年近日脾疼翻胃。口吐酸水。寒邪之氣。留滯於內。停積不消。胸膈脹滿。攻刺腹脇。惡心嘔逆。面黃肌瘦。四肢倦怠。又治婦人血氣刺痛。小腹連腰。

攻注重痛。幷能治之。局方

甘草一十兩炒　玄胡索去皮　良姜炒　乾姜炮　茴香炒　肉桂各五錢　牡蠣四兩炒

右爲細末。每服二錢。熱酒調下。婦人淡醋湯調服。如不飲者。用鹽湯點下。並不拘時。

安心養血湯　若誤用承氣及寒涼剝削之劑。變證蜂起。卒至殞命。宜服此湯。温疫

茯神　酸棗仁　當歸　遠志　桔梗　芍藥　地黃　陳皮　甘草

加龍眼肉。水煎服。

安石榴湯　廩丘公云。吾患痢三十餘年。諸療無効。唯服此方得愈也。療大注痢及白滯。困篤欲死。腸已滑。醫所不能療方。外臺

乾姜二兩生姜倍之　黃蘗一兩細切　石榴一枚小者二枚　阿膠二兩別研漬之

右四味。切。以水三升。煮取一升二合。去滓內膠。令烊頓服。不差復作。療老小亦良。人羸者。稍稍服之。不必頓盡。須臾復服。石榴須取之肘后同一方無黃蘗用黃連

安蟲散　蟲痛面㿠白。心腹痛。口中吐沫及清水。發痛有時。此方主之。小兒本怯者。多此病。積痛。食痛。虛痛。大同小異。惟蟲痛者。當口淡而沫自出。治之隨其證用藥。小兒眞訣

胡粉炒　檳榔　川楝子　鶴虱炒各二兩　白礬五錢

右爲細末。每一字大者半盞。温米飲調下。痛時宜服。

按局方化虫丹。幼幼新書化虫丹同。

托裏舉斑湯　邪留血分。裏氣壅閉。則伏邪不得外透而爲斑。若下之。內壅一通。則衛氣亦從而疏暢。或出表爲斑。則毒邪亦從而外解矣。若下後斑漸出。不可更大下。設有下證。少與承氣。緩緩下之。若復大下。中氣不振。斑毒內陷。則危。宜此湯方。温疫

白芍　當歸各一錢　升麻五分　白芷　柴胡各七分　川山甲二錢炙黃

水姜煎服。下後斑漸出。復大下。斑毒復隱。反加循衣摸床。撮空理線。脈漸微者危。本方加人參一錢補。不及者死。若未下而先發斑者。設有下證。少與承氣。須從緩下。

托裏消毒飲　治癰疽已成。不得內消者。宜服此藥以托之。未成者可消。已成者即潰。腐肉易去。新肉易生。此時不可用泄氣。寒涼等藥。致傷脾胃爲要。正宗

人參　川芎　白芍　黃耆　當歸　白朮　茯

苓　金銀花各一錢　白芷　甘草　皂角針
桔梗各五分
水二鍾。煎八分。食遠服。脾弱者去白芷加人參。

行氣香蘇散　治內傷生冷。飲食厚味。堅硬之物。肚腹脹滿疼痛。外感風寒濕氣。頭痛。身痛。手痛。足痛。肩臂痛。遍身骨節痛。麻木。發七情。惱怒相冲。諸氣痞塞。飲食不下。心腹氣痛。古今醫鑑

紫蘇一錢　陳皮八分　香附一錢　蒼朮　川芎　羌活　枳殼各八分　麻黃一錢　甘草三分。
右剉。生姜水煎。溫服。外感風寒。加葱白三根。回春無蒼朮

西州續命湯　治中風痱。一作入藏身體不知自收。口不能言。冒昧不識人。拘急背痛。不得轉側方。千金

麻黃六兩　石膏四兩　桂心二兩　甘草　芎藭　乾姜　黃芩　當歸各一兩　杏仁三十枚
右九味。㕮咀。以水一斗二升。煮取麻黃再沸。去上沫。後下諸藥。煮取四升。初服一升。猶能自覺者。勿熱眠臥。可厚覆小汗出。已漸減衣。勿復大覆。可熟眠矣。前服不汗者。後復一升。汗後稍稍五合一服。安穩乃服。勿頓服也。汗出則愈。勿復服。飲食如常。無禁忌，勿見風。并治上氣欬逆，若面目大腫。但得臥。服之大善。凡服此湯不下者。當以人口嘘其背。則下矣。病人先患冷汗者。不可服此湯。若虛羸人。當稍與五合爲佳。間有輒行此湯。與產婦及羸人而有害者。皆爲頓服。三升傷多。且湯濁不清故也。但得清澄而稍稍服。微取汗者。皆無害也。胡洽方。古今錄驗名大續命湯　按外臺有生姜。郁李仁。防風三味。療中風入臟。及四肢拘急不隨緩急風方云云。

肉豆蔻散　治脾胃氣虛。腹脇脹滿。水穀不消。藏府滑瀉。腹內虛鳴。困倦少力。口苦舌乾。不思飲食。漸瘦弱。並宜服之。局方

訶子皮　川烏炮去臍　肉桂去麁皮　茴香炒各二兩　厚朴去麁皮姜炒　甘草炙　乾姜炮　橘皮各一兩　蒼朮米泔浸一宿去皮焙八兩
右爲細末。每服二錢。水一盞。生姜二片。棗子一枚。煎至七分溫服。

回乳四物湯　治產婦無兒吃乳。致汁腫脹。堅硬疼痛難忍。正宗

川芎　當歸　白芍　熟地各二錢　茶芽二兩炒焦末
水二鍾。煎八分。食遠服。用脚布束緊兩乳。以手按揉。

其腫自然消散。甚者。再用一服。

冰硼散　治咽喉口齒。新久腫痛。及久嗽痰火。咽喉作痛。正宗

冰片五分　硃砂六分　玄明粉　硼砂各五錢

共研極細末。吹搽患上。甚者。日搽五六次最効。

地膚大黃湯　妊娠患子淋。宜下之。外臺

地膚草　大黃各三兩　知母　黃芩　茯苓一作猪苓　芍藥　枳實炙　升麻　通草　甘草炙各二兩

右十味。切。以水八升。煮取三升。分三服。得下後。淋不好瘥。還飲地膚葵根汁。忌海藻。菘菜。酢物。

地龍湯　治瘀積太陽經中。腰脊痛。不可忍方。醫通

地龍焙乾　肉桂各五分　桃仁十粒研　羌活二錢　獨活　甘草炙　黃蘗姜酒炒各一錢

麻黃六兩　蘇木八分　當歸梢錢半

右水煎。食遠服。

七畫

防己茯苓湯　皮水爲病。四肢腫。水氣在皮膚中。四肢聶聶動者主之。金匱水氣

防己三兩　黃耆三兩　桂枝三兩　茯苓六兩

甘草二兩

右五味。以水六升。煮取二升。分溫三服。

防己地黃湯　治病如狂狀。妄行獨語不休。無寒熱。其脈浮。同上

防己一錢　桂枝三錢　防風三錢　甘草一錢

右四味。以酒一盃。漬之一宿。絞取汁。生地黃二斤。㕮咀蒸之。如斗米飯久。以銅器盛其汁。更絞地黃汁和分再服。

防己黃耆湯　風濕脈浮身重。汗出惡風者主之。金匱

風濕風水脈浮爲在表。其人或頭汗出。表無他病。病者但下重。從腰以上爲和。腰以下當腫及陰。難以屈伸。同上水氣

防己一兩　黃耆一兩一分去蘆　甘草半兩炒

白朮七錢半炒

右剉麻豆大。每抄五錢七。生姜四片。大棗一枚。水盞半。煎八分。去滓溫服。良久再服。喘者加麻黃半兩。

胃中不和者。加芍藥三分。氣上衝者。加桂枝三分。下有陳寒者。加細辛三分。服後當如蟲行皮中。從腰下如冰。後坐被上。又以一被繞腰以下。溫令微汗瘥。腹痛加芍藥。

防己湯　治病後氣虛。津液不通。皮膚虛滿方。聖濟

防己　黃耆剉　桂去麁皮各一兩半　赤茯苓

去黑皮三兩　甘草炙令赤剉一兩

右五味。麁擣篩。每服五錢匕。水一盞半。煎取七分。去滓。溫服。日再服。

防風解毒湯　治風毒瘰癧。寒暑不調。勞傷湊襲。多致手足少陽分。耳項結腫。或外寒內熱。痰凝氣滯者並效。正宗

防風　荆芥　桔梗　牛蒡子　連翹　甘草　石羔　薄荷　枳殼　川芎　蒼朮　知母各一錢

水二鍾。燈心二十根。煎八分。食後服。

防風金勝湯　痧有因於食積血滯者主之。玉衡

防風　烏藥　延胡索　桔梗　枳殼各七分　蘿蔔　金銀花各二錢　檳榔　山楂　連翹　芍藥各一錢

水二鍾。煎七分。稍冷服。

防風散　治脚痺。并治毒氣上衝心胸。嘔逆。宿癖積氣。疝氣諸病服之方。千金方

防風　麻黄　川芎　人參　芍藥各一兩　赤小豆一升　當歸　茯苓　半夏　甘草　橘皮　鼈甲　生姜　桂枝各一兩　杏仁一兩半　貝齒　烏梅各五枚　大棗六枚　吳茱萸五合　犀角　羚羊角各半兩　薤白十四枚

右二十二味。㕮咀。以水一斗。煮取三升。分三服。一日令盡。一方用水一斗二升。間食糜。一方半夏二兩隨時用

防風散痧湯　痧有挾風寒者主之。玉衡

防風　陳皮　細辛　金銀花　荆芥　枳殼各等分

水二鍾。煎七分。稍冷服。頭面腫加薄荷甘菊。腹脹加大腹皮厚朴。手足腫。加葳靈仙牛膝倍。金銀花。內熱加連翹知母。痰多加貝母瓜蔞仁。寒熱加柴胡獨活。吐不止加童便。小腹痛加青皮。血滯加茜草丹參。咽腫加山豆根射干。食積腹痛加山查蔔子。心痛加玄胡索蓬朮。赤白痢加檳榔。口渴加花粉。面黑血瘀也。加蘇木紅花。放痧不出。倍細辛蘇木桃仁荆芥。穢濁加藿香薄荷。

防風秦艽湯　治痔瘡。不論新久。肛門墜重。便血作疼者並效。正宗

防風　秦艽　當歸　川芎　生地　白芍藥　赤茯苓　連翹各一錢　檳榔　甘草　山梔子　地榆　枳殼　槐角　白芷　蒼朮各六分

水二鍾。煎八分。食前服。便祕者。加大黃二錢。

防風通聖散　治一切風熱。大便閉。小便澁。頭面生瘡。眼赤痛。或舌強口噤。或鼻生赤癮疹。或風熱腸風。而爲痔漏。諸熱譫語驚狂。方。宣明方治一切風毒。積熱瘡腫。脈弦洪實數浮緊者。準繩治時毒。惡寒發熱。煩躁口乾。表裏脈症俱實者。正宗

防風　川芎　當歸　白芍　連翹　薄荷　麻黃　大黃　芒硝各四分　石羔　桔梗　黃芩各八分　梔子　荆芥各四分　滑石二錢四分　甘草一錢　白朮二分　生姜正宗無

水二鍾。煎八分。空心溫服。

芎黃圓　治風熱壅盛。頭昏目赤。大便艱難。楊氏家藏方

大黃酒煮　川芎各等分

右末蜜圓。如梧子大。每二十圓。溫熱水下。本事方名川芎圓治膈上有痰皂角汁丸姜湯下

芎蘇散　姙娠外感風寒。渾身壯熱。眼暈頭旋者。宜進此方。以發散表邪。其病自愈。濟生方

川芎　陳皮　芍藥　白朮　蘇葉　乾葛　麥門冬　甘草炙各一兩

右每四錢。水一盞半。生姜五片。葱白二寸。煎八分。溫服。醫學入門有黃芩前胡

芎附散　治五種痺。腿并臂間發作不定。此脾胃虛。衛氣不溫分肉。爲風寒濕所著。本事方

小川芎　附子炮去皮臍　黃耆蜜炙　白朮　防風　當歸洗去蘆　乾地黃　桂心　柴胡　甘草炙各等分

右爲麄末。每服四錢。水一盞半。生姜三片。棗一个。同煎至七分。去滓。食前日三服。常服不生壅熱。兼消積冷。

芎歸膠艾湯　婦人有漏下者。有半產後。因續下血。都不絕者。姙娠下血者。假令姙娠腹中痛。爲胞阻。主此方。金匱主男子傷絕。或從高墜下。傷五藏。微者唾血。甚者吐血。及金瘡傷經內絕者。並婦人產後。崩傷下血過多。虛喘欲死。腹中激痛下血。不止者。服之神良。千金

芎藭　阿膠　甘草各二兩　艾葉　當歸各三兩　芍藥四兩　乾地黃六兩

右七味。以水五升。清酒三升。合煮取三升。去滓。內膠。令消盡。溫服一升。日三服。不瘥更作。千金翼有乾姜二兩胡氏治婦人胞動無乾姜

芎歸養榮湯　治瘰癧流注。及一切不足之症。不作膿。

或不潰。或已潰。不斂。或身體發熱惡寒。肌肉消瘦。飲食少思睡。臥不寧。盜汗驚悸。恍惚。並皆治之。正宗

當歸身二錢　人參　黃耆　白朮　川芎　白芍　熟地各一錢　五味子　麥門冬　遠志　甘草　茯苓各五分　牡丹皮　砂仁各三分

水二鍾。姜三片。棗二枚。煎八分。食遠服。

芎歸湯　治一切去血過多。眩暈悶絕。不省人事。傷胎去血。產後去血。崩中去血。金瘡去血。拔牙去血。不止者。心煩眩暈。頭重目暗耳聾。舉頭欲倒。悉能主之。易簡

芎藭　當歸各等分

右㕮咀。每服四錢。水一盞半。煎七分。去滓。熱服。不以時候。若產後眩暈。宜加芍藥等分服之。

芎藭湯　療卒寒腹中拘急痛方。外臺

芎藭　當歸　桂心　芍藥　甘草炙各一兩　黃芩半兩　乾姜半兩　杏仁三十枚去皮尖

右八味。切。以水五升。煮取二升。分再服。忌海藻。菘菜。生葱。

芎芷香蘇散　治外感傷風。鼻塞聲重。左脈浮緩。濟生方

川芎　白芷　香附子　陳皮　羌活各一錢　薄荷　紫蘇各八分　甘草五分

姜葱白水煎。加荆芥防風。名荆防芎蘇散。

延年半夏湯　主腹內左肋痃癖硬急氣滿不能食。胸背痛者方。外臺

半夏三兩洗　生姜四兩　桔梗二兩　吳茱萸二兩　前胡三兩　鼈甲三兩炙　枳實二兩炙　人參一兩　檳榔子十四枚

右九味。切。以水九升。煮取二升七合。去滓。分温三服。如人行八九里久。再服。忌猪羊肉。餳。莧菜等。

延年茯苓飲　主脚氣腫。氣急上氣。心悶熱煩。嘔逆不下食方。同上

茯苓　紫蘇葉各三兩　杏仁　橘皮　升麻各三兩　生姜四兩　柴胡三兩　犀角二兩屑　檳榔十二枚幷皮子研

右九味。切。以水八升。煮取二升五合。去滓。分温三服。如人行八九里久。再服。忌酸物。

延年茯苓飲　主風痰氣發即嘔吐。欠伸煩悶不安。或吐痰水者方。同上

茯苓三兩　人參　生姜　橘皮　白朮各二兩

右五味。切。以水五升。煮取一升五合。去滓。温分三服。中間任食。忌大酢。桃李。雀肉等。

延年玄參湯　主惡核瘰癧風結方。同上
玄參　升麻　獨活　連翹各二兩　木防己
菊花各一兩
右六味。切以水八升。煮取三升。分服一升。日三。
延年酸棗湯　主虛煩不得眠。幷下氣方。同上
酸棗二升　茯苓三兩　生姜一兩半　人參三
兩　麥門冬一兩去心　橘皮陳者　杏仁去皮
尖碎　紫蘇各二兩
右八味。切。以水七升。煮取一升半。分再服。忌大酢。
延年前胡湯　主胸背氣滿。膈上熱。口乾痰飲氣。頭風
旋方。同上
前胡二兩　枳實炙　細辛　杏仁去皮尖碎
芎藭　防風　澤瀉　麻黃去節　乾姜　芍藥
以上各三兩　茯苓一本茯神　生姜各四兩
桂心　甘草炙各二兩
右十四味。切。以水九升。煮取一升六合。分三服微汗。
忌生冷油膩。猪牛肉。麵。海藻。菘菜。生葱。生菜。酢物。
延年療兩肋脹急。痃滿不能食。兼頭痛壯熱。身體痛方。
枳實三兩炙　桔梗　鼈甲炙　前胡　桂心各
二兩　檳榔七枚　生姜四兩　人參二兩
右八味。切。以水九升。煮取二升五合。去滓。分温三服。

如人行七八里久。再服。禁生葱莧菜。
延年人參丸　主痃癖氣。不能食。同上
人參八分　白朮　枳實各六分炙　橘皮四分
桂心七分　甘草炙　桔梗各五分
右七味。擣篩蜜和爲丸。如梧子大。一服十五丸。酒下。
二服加至二三十丸。
赤小豆湯　治水氣腫脹。本綱赤小豆附方
赤小豆五合　大蒜一顆　生姜五錢　商陸根
一條
右並碎破。同水煮爛去藥。空心食豆。旋旋啜汁令盡。
腫立消也。
赤小豆湯　治年少血氣俱熱。遂生瘡疥。變爲腫滿。或
煩或渴。小便不利。濟生方
赤小豆炒　當歸炒　商陸　牛膝　連翹　赤
芍藥　漢防己　猪苓去皮　桑白皮炙　澤漆
以上各半兩
右㕮咀。每服四錢。水一盞半。生姜五片。煎至八分。去
滓温服。不拘時候。熱甚者。加犀角二錢半。
赤小豆當歸散　病者脈數無熱。微煩但欲臥。汗出。初
得之三四日。目赤如鳩眼。七八日。目四眥一本有黃
字黑。若能食者。膿已成也。主之。金匱下血先血後便。

此近血也主之。同上

赤小豆三升浸令芽出曝乾　當歸十兩

右二味。杵爲散。漿水服方寸匕。

赤丸　腹中寒氣雷鳴切痛。胸脇逆滿嘔吐。附子粳米湯主之。寒氣厥逆。此丸主之。金匱

茯苓四兩　半夏四兩洗一方用桂　烏頭二兩炮　細辛一兩千金作人參

右四味。末之。內真朱爲色。煉蜜丸。如麻子大。先食酒飲下三丸。日再夜一服。不知稍增之。以知爲度。

赤石脂禹餘粮湯　傷寒服湯藥。下利不止。心下痞鞕。服瀉心湯已。復以他藥下之。利不止。醫以理中與之。利益甚。理中者。理中焦。此利在下焦。此湯主之。復不止者。當利其小便。傷寒太陽下篇

赤石脂一升碎　太一禹餘粮一斤碎

右二味。以水六升。煮取二升。去滓。分温三服。

赤石脂湯　下焦熱。或痢下膿血。煩悶恍惚。外臺

赤石脂八兩　烏梅肉二三枚　梔子仁十四枚　白朮三兩　乾姜二兩　糜米一升　升麻三兩

右七味。切。以水一斗。煮米取熟。去米。取七升。下諸藥。煮取二升五合。去滓。分三服。忌桃李雀肉等。

赤茯苓湯　治膈間留飲。嘔逆頭眩。短氣多渴方。聖濟

赤茯苓去黑皮　柴胡去苗　枳殼去穰麸炒　白朮　檳榔剉各一兩　杏仁湯浸去皮尖　半夏湯浸七遍去滑各三分　人參　旋復花各半兩

右九味。麁擣篩。每服五錢匕。以水一盞半。入生姜半分。拍碎。煎至一盞。去滓。不計時候温服。

牡丹散　治婦人虛羸瘦。血塊走疰。心腹痛。不思飲食。良方

牡丹皮　桂心　當歸　延胡索各一兩　莪朮　牛膝　赤芍藥各二兩　荆三稜一兩半

右爲粗末。每服三錢。水一盞。酒半盞。煎七分。温服。

牡丹圓　治心疝心腹痛。聖惠方

牡丹　桂心　川烏　木香各一兩　吳茱二兩　檳榔一兩

右六味。爲末。蜜圓菉豆大。每服温酒服十丸。　外臺牡丹圓無木香。吳茱萸。檳榔子。

牡丹圓　治寒疝心腹刺痛。休作無時。及婦人月病。血刺痛疼。三因方。　直指方。百一選方。名消堅圓。酒糊丸。温酒下。外臺祕要方。牡丹圓無桃仁。

烏頭炮　牡丹四兩　桂心　桃仁炒各五兩別研

右末蜜丸梧子大。每五十圓。温酒下。婦人醋湯下。

牡丹五等散　㿗癩疝。陰卵偏大。有氣上下脹大。行走腫大。服之良驗方。外臺

牡丹皮　防風　黃蘗炙　桂枝各一分　桃仁二分去皮尖研

右五味。擣爲散。以酒服一刀圭。二十日愈。少小㿗疝最良。小兒以乳汁和。如一大豆與之。忌如常法。

牡蠣澤瀉散　大病瘥後。從腰以下有水氣者主之。傷寒

牡蠣熬　澤瀉　蜀漆煖水洗去腥　葶藶子熬　商陸根熬　海藻洗去鹹　栝蔞根各等分

右七味。異擣下篩爲散。更於臼中治之。白飲和服方寸匕。日三服。小便利。止後服。

牡蠣湯　治牡瘧。金匱

牡蠣四兩熬　麻黃四兩去節　甘草二兩　蜀漆三兩

右四味。以水八升。先煮蜀漆麻黃。去上沫。得六升。內諸藥。煮取二升。温服一升。若吐則勿更服。

芍藥湯　虛弱人初痢。宜清之。回春

芍藥二錢　木香一錢　當歸　枳殼去穰　檳榔各一錢　黃芩　黃連各二錢　甘草五分

右剉一劑。水煎温服。

芍藥湯　戰汗後。復下後。越二三日。反腹痛不止者。欲作滯下也。無論已見積。未見積。此湯主之。溫疫

厚朴　芍藥　當歸各一錢　檳榔二錢　甘草七分

水姜煎服。裏急後重。加大黃三錢。紅積倍芍藥。白積倍檳榔煎服。

芍藥甘草湯　脛尙微拘急。主之。傷寒太陽

白芍藥　甘草各四兩炙

右二味。以水三升。煮取一升五合。去滓。分温再服。

芍藥甘草附子湯　發汗病不解。反惡寒者。虛故也。主之方。同上

芍藥　甘草各三兩炙　附子一枚炮去皮破八片

右三味。以水五升。煮取一升五合。去滓。分温三服。

沉香降氣湯　治陰陽壅滯。氣不升降。胸膈痞塞。心腹脹滿。喘促短氣。乾噦煩滿。咳嗽痰涎。口中無味。嗜臥減食。又治胃痺留飲。噫醋聞酸。脇下支結。常覺妨悶。及中寒咳逆。脾濕洞泄。兩脇虛鳴。臍下撮痛。皆能治之。患脚氣人。毒氣上衝。心腸堅滿。肢體浮腫者。尤宜服之。常服開胃消痰。散壅思食。局方

香附子二十五斤炒去鬚毛　沉香一斤二兩半
一作十四兩半　縮砂仁三斤　甘草一斤半炙
右爲細末。每服一錢。入鹽少許。沸湯點服。空心服之。去邪惡氣。使無瘴疫。一本香附子四百兩。沉香十八兩半。縮砂仁四十八兩。甘草一百二十兩。

沉香天麻湯　治癇證。或小兒因恐懼發搐搦。痰涎有聲。吐沫嚼舌。目上視。項背強直者亦主之。衛生寶鑑
沉香　益智　川烏各二錢　天麻　防風　半夏　附子各三錢　獨活四錢　羌活五錢　當歸　殭蠶各一錢半　甘草五分
右水煎温服。

利咽解毒湯　痘有咽喉腫痛者主之。保赤全書
山豆根一錢　麥門冬一錢　牛蒡子炒七分
玄參七分　桔梗七分　防風五分　甘草二分
右七味。加菉豆四十九粒。水煎服。

利膈湯　治虛煩上盛。脾肺有熱。咽喉生瘡。本事方
雞蘇　荊芥　桔梗炒　防風　牛蒡子炒　甘草各一兩炙　人參半兩
右細末。每一錢。沸湯點服。如咽痛口瘡甚者。加殭蠶一兩。

何首烏散　治婦人血風。皮膚瘙癢。心神煩悶。及血風遊走不定。並宜服之。大全良方
何首烏　防風　蒺藜　枳殼　天麻　殭蠶
胡麻　茺蔚子　蔓荊子
右爲細末。每二錢。煎茵蔯湯調下。

壯原湯　治下焦虛寒。中滿腫脹。小水不利。上氣喘急。陰囊兩腿皆腫。或面有浮氣。赤水
人參　白朮各二錢　茯苓　破骨紙各一錢
桂心　附子　乾姜　砂仁各五兩　陳皮七分
水煎食遠服。

杉木節湯　治脚氣入腹衝心。或心脇有塊。毒勝痰逆。痞滿喘急。汗流搐搦。昏悶上視。咬齒甚至垂絕不知人。宜此藥以救急。得効方
杉木節一大升　橘葉一升無葉用皮　大腹子十一箇連皮剉碎
右以童子小便三升。煎取一升半。分二服。若服得快利。停後服。

吳茱萸湯　食穀欲嘔。屬陽明也。此湯主之。得湯反劇者。屬上焦也。傷寒陽明少陰病吐利。手足逆冷。煩躁欲死者主之。同上少陰乾嘔吐涎沫。頭痛者主之。同上厥陰嘔吐胸滿者用此湯。金匱嘔吐
吳茱萸一升洗　人參三兩　生姜六兩切　大

棗十二枚擘
右四味。以水七升。煮取二升。去滓。溫服七合。日三服。

貝母湯　治諸嗽久不瘥。本事方
貝母一兩去心姜製半日焙　黃芩　乾姜生各一兩　陳皮去白　五味子各一兩揀　桑白皮洗淨蜜炙黃　半夏湯浸七次　柴胡淨洗　桂心不見火各半兩　木香一分　甘草一分
右爲麁末。每服五錢。水一盞半。杏仁七箇。去皮尖碎之。生姜七片。同煎至七分。去滓溫服。黃師文云。戊申冬有姓蔣者。其妻積年嗽。製此方授之。一服瘥。以此治諸嗽悉皆愈。

沃雪湯　治傷寒溫疫。濕疫。熱疫。本事方
蒼朮　乾姜炮　甘草炙各六兩　防風　乾葛
厚朴　芍藥各四兩
右每三錢半。水二盞。煎七分。按百一選方。有當歸川芎橘皮。無乾姜。俱九味。治同。家寶方。無乾姜。有芒硝。治山嵐瘴氣。

皂莢丸　欬逆上氣。時時吐濁。但坐不得眠主之。金匱
皂莢八兩刮去皮酥炙用
右一味。末之蜜丸。梧子大。以棗膏。和湯三丸。日三夜一服。

吹喉散　治三焦大熱。口舌生瘡。咽喉腫塞。神思昏悶。並能治之。局方
蒲黃一兩　盆硝八兩　青黛一兩半
右用生薄荷汁一升。將盆硝。青黛。蒲黃。一處用瓷罐盛。慢火熬令乾。研細。每用一字。或半錢。摻於口內。良久涎出。吞之不妨。或喉中腫痛。用管子入藥半錢許。用力吹之。無不立効。

抑肝散　治肝經虛熱發搐。或發熱咬牙。或驚悸寒熱。或嘔吐痰涎。腹脹少食。睡臥不安者。直指方
當歸　白朮　茯苓　鉤藤各一錢　川芎八分
柴胡　甘草各五分
水煎。母子俱服。

走馬湯　治中惡痛腹脹。大便不通。通治飛尸鬼擊。金匱
杏仁二枚　巴豆二枚熬去皮心
右二味。以綿纏搥令碎。熱湯二合。捻取白汁飲之。當下。老少量之。

疔毒復生湯　治疔毒走黃。頭面發腫。毒氣內攻。煩悶欲死者。正宗
牡蠣　山梔　銀花　木通　連翹　牛蒡子
乳香　沒藥　角刺　花粉　大黃　地骨皮各

八分
水酒各一茶鍾。煎一半。食遠服。不能飲者。水煎。臨服入酒一杯和服。亦効。脈實便秘者。加朴硝。

快氣湯　治一切氣疾。心腹脹滿。膈噎塞。噫氣吞酸。胃中痰逆嘔吐。及宿食不解。不思飲食。局方

縮砂仁去皮殼八兩　甘草四兩煨　香附子炒去毛十二兩

右爲細末。每服一錢。用鹽湯點下。常服快氣。進食。溫養脾胃。或剉爲麁末。入生姜同煎。名小降氣湯。

妊娠忽暴下血數升。胎燥不動方。千金方

榆白皮三兩　當歸　生姜各二兩　乾地黃四兩　葵子一升

右五味。以水五升。取二升半。分三服。不瘥更作服之。

妊娠惡阻嘔吐不下食方。同上

青竹茹　橘皮各十八銖　茯苓　生姜各一兩　半夏三十銖

右五味。㕮咀。以水六升。煮取二升半。分三服。不瘥頻作。

肘後療卒得漆瘡方。外臺

煮柳葉湯。適寒溫洗之。柳皮尤妙。

冷熱久癖。不能飲食。虛滿如水狀方。同上

前胡四兩　生姜四兩　枳實三兩炙　半夏四兩洗　白朮三兩　茯苓四兩　甘草二兩半炙　桂心二兩

右八味。以水八升。煮取三升。分三服。

八畫

治遊風行走無定。腫痛或如盤大。或如甌。或著腹背。或著臂。或著脚。悉主之方。千金方

海藻　獨活　茯苓　防風　附子　白朮各三兩　大黃五兩　當歸一本作當陸　鬼箭各一兩

右九味。㕮咀。以酒二斗。漬五日。初服二合。漸加以知爲度。

治急黃熱氣骨蒸。兩目赤脈方。同上

芒硝一兩　大黃一兩半　生地黃汁八合

右三味。合和。一服五合。日二。以利爲度。不須二服。

治三十年久痢不止方。同上

厚朴炙　乾姜　阿膠炙各二兩　黃連五兩　石榴皮　艾葉各三兩

右六味。切。以水七升。煮取二升。分再服。

治發黃。身面目悉黃。如金色。小便如濃煮蘗汁。衆醫不能療者方。同上

茵蔯　梔子各四兩　黃芩　大黃　柴胡　升麻各三兩　龍胆一兩

右七味。㕮咀。以水八升。煮取二升七合。分三服。若身體羸。去大黃。加梔子仁五六兩。生地黃一升。延年祕錄無茵蔯有梔子四兩栝蔞三兩芒硝二兩近効方。加枳實二兩。

治胸膈心腹中。痰水冷氣。心下汪洋。嘈煩。或水鳴。多唾。口中清水自出。脇肋急脹。痛不欲食。此皆胃氣弱。受冷故也。其脈喜沉弦細遲。悉主之方。同上

半夏　生姜各五兩　芍藥二兩　茯苓四兩　旋復花　細辛　橘皮　桂心　人參　桔梗　甘草各二兩

右十一味。㕮咀。以水一斗。煮取三升。分三服。病先有時喜水下者。用白朮三兩。去旋復花。若欲得利者。加大黃二兩。須微調者。用乾地黃。

治下焦虛熱注脾胃。從脾注肺。好渴利方。同上

竹葉切三升　甘草三兩炙　生姜五兩　麥門冬　茯苓各四兩　大棗七枚　小麥一升　栝樓根五兩　地骨皮一升

右九味。㕮咀。先以水三升。煑小麥。取一斗。去滓澄清。取八升。去上沫。取七升。煑藥取三升。分三服。　平人夏月喜渴者。由心王也。心王便汗出。汗出則腎中虛燥。故令渴而小便少也。冬日不汗出。故小便多而數也。此皆是平人之候。名曰腎渴。但小便利而不飲水者。名腎實也。外臺

治一切氣疾。丈夫婦人。撞心冷氣並治之。本事方

香附子一斤炒去毛　陳皮四兩去白　甘草一兩生

右爲細末。每服二錢。空心鹽湯點服。

治熱中能食。小便多。漸消瘦方。外臺

地骨皮切一升　麥門冬三兩去心　黃連二兩　小麥八合　人參一兩

右五味。切。以水九升。煑取三升八合。去滓。分爲三服。間食服之。如不能多服。分作四五服。亦得。忌猪肉。

治卒吐血及衄血主之方。千金

伏龍肝半斤　阿膠　黃芩　白朮　乾姜仲景作地黃　甘草各三兩

右六味。㕮咀。以水一斗。煑取三升。去滓。下膠分三服。仲景有附子三兩

治小兒口瘡方。本綱天南星附方

白屑如鵝口。不須服藥。以生天南星去皮臍研末醋調塗足心。男左女右。

治小兒疳口瘡方。外科精義

天南星一箇去皮。右爲末。好醋調攤紙上。男左女右。貼在脚心底。以帛繫定。三日外取了。以温水洗盡脚下藥。

附子理中圓　治脾胃冷弱。心腹絞痛。嘔吐泄利。霍亂轉筋。體冷微汗。手足厥寒。心下逆滿。腹中雷鳴。嘔噦不止。飲食不進。及一切沉寒痼冷。幷皆主之。局方

人參去蘆　白朮　附子炮去皮臍　乾姜炮　甘草炙各等分

爲剉散。每服四大錢。水一盞半。煎七分去滓。不以時服。口噤則斡開灌之。

附子粳米湯　治憂怒相乘。神志不守。思慮兼并擾亂。臟氣不主傳導。使諸陽不舒。反順爲逆。中寒氣脹。腸鳴切痛。胸脇逆滿。嘔吐不食。得効方腹中寒氣。雷鳴切痛。胸脇逆滿。嘔吐。主之。金匱腹滿霍亂四逆。吐少嘔多者主之。外臺一方有乾姜一兩

附子一兩炮　半夏半斤　大棗十枚　粳米半升　甘草一兩

右五味。以水八升。煑米熟湯成。去滓。温服一升。日服。

附子瀉心湯　心下痞。而復惡寒。汗出者主之。傷寒太陽

大黃二兩　黃連一兩　黃芩一兩　附子一枚炮去皮破別煑取汁

右四味。切。三味以麻沸湯二升漬之。須臾絞去滓。內附子汁。分温再服。

附子六物湯　治四氣流注於足太陰經。骨節煩疼。四肢拘急。自汗短氣。小便不利。手足或時浮腫。並皆服之。正宗寒濕脚氣。疼痛不仁。兩尺脈來沉細者。此方主之。此痺證也。三因方

附子　甘草各一錢　防己　白朮　茯苓各三兩　桂心五分

水二鍾。姜三片。煎八分。食遠服。

附子湯　少陰病得之一二日。口中和。其背惡寒者。當灸之。傷寒少陰少陰病身體痛。手足寒。骨節痛。脈沉者主之。同上

附子二枚炮去皮破八片　茯苓三兩　人參二兩　白朮四兩　芍藥三兩

右五味。以水八升。煑取三升。去滓。温服一升。日三服。

按千金方。脚氣門。附子湯。有桂心。甘草各三兩。俱七味。治濕痺緩風。身體疼痛。如欲折。肉如錐刺刀割。

阿膠散　治臟血痢。遶臍疼痛。

阿膠二兩炒　當歸炒　黃連炒　芍藥　乾姜炮各一兩

右爲細末。每服以粥飲調下一錢。按千金駐車丸無芍藥赤石脂

知母麻黃湯　治傷寒後。不了了。朝夕有熱。如瘧狀方。千金方傷寒瘥後。或十數日。或半月二十日。終不醒。醒常昏沉。似失精神。言語錯謬。又無寒熱。醫或作鬼祟。或作風疾。多般治不瘥。或朝夕潮熱頰赤。或有寒熱似瘧。都是發汗不盡。餘毒在心胞絡之間所致。活人書

知母二兩　麻黃　甘草　芍藥　黃芩　桂心各一兩

右六味。㕮咀。以水七升。煑取二升半。服五合。日三。溫覆令微汗。若心煩不得眠。其人欲飲水。當稍稍飲之。令胃中和則愈。

知母湯　療傷寒骨節痛。頭痛。眼睛疼。咳嗽方。外臺

乾葛三兩　知母二兩　芍藥三兩　石羔四兩碎裹　黃芩三兩　杏仁一兩去皮尖及雙仁　梔子仁三兩擘　貝母三兩

右八味。切。以水七升。煑取二升五合。去滓。分爲三服。如人行八九里再服。忌蒜麪七日。

知母鼈甲湯　療溫瘧壯熱。不能食方。同上

知母　鼈甲炙　地骨皮各三兩　常山二兩　竹葉切一升　石羔四兩碎

右六味。切。以水七升。煑取二升五合。去滓。分三服。忌蒜。猪肉。莧菜。生葱。生菜。

知母茯苓湯　肺痿喘嗽。往來寒熱自汗。聖濟

知母　白朮各八分　茯苓去皮　五味子　人參　阿膠各五分　款冬花　桔梗　麥門冬各七分　半夏湯泡七次　柴胡　甘草炙各一錢　薄荷　川芎各五分

右十四味。麤擣篩。每服二錢匕。水一盞。入生姜五片。煎至七分。去滓食後服。

定志下氣方　治奄奄忽忽。朝瘥暮劇。驚悸心中憧憧。胸滿不下食。陰陽氣衰。脾胃不磨。不欲聞人聲。千金方

人參　茯苓　遠志　甘草　枳實　當歸　龍齒　桔梗各二兩　半夏　桂心各五兩　黃耆四兩　生姜六兩　茯神二兩　大棗二十枚

右十四味。㕮咀。以水一斗二升。先煑粳米五合。令熟去滓。次內藥。煑取四升。一服八合。日三夜二。

定痛散　治蟲牙痛甚。回春

當歸　生地　細辛　乾姜　白芷　連翹　黃連　花椒　苦參　桔梗　烏梅　甘草各等分

右剉一劑。水煎。先嗆潄後嚥下

定喘湯　治哮吼喘急。同上

麻黃三錢　杏仁去皮尖二錢半　片芩去朽　半夏姜製　桑皮蜜炙　蘇子水洗去土　款冬花蔬各三錢　甘草一錢　白果二十一箇去殼切碎

右剉一劑。水煎服。

抵當湯　太陽病六七日。表證仍在。而反下之。脈微而沉。反不結胸。其人發狂者。以熱在下焦。少腹當鞕滿。小便自利者。下血乃愈。所以然者。以太陽隨經。瘀熱在裏故也。主之。傷寒太陽　太陽病。身黃脈沉結。少腹鞕。小便不利者。爲無血也。小便自利。其人如狂者。血結證也。此湯主之。同上　陽明證。其人喜忘者。必有畜血。所以然者。本有久瘀血。故令喜忘。屎雖鞕。大便反易。其色必黑者。宜此湯下之。同上陽明　病人無表裏證。發熱七八日。雖脈浮數者。可下之。假令已下。脈數不解。合熱則消穀善饑。至六七日。不大便者。有瘀血。宜此湯。同上　婦女經水不利下主之。亦治男子膀胱滿急。有瘀血者。金匱婦人

水蛭熬　虻蟲三十箇去翅足熬　桃仁二十箇去皮尖　大黃三兩酒洗

右四味。以水五升。煑取三升。去滓溫服一升。不下更服。

抵當丸　傷寒有熱。少腹滿。應小便不利。今反利者。爲有血也。當下之。不可餘藥。宜此丸。傷寒太陽

水蛭二十箇熬　虻蟲二十箇去翅足熬　桃仁二十五箇去皮尖　大黃三兩

右四味。擣分四丸。以水一升。煑一丸取七合。服之晬時。當下血。若不下者更服。

奔氣湯　主大氣上奔。胸膈中諸病。每發時迫滿短氣。不得臥。劇者。便將欲死。腹中冷濕氣。腸鳴相逐。成結氣方。千金　療卒厥逆上氣。氣支兩脇。心下痛滿淹淹欲絕。此謂奔豚。病從卒驚怖憂迫得之。氣從下上。上衝心胸臍間。築築發動。有時不療殺人。外臺

甘草二兩炙　人參一兩　吳茱萸一升　生姜一斤　半夏一升　桂心三兩

右六味。㕮咀。以水一斗。煑取三升。分四服。此藥須預畜。得病便急合服。

奔豚湯　奔豚氣。上衝胸腹痛。往來寒熱主之。金匱　療手足逆冷。胸滿氣促。從臍左右起衝者。外臺

甘草　芎藭　當歸各二兩　半夏四兩　黃芩二兩　生葛五兩　芍藥二兩　生姜四兩　甘

李根白皮一斤

右九味。以水二斗。煑取五升。溫服一升。日三夜一服。外臺祕要方無芍藥當歸有桂心括蔞各二兩

固本養榮湯　治骨疽已成。骨不吐出。或既出不能收歛。由氣血之虛。脾弱也。宜服之。骨不出者。自出。不收歛者。自歛。正宗

川芎　當歸　白芍　熟地　白朮　山藥　人參　牡丹皮　黃耆　茱萸各一錢　甘草　肉桂　五味子各五分

水二鍾。姜三片。棗二枚。煎八分。食前服。

炙甘草湯　傷寒脈結代心動悸主之。傷寒太陽脈按之來緩時一止。復來者。名曰結。又脈來動而中止。更來小數。中有還者。反動。名曰結陰也。脈來動而中止。不能自還。因而復動者。名曰代陰也。得此脈者。必難治。同上治虛勞不足。汗出而悶。脈結悸行動如常。不出百日危急者。十一日死。金匱治肺痿涎唾多。心中溫溫液液者。同上

甘草四兩　生姜三兩切　人參二兩　阿膠二兩　生地黃一斤　桂枝三兩去皮　麥門冬半斤去心　麻子仁半斤　大棗三十枚擘

右九味。以清酒七升。水八升。先煑八味。取三升。去滓

內膠。烊消盡。溫服一升。日三服。一名復脈湯

門冬甘露飲　治痲疹熱甚而渴。醫碥

麥門冬二錢去心　黑玄參　黃芩　栝蔞根　連翹各一錢　生甘草五分　燈芯廿莖　竹葉七片

水煎溫服。

來蘇散　治傷風。及陰陽二毒傷寒。魏氏家藏方

蒼朮八錢炒　香附子四錢　甘草一錢炙　陳皮　紫蘇各二錢

右每二錢。水一盞半。姜三片。煎一盞。溫服。

和解湯　治血氣虛弱。外感寒邪。身體疼倦。壯熱惡寒。腹中疞痛。鼻塞頭昏。痰多咳嗽。大便不調。十便

芍藥　桂各二兩　厚朴　甘草　乾姜　白朮　人參　茯苓各一兩半

右爲粗末。二錢。水一盞。生姜三片。棗一箇。煎六分溫服。按楊氏方十味和解散比此方。則有桔梗當歸陳皮。枳殼。防風。無桂。乾姜。茯苓。治頭痛發熱。肢體倦怠又百一選方和解湯。羌活。防風。川芎。人參。乾葛。升麻。甘草各半兩。又魏氏方。無川芎。只六味。治小兒四時感冒寒邪。壯熱煩躁。鼻多涕。驚悸自汗。肢節疼痛。及麩瘡。豆瘡。已發未發者。皆可服。

青蒿散　治虛勞骨蒸。欬嗽胸滿。皮毛乾枯。四肢怠墮。骨節疼痛。心中驚悸。咽燥唇焦。面赤煩躁。涕唾腥臭。困倦。夜多盜汗。肌體潮熱。飲食減少。日漸瘦弱。事證方

天仙藤即青木香　鼈甲酢炙　香附子炒去毛

桔梗去蘆頭　柴胡去苗　秦艽　青蒿以上各一兩　烏藥半兩　甘草炙一兩半　川芎二錢半

右十味。以水和服方寸匕。日三服。小便即利。陰頭微腫則愈矣。婦人病取男子褌襠燒服。

承氣養榮湯　溫疫熱渴未除。裏症仍在者主之。溫疫

知母　當歸　芍藥　生地黃　大黃　枳實

厚朴等分

水姜煎服。痰涎湧甚。胸膈不清者。宜蔞貝養榮湯。

九畫

枳殼散　治五種積。膈氣三焦。痞塞。胸膈滿悶。背膂引疼。心腹膨脹。脇肋刺痛。食飲不下。噎塞不通。嘔吐痰逆。口苦吞酸。羸瘦少力。短氣煩悶。常服順氣。寬中消痃癖。積聚。散驚憂恚氣。宜服。同上又局方名膈氣散

枳殼去穰剉麩炒　荆三稜　橘皮　益智仁

蓬莪朮　梹榔　肉桂不見火各一兩或各六錢

乾姜炮　厚朴去麄皮姜汁炙　甘草炙　青皮

肉豆蔻　木香各半兩或各三兩

右爲細末。每服二錢。水一盞。生姜五片。棗一個同煎。至七分。熱服鹽點亦得。不拘時候。

枳實散　治心下蓄積痞悶。或作痛。多噫敗卵氣。本事方

香附子一兩麩炒舂去皮　白朮各半兩　枳實去穰剉麩炒　梹榔三錢

右爲細末。每服二錢。米飲調下。日三服。不拘時候。麗老

枳殼煑散　治悲哀煩惱。傷肝氣。至兩脇骨疼。筋脈緊急。腰脚重滯。兩股筋急。兩脇牽動。四肢不能舉。漸至脊膂攣急。此藥大治脇痛。同上

枳殼去穰麩炒黃　細辛去葉　桔梗炒　防風去鈫股　川芎各四兩　葛根一兩半　甘草二兩炙

右麄末。每服四錢。水一盞半。姜三片。煎至七分。去滓空心食前溫服。

枳實梔子豉湯　大病差後。勞復者主之。傷寒

枳實三枚炙　梔子十四箇擘　香豉一分棉裹

右三味。以清水七升。空煑取四升。內枳實梔子。煑取

二升。下豉更煑五六沸。去滓分温再服。覆令微似汗。
若宿食者。內大黃如博棋子五六枚服之愈。

枳實芍藥散　產後腹痛。煩滿不得臥主之金匱師曰產後腹痛。法當以此湯。假令不愈者。此爲腹中有乾血。着臍下。宜下瘀血湯主之。亦主經水不利。同上

　枳實燒令黑勿太過　芍藥等分

右二味。杵爲散。服方寸匕。日三服。幷主癰膿。以麥粥下之。

枳實白朮湯　心下堅大如盤。邊如旋杯。水飲所作主之。外臺

　枳實七枚　白朮三兩

右二味。切。以水一斗。煑取三升。分温三服。腹中耎卽當瘥也。此出姚大夫方。忌桃李雀肉等物。

枳實薤白桂枝湯　胸痹心中痞。留氣結在胸脅。滿脇下逆搶心主之。人參湯亦主之。金匱

　枳實四枚　厚朴四枚　薤白半斤　桂枝一兩
　栝蔞實一枚擣

右五味。以水五升。先煑枳實厚朴。取二升。去滓內諸藥。煑數沸。分温三服。

枳實大黃湯　治痧毒結於大腸之劑。玉衡

　赤芍藥　青皮　枳實　桃仁去皮尖　金銀花　槐花　黃芩酒炒　大麻仁　連翹各一錢　大黃三錢

水煎。微温服。

枳實大黃湯　治胸腹有食積。大便不通者。回春

　枳實　厚朴去皮　大黃　檳榔各二錢　甘草三分

右剉一劑。水煎。空心温服。以利爲度。不可再服。腹痛甚加木香五分。

枳縮二陳湯　治涎在心膈上。攻走腰背。嘔噦大痛。同上

　枳實麩炒　砂仁　半夏姜汁炒　陳皮　香附各一錢　木香　草蔻　乾姜各五分　厚朴姜汁炒　茴香酒炒　延胡各八分　甘草二分

右剉一劑。姜三片。入竹瀝磨木香。同服。

香附子湯　治血崩不止。永嘉陳无擇用此方。妙甚。勿謂藥麁賤而輕之。合時當以斤計大劑服之。方見奇効。事證方

　香附子不拘多少去毛幷黑皮炒燥黑色焦不妨

右爲細末。入鹽少許。沸湯點服。不拘時候。

香蘇散　治四時温疫傷寒。局方

　陳皮二兩不去白　香附子炒香去毛　紫蘇葉

各四兩　甘草炙一兩

右爲麁末。每服三錢。水一盞煎七分。去滓。熱服。不拘時候。日三服。若作細末。只服二錢。一本作三錢入鹽點服　得効方。有蒼朮二兩。又云。加沉香。名沉香飲子。治四時傷寒。傷風。傷濕。傷食。大人小兒皆可服。又加川芎白芷各二兩。名芎芷香蘇散。引管見大全良方。

香薷散　治臟腑冷熱不調。飲食不節。或食腥膾生冷過度。或起居不節。或露臥濕地。或當風取涼。或風冷之氣。歸於三焦。傳於脾胃。得冷不能消化水穀。致令真邪相干。腸胃虛弱。因飲食變亂於腸胃之間。便致吐利。心腹疼痛。霍亂氣逆。有心痛而先吐者。有腹痛而先利者。有吐利俱發者。有發熱頭痛體疼而復吐利虛煩者。或但吐利心腹刺痛者。或轉筋拘急疼痛。或但嘔而無物出。或四肢逆冷。而脈欲絕。或煩悶昏塞而死者。此藥悉能主之。同上

香薷去土一斤　白豆蔻微炒　厚朴去粗皮。姜汁塗炙令黃。各半斤。

右爲麁末。每服三錢。水一盞入酒一分。至煎至七分去滓。水中沉冷。連吃二服。立有神效。隨病不拘時候。活人書方。不用白扁豆。加黃連四兩。剉碎以生姜汁同研勻炒。令黃色。名曰黃連香薷散。

香砂養胃湯　治脾胃不和。不思飲食。口不知味。痞悶不舒。回春

香附炒　砂仁　蒼朮米泔製炒　厚朴姜汁炒　陳皮各八分　人參五分　白朮　茯苓去皮各八分　木香五分　白荳蔻去殼七分　甘草炙五分

右剉。姜棗煎服。

香砂平胃散　治傷食。同上

香附炒一錢　砂仁七分　蒼朮米泔製炒一錢　陳皮一錢　甘草五分　枳實麩炒八分　木香五分　藿香八分

右剉一劑。姜一片。水煎服。

香砂六君子湯　治脾胃虛弱。惡心嘔吐。或飲食不思等症。正宗

人參　白朮　茯苓　陳皮　半夏各一錢　甘草　藿香　砂仁各五分

姜三片。棗二枚。水二鍾。煎八分。食遠服。

禹餘粮圓　治腸胃虛寒。滑泄不禁。濟生方

禹餘粮煅　赤石脂煅　龍骨　蓽撥　訶子煅　乾姜炮　肉豆蔻煅　附子炮

右等分。為細末。醋糊圓。梧子大。每七十圓。米飲送下。食前。

括蔞桂枝湯　太陽症。其證備。身體強几几然。脈反沉遲。此為痓。主之。金匱痓濕

括蔞根二兩　桂枝三兩　芍藥三兩　甘草二兩　生姜三兩　大棗十二枚

右六味。以水九升。煑取三升。分溫服。取微汗。汗不出。食頃。啜熱粥發之。

括蔞薤白白酒湯　胸痺之病。喘息咳唾。胸背痛。短氣。寸口脈沉而遲。關上小緊數。主之。金匱胸痺

括蔞實一枚搗　薤白半斤　白酒六升

右三味。同煎。煑取二升。分溫再服。

括蔞薤白半夏湯　胸痺不得臥。心痛徹背者。主之。同上

薤白去白　半夏半斤　白酒一升　括蔞根一枚

右四味。同煑取四升。溫服一升。日三服。

括蔞瞿麥丸　小便不利者。有水氣。其人若渴。主之。同上小便

括蔞根二兩　茯苓　薯蕷各三兩　附子一枚炮之　瞿麥一兩

右五味。末之。煉蜜丸。梧子大。飲服三丸。日三服。不知。增至七丸。以小便利。腹中溫為知。

括蔞牡蠣散　百合病。渴不差者。主之。同上百合

括蔞根　牡蠣熬等分

右為細末。飲方寸匕。日三服。

括蔞枳實湯　治痰結。咯吐不出。胸膈作痛。不能轉側。或痰結。胸膈滿悶。作寒熱。氣急。并痰逆心竅。不能言語者。並皆治之。回春

括蔞去殼　枳實麩炒　桔梗去蘆　茯苓去皮　貝母去心　陳皮　片芩去朽　山梔各一錢　當歸六分　砂仁　木香各五分　甘草三分

右剉一劑。生姜煎。入竹瀝姜汁少許。同服。

前胡瀉肝除熱湯　療肝勞虛熱。面目為赤。閉塞不開。煩悶宛轉。熱勢竄胸。同上

前胡　乾姜　大青　細辛　秦皮　決明子　梔子仁　子芩各一兩　淡竹葉切一升　車前子切一升　石羔八兩碎綿裹

右十一味。切。以水一斗。煑取三升。去滓。平旦分為三服。須利加芒硝三兩。忌生菜。

●前胡湯　療天行壯熱。欬嗽。頭痛。心悶方。同上

前胡　升麻各八分　貝母　紫苑各六分　石

羔十二分碎棉裹　麥門冬八分去心　杏仁三十枚去皮尖兩仁　竹葉切一升　甘草二分炙

右九味。切。以水八升。煮取二升五合。絞去滓。分溫三服。相去如人行六七里。進一服。不吐利差。忌海藻。菘菜。油膩猪魚等。

前胡建中湯　治大勞虛弱。寒熱嘔逆。下焦虛熱。小便赤痛。客熱上熏頭目。及骨肉疼痛口乾方。千金

前胡三兩　黃耆　芍藥　當歸　茯苓　桂心各二兩　甘草一兩　生姜八兩　白糖六兩　人參　半夏各六兩

右十一味。㕮咀。以水一斗二升。煮取四升。去滓內糖。分四服。

前胡牡丹湯　治婦人盛實。有熱在腹。月經瘀閉不通。及勞熱熱病後。或因月經未得。熱不通方。同上

前胡　牡丹　玄參　桃仁　黃芩　射干　甘草　旋覆花　括蔞根各二兩　芍藥　茯苓　大黃　枳實各三兩

右十三味。㕮咀。以水一斗。煮取三升。分爲三服。

風疹遍身主之方。外臺

麻黃去節　生姜各三兩　防風二兩　芎藭　芍藥　當歸　蒺藜子　甘草炙　獨活　烏喙　人參各一兩

右十一味。切。以水九升。煮取二升八合。絞去滓。分溫三分。訖。進粥食三日。愼生冷。醋滑。猪肉。冷水。海藻。菘菜。

風痰飲氣逆滿。惡心不能食方。同上

人參二兩　枳實炙　白朮各三兩　生姜四兩　桂心一兩半

右五味。切。以水五升。煮取一升五合。分溫三分。忌桃李。雀肉。生葱。

風引湯　治除熱癱癇。金匱中風治大人風引。少小驚癇瘈瘲。日數十發。醫所不療。除熱方。巢氏云。脚氣宜風引湯。同上

大黃　乾姜　龍骨各四兩　桂枝三兩　甘草　牡蠣各二兩　寒水石　滑石　赤石脂　白石脂　紫英石　石羔各六兩

右十二味。杵麤篩。以葦囊盛之。取三指撮。井花水三升。煮三沸。溫服一升。

風引獨活方　治脚氣兼補方。千金

獨活四兩　茯苓三兩　甘草炙三兩　升麻一兩半　人參二兩　桂心一兩　防風二兩　芍藥二兩　當歸二兩　黃耆　乾姜各二兩　附

子一兩炮　大豆二升
右十三味。㕮咀。以水九升。清酒三升。合煑取三升半。去滓分四服。相去二十里久。更進服。

風緩湯　治脚弱舉體痺不仁。熱毒氣入藏。胸中滿塞不通。即嘔吐方。千金方

獨活　麻黃　犀角各三兩一方用羚羊角　半夏一升　大棗　烏梅各十二枚　桂心　鼈甲　升麻　橘皮　枳實　甘草　吳茱萸　大黃各二兩　生姜　石羔各六兩　貝母七枚

右十七味。㕮咀。以水一斗四升。煑取四升。分五服。日三夜二。不差。至三劑必差。

活血湯　治死血痛。併治血結痛。回春

歸尾　赤芍　桃仁去皮　烏藥　牡丹皮　玄胡索　香附子別磨各五錢　川芎七分　甘草二分

右剉一劑。姜一片。水煎服。

活血散瘀湯　治臀癰初起。紅赤腫痛。墜重如石。及大便秘澁。正宗

川芎　當歸　防風　芍藥　蘇木　連翹　天花粉　皂角針　紅花　黃芩　枳實各一錢　大黃二錢

水二鍾。煎八分。服食前。便通者。去大黃。加乳香。

活絡透毒飲　治痘收靨時。熱毒留連。愁容可掬。將來餘毒在所不免。却不易來者。主之。急編璜言治痧後熱毒流連。餘毒在所不免。却不易來者。以此湯預治之。玉衡

羌活　紅花　荆芥　牛蒡子　木通　當歸　牛膝　蟬退　青皮　連翹　甘草

右水煎溫服。

胃風湯　治大人小兒風冷乘虛。入客腸胃。水穀不化。泄瀉注下。腹脇虛滿。腸鳴㽲痛。及腸胃濕毒。下如豆汁。或下瘀血。日夜無度。并宜服之。局方

白芍藥　白朮　肉桂去麄皮　人參去蘆　當歸去苗　芎藭　茯苓去皮各等分

右爲麄末。每服二錢。以水一大盞。入粟米百餘粒。同煎至七分。去滓。稍熱服。空心下。小兒量力減之。

胃苓湯　治脾胃不和。腹痛泄瀉。水穀不化。陰陽不分。回春

蒼朮米泔製　厚朴姜汁炒　陳皮　猪苓　澤瀉　白朮去蘆　茯苓去皮　白芍煨各一錢　肉桂　甘草炙各二分

右剉一劑。生薑棗子煎。空心溫服。

苦酒湯　少陰病咽中傷。生瘡不能言語。聲不出者。主之。傷寒

半夏破如棗核十四枚洗　雞子一枚去黃內上苦酒着雞子殼中

右二味。內半夏。著苦酒中。以雞子殼置刀環中。安火上。令三沸。去滓。少少含咽之。不差更作三劑。

苦參丸　治偏身瘙痒。癬疥瘡瘍方。準繩

苦參四兩　玄參　黃連去鬚　大黃剉碎炒香

獨活去蘆　枳實去穰炒　防風各二兩

黃芩去黑心　梔子仁　菊花各一兩

右爲細末。煉蜜和。搗千餘下。丸如梧子大。每服三十丸。食後漿水下。日進三服。茶酒任下亦得。

范汪木防己湯　療腫患下水氣。四肢腫聶聶動。外臺

防己三兩　甘草炙　桂心各二兩　茯苓六兩

黃耆三兩　生姜二兩　白朮三兩　芍藥二兩

右八味。切。以水八升。煮取三升二合。分四服。有人患下是胃寒。加當歸三兩。人參二兩。龍骨二兩。水一斗。煮取三升二合。分四服。金匱防己黃耆湯。防己茯苓湯。兩合方。加芍藥一味也。

思仙續斷圓　治肝腎風虛。氣弱腳膝不可踐地。腰脊疼痛。風毒流疰。下脛行止艱難。小便餘瀝。此藥補五臟內傷。調中益精。涼血。堅強筋骨。益智輕身耐老。本事方

思仙朮　五加皮　防風　薏苡仁　羌活　川續斷　牛膝各三兩　萆薢四兩　生乾地黃五兩

右細末。好酒三升。化青鹽三兩。用大木瓜半斤。去皮子。以鹽酒煮木瓜成膏。和杵圓如梧子大。每服五十圓。空心食前溫酒鹽湯下。膏子少益以酒糊。

俞山人降氣湯　治陽虛上攻。氣不升降。上盛下虛。膈壅痰實。喘滿咽乾不利。煩渴引飲。頭目昏眩。腰腳無力。四肢倦怠。咳嗽。兼治風濕腳氣。局方

蘇子炒　前胡　厚朴炒　半夏炙　甘草炙

橘皮　五加皮姜炙　當歸　桂心　黃耆各一兩　人參　附子炮　桔梗　羌活　乾姜炮各半兩

右每三錢。水一盞半。紫蘇三葉。姜三片。棗一枚。煎七分。食後服。

洗肝散　治風毒上攻。暴作赤目腫疾。難開隱澁。眵淚昏暗。羞明。或生翳膜。局方

山梔取仁　川芎　防風　薄荷去梗　當歸去

蘆　大黃炮　羌活去蘆　甘草炙各二兩

右爲末。每服二錢。冷水或熱水。食後調下。日三服見效。

扁豆湯　療霍亂吐痢方。

扁豆葉一升　香薷葉一升　木瓜一枚　乾姜一兩

右四味。以水六升。煑取二升五合。絞去滓。分溫三服。服別相去如人行六七里服。並無所忌。

保元湯　治痘癰出膿之後。脾胃虛弱。膿清不斂者。正宗

人參　黃耆　白朮各一錢　甘草三分

姜一片。棗二枚。水二鍾。煎八分。食遠服。或加桂助參芪之力

柏葉湯　吐血不止者主之。金匱血病

柏葉　乾姜各三兩　艾三把

右三味。以水五升。取馬通汁一升。合煑一升溫服。

紅藍花酒　婦人六十二種風。及腹中血氣刺痛主之。金匱婦人

紅藍花一兩

右一味。以酒一大升。煎減半。頓服一半。未止再服。

厚朴七物湯　病腹滿發熱十日。脈浮而數。飲食如故。

主之。金匱腹滿　主腹滿氣脹。外臺腹滿發熱。以陽并陰。則陽實陰虛。陽盛生外熱。陰虛生內熱。脈必浮數。浮則爲虛。數則爲熱。陰虛不能宣導。飲食如故。故致脹滿者。爲熱脹。得効方

厚朴半斤　甘草三兩　大黃二兩　大棗十枚

枳實五枚　桂枝二兩　生姜五兩外臺作乾姜

右七味。以水一斗。煑取四升。溫服八合。日三服　嘔者加半夏五合。　千金一方加芒硝二兩。寒多者加生姜至半斤。

厚朴生姜半夏甘草人參湯　發汗後。腹脹滿者主之。傷寒太陽

厚朴半斤炙去皮　生姜半斤切　人參一兩

半夏半斤洗　甘草一兩

右五味。以水一斗。煑取三斤。去滓溫服一升。日三服。

厚朴三物湯　腹中寒氣雷鳴切痛。胃胸逆滿嘔吐。附子粳米湯主之。而痛閉者主之。金匱寒疝

厚朴八兩　大黃四兩　枳實五枚

右三味。以水一斗二升。先煮二味。取五升。內大黃。煮取三升。溫服一升。以利爲度。千金加芒硝二兩。治腹滿發熱。數十日脈浮而數。飲食如故。

厚朴人參湯　療霍亂心腹痛煩。嘔不止。外臺
厚朴四兩　橘皮二兩　人參二兩　高良姜
當歸各一兩　藿香一兩
右六味。以水七升。煮取二升五合。絞去滓。分溫三服。
服別相去如人行六七里再服。忌生冷粘膩。
厚朴桂心湯　療霍亂後。渴口乾。腹痛不止者。同上
厚朴四兩炙　桂心二兩
右二味。切。以水四升。煮取一升二合。絞去滓。內分六
合。細細飲之。服了如其渴。欲得冷水。盡意飲之。
厚朴湯　療霍亂後。不欲食。胃弱。嘔吐不止。同上
厚朴四兩炙　乾扁豆葉二兩　茯苓三兩　白
朮五兩　人參三兩
右五味。切。以水七升。煮取二升。分三服。忌如法。
厚朴麻黃湯　欬而脈浮者主之。金匱肺痿
厚朴五兩　麻黃四兩　半夏半斤　石羔雞子
大　杏仁半升　乾姜二兩　細辛二兩　小麥
一升　五味子半升
右九味。以水一斗二升。先煮小麥。熟去滓。內諸藥。煮
取三升。溫服一升。日三服。
厚朴大黃湯　支飲胸滿者主之。同上支飲
厚朴一尺　大黃六兩　枳實四枚
右三味。以水五升。煮取二升。分溫再服。
厚朴煮散　治胃風冷氣。攻心腹脹滿疼痛。飲食不消。
四肢羸瘦方。聖濟
厚朴去麁皮炙姜汁　訶梨勒煨去核各一兩半
木香　蒼朮米泔漬一宿切焙　枳殼去瓤麩
炒　當歸切焙　桔梗去蘆頭炒一兩　陳橘皮
湯浸去白焙各二兩
右八味。擣羅爲散。每服三錢匕。水一盞。棗一枚。去核
煎至七分。溫服不拘時。
厚朴湯　脾胃不和。化癖氣。調中藏。及下急懊。同上
厚朴去麁皮四兩生姜二兩同杵陰一二日暴乾
白朮四兩　陳橘皮湯浸去白焙三兩　烏藥湯
浸剉炒　甘草炙各二兩
右五味。麁擣篩。每服二錢匕。水一盞。入生姜三片。大
棗二枚擘破同煎。至七分。去滓溫服。

十畫

胸中痰飲。腹中水鳴。食不消。嘔吐水湯方。外臺
大腹檳榔四十枚　生姜八兩　半夏半升洗
杏仁四兩去皮尖　橘皮三兩　茯苓五兩　白
朮切四兩
右七味。切。以水一斗。煮取三升。去滓分三服。忌羊肉。

錫。大酢。桃李。雀肉等。古今錄驗同。

桂枝湯　太陽中風。陽浮而陰弱。陽浮者。熱自發。陰弱者。汗自出。嗇嗇惡寒。淅淅惡風。翕翕發熱。鼻鳴乾嘔者主之。傷寒太陽太陽病頭痛發熱汗出。惡風主之。同上太陽病。下之後。其氣上衝者。可與此湯。用前方若不上衝者。不可與之。同上太陽病。三日已發汗。若吐若下若溫針仍不解者。此爲壞病。桂枝不中與之也。觀其脈症。知犯何逆。隨證治之。同上桂枝本爲解肌。若其人脈浮緊發熱汗不出者。不可與之也。常須識此。勿令誤也。同上若酒客病。不可與此湯。得之則嘔。酒客不喜甘故也。同上太陽病。初服此湯。反煩不解者。先刺風池風府。却與此湯則愈。同上凡服此湯吐者。其後必吐膿血也。同上服此湯。大汗出。脈洪大者。與此湯如前法。若形似瘧一日再發者。汗出必解。宜桂枝二麻黄一湯。同上太陽病。外證未解。脈浮弱者。當以汗解。宜此湯。同上太陽病。外證未解。不可下之也。下之爲逆。欲解外者。宜此湯。同上太陽病。先發汗不解。而復下之。脈浮者不愈。浮爲在外。而反下之。故令不愈。今脈浮。故知在外。當須解外則愈。宜此湯。同上病常自汗出者。此爲榮氣和。榮氣和者。外不諧。以衞氣不共榮氣諧和故爾。以榮行脈中。衞行脈外。復發其汗。榮衞和則愈。宜此湯。同上病人藏無他病。時發熱自汗出而不愈者。此衞氣不和也。先其時發汗則愈。宜此湯。同上傷寒不大便六七日。頭痛有熱者。與承氣湯。其小便清者。知不在裏。仍在表也。當須發汗。若頭痛者必衄。宜此湯。同上傷寒發汗已解。半日許。復煩脈浮數者。可更發汗。宜此湯。同上傷寒醫下之。續得下利清穀不止。身疼痛者。急當救裏。後身疼痛清便自調者。急當救表。救裏宜四逆湯。救表宜此湯。同上太陽病。發熱汗出者。此爲榮弱衞强。故使汗出。欲救邪風者。宜此湯。同上傷寒大下後。復發汗心下痞。惡寒者。表未解也。不可攻痞。當先解表。表解乃可攻痞。解表宜此湯。攻痞宜大黄黄連瀉心湯。同上陽明病。脈遲汗出多。微惡寒者。表未解也。可發汗。宜此湯。同上陽明病人煩熱。汗出則解。又如瘧狀。日晡所發熱者。屬陽明也。脈實者宜下之。脈浮虛者宜發汗。下之與大承氣湯。發汗宜此湯。同上太陰者。脈浮者。可發汗。宜此湯。同上太陰太陽病不解。熱結膀胱。其人如狂。血自下。下者愈。其外未解者。尙未可攻。當先解其外。屬此湯症。同上可發汗篇下利後。身疼痛。清便自調者。急當救表。宜此湯發汗。同上下利腹脹滿。身體疼痛者。先溫其裏。乃攻其表。溫裏宜四逆湯。攻表宜此湯。同上厥陰吐利止而身痛不休者。當消息和解其外。宜此湯小和之。同上霍亂師曰。婦人得平脈。陰脈小弱。其人渴。不能食。無寒熱。名妊娠。主之。於法六十日。當有此症。設有醫治逆者。却一月。加吐下者。則絕之。金匱姙娠產後中風。續之數十日不解。頭微痛。惡寒。時時有熱。心下悶。乾嘔。汗出雖久。陽旦證續在耳。可陽旦湯。同上雜篇

桂枝三兩去皮　芍藥三兩　甘草炙二兩　生姜三兩切　大棗十二枚擘

右五味。㕮咀。三味以水七升。微火煑取三升。去滓。適寒溫。服一升。服已須臾。歠熱粥一升餘。以助藥力。溫覆令一時許。遍身漐漐。微似有汗者益佳。不可令如水流離。病必不除。若一服汗出。病差停後服。不必盡劑。若不汗更服。依前法。又不汗。後服小促。其間半日許。令三服盡。若病重者。一日一夜服。周時觀之服一劑盡。病證猶在者。更作服。若汗不出。乃服之二三劑。禁生冷。粘滑。肉麪。五辛。酒酪。臭惡等。

桂枝加桂枝湯　燒鍼令其汗。鍼處被寒。核起而赤者。必發奔豚。氣從少腹上衝心者。灸其核上各一壯。與此湯。更加桂二兩也。傷寒太陽

本曰桂枝湯。今加桂滿五兩。所以加桂者。以能泄奔豚氣也。

桂枝加芍藥湯　本太陽病。醫下之。因爾腹滿時痛者。屬太陰也。此湯主之。同上太陰太陰爲病。脈弱。其人續自便利。設當行大黃芍藥者。宜減之。以其人胃氣弱。易動故也。下利者。先煎芍藥三沸。同上

本曰桂枝湯。今加芍藥三兩。

桂枝去芍藥湯　太陽病。下之後脈促。胸滿者主之。同上太陽

本曰桂枝湯。今去芍藥。將息如前法。

桂枝去芍藥加附子湯　服前方。若微惡寒者。宜此湯。同上

本曰桂枝湯。今去芍藥。加附子一枚。將息如前法。

桂枝加附子湯　太陽病。發汗遂漏不止。其人惡風。小便難。四肢微急。難以屈伸者主之。同上

本曰桂枝湯。今加附子一枚。將息如前法。

桂枝附子湯　傷寒八九日。風濕相摶。身體疼煩。不能自轉側。不嘔不渴。脈浮虛而濇者主之。金匱

桂枝二兩去皮　附子三枚炮去皮破　生姜三兩切　大棗十二枚擘　甘草二兩炙

右五味。以水六升。煮取二升。去滓。分溫三服。

桂枝加大黃湯　大實痛者主之。傷寒太陽

桂枝三兩去皮　大黄二兩　芍藥六兩　生姜三兩切　甘草一兩炙　大棗十二枚擘

右六味。以水七升。煮取三升、去滓。温服一升。日三服。

桂枝加厚朴杏子湯　太陽病。下之微喘者。表未解故也。主之。傷寒太陽喘家。作桂枝湯。加厚朴杏子佳。同上

桂枝三兩去皮　甘草二兩炙　生姜三兩切　芍藥三兩　大棗十二枚擘　厚朴二兩去皮　杏仁五十枚去皮尖

右七味。以水七升。微火煮取三升。去滓温服一升、覆取微似汗。

桂枝附子去桂加朮湯　若其人大便鞕。小便自利者主之。同上

附子三枚炮去皮破　白朮四兩　生姜三兩切　甘草二兩炙　大棗十二枚擘

右五味。以水六升。煮取二升。去滓分温三服。初一服其人身如痺。半日許。復服之。三服都盡。其人如冒狀。勿怪。此以附子朮。併走皮內。遂水氣未得除。故鞕。小便自利。去桂也。以大便不鞕。小便不利。當由附子三枚恐多也。虛弱家及産婦。宜減服之。

桂枝二麻黄一湯　服桂枝湯。大汗出。若脈洪大者。與桂枝湯。若形似瘧、一日再發者、汗出必解。此湯主之。同上

桂枝一兩十七銖去皮　芍藥一兩六銖　麻黄十六銖去節　生姜一兩六銖切　杏仁十六個去皮尖　甘草一兩二銖　大棗五枚擘

右七味。以水五升。先煮麻黄。一二沸。去上沫。內諸藥。煮取二升。去滓温服一升。本曰桂枝湯二分。麻黄湯一分。合爲二升。分再服。今合爲一方。將息如前法。

桂枝二越婢一湯　太陽病。發熱惡寒。熱多寒少。脈微弱者。此無陽也。不可復發其汗。宜此湯。同上

桂枝去皮　芍藥　麻黄　甘草炙各十八銖　大棗四枚擘　生姜一兩三銖切　石羔二十四銖碎綿裹

右七味。以水五升。煮麻黄一二沸。去上沫。內諸藥。煮二升。去滓。温服一升。本曰當裁爲越婢湯桂枝湯。合之飲一升。今合爲一方。桂枝湯二分。越婢湯一分。

桂枝麻黄各半湯　太陽病得之八九日。如瘧狀。發熱惡寒。熱多寒少。其人不嘔。清便欲自下。一日二三度發。脈微緩者。爲欲愈也。脈微而惡寒者。此陰陽俱虛、不可更發汗。更下更吐也。面色反有熱色者。未欲解也。以其不能得小汗出。身必痒。宜此湯、同上

桂枝一兩十六銖去皮　芍藥　生姜切　甘草炙　麻黃各一兩去節　大棗四枚擘　杏仁二十四枚湯浸去皮尖兩仁者

右七味。以水五升。先煮麻黃一二沸。去上沫內諸藥。煮取一升八合。去滓溫服六合。本曰桂枝湯二合。麻黃湯三合。併爲六合。頓服。將息如上法。

桂枝加葛根湯　太陽病。項背几几反汗出。惡風者主之。同上

葛根四兩　麻黃三兩去節　芍藥二兩　生姜三兩切　甘草二兩炙　大棗十二枚擘　桂枝二兩去皮

右七味。以水一斗。先煮麻黃葛根減二升。去上沫內諸藥。煮取三升去滓。溫服一升。覆取微似汗。不須啜粥。如桂枝法將息及禁忌。臣億等謹按仲景本論。太陽中風。自汗用桂枝。傷寒無汗用麻黃。今證云汗出也。第三卷有葛根湯。惡風而方中有麻黃。恐非本意。證云無汗惡風。正與此方同。是合麻黃也。此云桂枝加葛根湯。恐是桂枝中但加葛根耳。

桂枝甘草湯　發汗過多。其人叉手自冒心。心下悸。欲得按者主之。同上

桂枝四兩去皮　甘草二兩炙

右二味。以水三升。煮取一升。去滓頓服。

桂枝甘草龍骨牡蠣湯　火逆下之。因燒鍼煩躁者主之。同上

桂枝一兩去皮　甘草二兩炙　牡蠣二兩熬　龍骨二兩

右四味。以水五升。煮取二升半。去滓溫服八合。日三服。

桂枝去芍藥加蜀漆牡蠣龍骨救逆湯　太陽病。中風。以火劫發汗。邪風被火熱。血氣流溢。失其常度。兩陽相熏灼。其身發黃。陽盛則欲衄。陰虛小便難。陰陽俱虛竭。身體則枯燥。但頭汗出。劑頸而還。腹滿微喘。口乾咽爛。或不大便。久則讝語。甚者至噦。手足燥擾。捻衣摸床。小便利者。其人可治。傷寒太陽形作傷寒。其脈不弦緊而弱。弱者必渴。被火必讝語。弱者發熱脈浮。解之當汗出愈。同上太陽病。以火熏之。不得汗。其人必躁。到經不解。必清血。名爲火邪。同上脈浮而熱甚。而反灸之。此爲實。實以虛治。因火而動。必咽燥吐血。同上微數脈。慎不可灸。因火爲邪。則爲煩逆。追虛逐實。血散脈中。火氣雖微。內攻有力。焦骨傷筋。血難復也。同上脈浮宜似汗解。用火灸之。邪無從出。因火而盛。病從腰以下必重而痹。名火逆也。欲自解者。必

當先煩。乃有汗而解。何以知之。脈浮故知汗出解。同上傷寒脈浮。醫以火迫却之亡陽。必驚狂臥起不安者。主之。同上火邪者。此湯主之。金匱胸滿

桂枝三兩去皮金作二兩　龍骨四兩　大棗十二枚擘　生姜三兩切金作六兩　甘草二兩炙金作三兩　蜀漆三兩洗去腥　牡蠣五兩熬

右七味。以水一斗二升。先煮蜀漆。減二升。內諸藥。煮取三升。去滓溫服一升。

桂枝去桂加茯苓白朮湯　服桂枝湯。或下之。仍頭項强痛。翕翕發熱無汗。心下滿微痛。小便不利者主之。傷寒太陽

本曰桂枝湯。今去桂枝。加茯苓。白朮。各三兩。

桂枝加芍藥生姜各一兩人參三兩新加湯　發汗後。身疼痛。脈沉遲者主之。同上

本曰桂枝湯。今加芍藥。生姜。人參。

桂枝去芍藥加黃辛附子湯　氣分心下堅大。如盤邊。如旋杯。水飲所作主之。金匱水氣

桂枝三兩　生姜三兩　甘草二兩　大棗十二枚　麻黃二兩　細辛二兩　附子一枚炮

右七味。以水七升。煮麻黃。去上沫。內諸藥。煮取二升。分溫三服。當汗出。如蟲行皮中即愈。

桂枝人參湯　太陽病。外證未除。而數下之。遂協熱而利。利下不止。心下痞鞕。表裏不解者主之。傷寒太陽

太陽病。下之其脈促。不結胸者。此爲欲解也。脈浮者。必結胸。脈緊者。必咽痛。脈弦者。必兩脇拘急。脈細數者。頭痛未止。脈沉緊者。必欲嘔。脈沉滑者協熱利。脈浮滑者。必下血。同上

桂枝四兩別切　甘草四兩炙　白朮三兩　人參三兩　乾姜三兩

右五味。以水九升。先煮四味。取五升。內桂更煮取三升。溫服一升。日再服。夜一服。

桂枝去芍藥加皂莢湯　治肺痿。吐涎沫。金匱肺痿

桂枝　生姜各三兩　甘草二兩　大棗十枚　皂莢二枚去皮子炙焦

右五味。以水七升。微微火煮。取三升。分溫三服。

桂枝加龍骨牡蠣湯　夫失精家。少腹弦急。陰頭寒。目眩髮落。脈極虛芤遲。爲清穀。亡血失精。脈得諸芤動微緊。男子失精。女子夢交主之。金匱血痺

桂枝　芍藥　生姜各三兩　甘草二兩　大棗十二枚　龍骨　牡蠣各三兩

右七味。以水七升。煮取三升。分溫三服。　按小品。曰虛弱浮汗出者。除桂加白薇附子各二分。

桂枝芍藥知母湯　少陰脈。浮而弱。弱則血不足。浮則爲風。風血相搏。卽疼痛如掣。盛人脈濇小。短氣自汗出。歷節疼痛。不可屈伸。此皆飲酒。汗出當風所致。金匱風濕諸肢節疼痛。身體尫羸。脚腫如脫。頭痃短氣。溫溫欲吐主之。同上中風

桂枝四兩　芍藥二兩　甘草二兩　麻黃二兩　生姜五兩　白朮五兩　知母四兩　防風四兩　附子二兩炮

右九味。以水七升。煮取二升。溫服七合。日三服。

桂枝茯苓丸　婦人宿有癥病。經斷不及三月。而得漏下不止。胎動在臍上者。爲癥痼害。金匱婦人妊娠六月動者。前三月。經水利時。胎下血者。後斷二月不血也。所以血不止者。其癥不下去故也。當下其癥主之。同上

桂枝　茯苓　牡丹去心　桃仁去皮尖熬　芍藥各等分

右五味。末之。煉蜜和丸。如兔屎大。每日食前。服一丸。不知。加至三丸。

桂枝枳實湯　心中痞。諸逆心懸痛主之。同上胸痺

桂枝　生姜各三兩　枳實五枚

右三味。以水六升。煮取三升。分溫三服。

桂枝加黃耆湯　黃汗之病。兩脛自冷。假令發熱。此屬歷節。食已汗出。又身常暮盜汗出者。此勞氣也。若汗出已。反發熱者。久久其身必甲錯。發熱不止者。必生惡瘡。若身重汗出已輒輕者。久久必身瞤。瞤卽胸中痛。又從腰以上。必汗出。下無汗。腰髖弛痛。如有物在皮中狀。劇者不能食。身疼重煩躁。小便不利。此爲黃汗主之。金匱水氣諸病黃家。但利其小便。假令脈浮。當以汗解之。宜此湯。同上黃疸

桂枝　芍藥各三兩　甘草二兩　生姜三兩　大棗十二枚擘　黃耆二兩

右六味。以水八升。煮取三升。溫服一升。須臾飲熱稀粥一升餘。以助藥力。溫覆取微汗。若不汗更服。

柴胡桂枝乾姜湯　傷寒五六日。已發汗而復下之。胸脇滿微結。小便不利。渴而不嘔。但頭汗出。往來寒熱心煩者。此爲未解也。主之。傷寒論太陽下治瘧寒多。微有熱。或但寒而不熱者。服一劑如神。金匱瘧論

柴胡半斤　桂枝三兩去皮　乾姜二兩　括蔞根四兩　黃芩三兩　牡蠣二兩熬　甘草二兩炙

右七味。以水一斗二升。煮六升去滓。再煎取三升。溫服一升。日三服。初服微煩。復服汗出便愈。

柴胡桂枝湯　婦人傷寒發熱。經水適來。晝日明了。暮則譫語。如見鬼神狀者。此爲熱入血室。無犯胃氣及上二焦。必自愈。同上太陽下傷寒六七日。發熱微惡寒。支節煩疼。微嘔。心下支結。外證未去者主之。同上發汗多亡陽。譫語者。不可下。與此湯和其榮衞。以通津液。後自愈。同上治寒疝腹中痛者。外臺治心腹卒中痛者主之。金匱寒疝

桂枝去皮　黄芩各一兩半　人參一兩半　甘草一兩炙　半夏二合半洗　柴胡四兩　芍藥一兩半　大棗六枚擘　生姜一兩半切

右九味。以水七升。煮取三升。去滓溫服一升。

柴胡加芒硝湯　傷寒十三日不解。胸滿而嘔。日晡所發潮熱。已而微利。此本柴胡證。下之而不得利。今反利者。知醫以丸藥下之。此非其治也。潮熱者實也。先宜服小柴胡湯以解外。後以此湯下之。傷寒太陽

柴胡二兩十六銖　黄芩一兩　人參一兩　甘草一兩炙　生姜二兩切　半夏二十銖一本云五枚洗　大棗四枚擘　芒硝二兩

右八味。以水四升。煮取二升。去滓內芒硝。更煮微沸。分溫再服。不解更作。

柴胡去半夏加括蔞湯　治瘧病發渴者。亦治勞瘧。金匱瘧論

柴胡八兩　人參　黄芩　甘草各三兩　生姜二兩　括樓根四兩　大棗十二枚

右七味。以水一斗二升。煮取六升。去滓再煎取三升。溫服一升。日二服。

柴胡加龍骨牡蠣湯　傷寒八九日。下之胸滿煩驚。小便不利。譫語。一身盡重。不可轉側者主之。傷寒太陽中

半夏二合半洗　大棗六枚擘　柴胡四兩　生姜一兩半　桂枝去皮一兩半　人參一兩半　龍骨一兩半　鉛丹一兩半　茯苓一兩半　大黄二兩　牡蠣一兩半熬　黄芩一兩半

右十二味。以水八升。煮取四升。內大黄切。如碁子。更煮一兩沸。去滓。溫服一升。

柴胡清燥湯　溫疫下後。或數下。膜原尚有餘邪未盡。傳胃。邪熱與衞氣相併。故熱不能頓除。當寬緩兩日。俟餘邪入胃。再下之。宜此湯。緩劑調理方。溫疫

柴胡　黄芩　陳皮　甘草　花粉　知母

姜棗煎服。

柴胡養榮湯　表有餘熱。宜此湯。同上

柴胡　黄芩　陳皮　甘草　當歸　白芍　生

地黃　知母　天花粉
姜棗煎服。裏證未盡。宜承氣養榮湯。

柴胡湯　温疫下後。續得盜汗者。表有微邪也。若邪甚。竟作自汗。伏邪中潰則作戰汗矣。凡人目張。則衞氣行於陽。目瞑則衞氣行於陰。行陽謂升發於表。行陰謂斂降於內。今內有伏熱。而又遇衞氣。兩陽相搏。熱蒸于外。腠理開而盜汗出矣。若內伏之邪一盡則盜自止。設不止者。宜此湯。同上
柴胡三錢　黃芩一錢　陳皮一錢　甘草一錢
生姜一錢　大棗二枚
水煎温服。古方用人參半夏。今表裏實。故不用人參。無嘔吐。不加半夏。

柴胡丁香湯　治婦人年三十歲。臨經先腰臍痛甚。則腹中亦痛。經縮三兩日。蘭室祕藏
羌活　防風　當歸身以上各一錢　生地黃二兩　丁香四兩　柴胡一錢五分　全蝎一個
右件都作一服。水二盞煎至一盞。去渣食前稍熱服。

柴胡勝濕湯　治外腎冷。兩髀陰汗。前陰痿。陰囊濕痒臊氣。蘭室祕藏
柴胡　生甘草　酒黃蘗以上各二錢　升麻
澤瀉以上各一錢五分　當歸梢　羌活　麻黃根　漢防己　龍胆草　茯苓以上各一錢　紅花少許　五味子二個
剉如麻豆大。分作二服。水二盞。煎至一盞。去渣。食前稍熱服。忌酒濕麪房事。又名清魂湯。

柴胡通塞湯　治下焦熱。大小便不通方。千金方
柴胡　羚羊角　黃芩　橘皮　澤瀉各三兩
梔子仁四兩　石膏六兩　生地黃一升　芒硝三兩　香豉一升
右十味。切。以水一斗。煮九味。取三升。去滓。下芒硝。分三服。忌蕪荑。

柴胡厚朴湯　療心腹脹滿。外臺
柴胡　厚朴炙各十分　茯苓　橘皮　紫蘇八分　生姜十二分　檳榔五分末
右七味。切。以水七升。煮取二升五合。絞去滓。分温三服。服別相去如人行六七里。進一服。微利。忌醋物。生冷。油膩。粘食。

柴胡清肝湯　治鬢疽初起未成者。毋論陰陽表裏。俱可服之。正宗
川芎　當歸　白芍　生地黃　柴胡　黃芩
山梔子　天花粉　防風　牛蒡子　連翹　甘草節各一錢

水二鍾。煎八分。食遠服。

柴胡鼈甲湯　治虛勞。夜多盜汗。面色痿黃。四肢無力。不思飲食。咳嗽不止方。聖濟

柴胡去苗　鼈甲去裙襴酢炙令熱各一兩　地骨皮一兩半　知母一兩

右四味。麁擣篩。每服三錢匕。水一盞。烏梅半箇。青蒿少許。同煎至六分。去滓溫服。食後臨臥服之。

柴胡抑肝湯　治寡居獨陰無陽。慾心萌而多不遂。是以惡寒發熱。全類瘧者。壽世

柴胡　赤芍各二錢半　青皮二錢　牡丹皮一錢半　蒼朮　香附子　梔子　地骨皮各一錢　神麯　川芎七分　連翹　生地黃各五分

右剉。水煎服。

柴胡湯　治產後往來寒熱。惡露不盡方。千金方

柴胡　生姜各八分　桃仁五十枚　當歸　黃耆　芍藥各三兩　吳茱萸二錢

右七味。㕮咀。以水一斗三升。煮取三升。去滓。先食服一升。日三。千金翼以清酒一斗煑

柴胡湯　治勞羸瘦。榮衛不順。體熱盜汗。筋骨疼痛。多困少力。飲食進退方。聖濟

柴胡　鼈甲去裙襴醋浸一宿各二兩　甘草炙一兩　秦艽一兩剉　知母焙一兩

右五味。麁擣篩。每服二錢匕。水一盞。入棗二枚擘。煎取六分。去滓熱服。

柴胡湯　療天行後。乍寒乍熱。昏昏不省覺。脅下痛。百節骨痛。欬不能下食。兼口舌乾生瘡。外臺

柴胡八分　升麻六分　芍藥六分　黃芩六分　甘草五分　石膏十二分碎棉裹　生麥門冬六分去心　葱白半分　香豉六分棉裹　生姜六分　竹葉切一升洗

右十一味。切。水九升。煮取二升五合。去滓分溫三服。服別相去如人行六七里。進一服。不吐不利差。忌海藻。菘菜。熱麪。油膩。

柴胡湯　療胸膈間伏氣。不下食。臍下滿。同上

柴胡　枳實　生姜　白朮各三兩　甘草炙一兩　檳榔七個

右六味。切。以水六升。煮取二升。絞去滓。分溫二服。服別如人行六七里。進一服。小弱人微利。忌生冷。蒜腥。海藻。菘菜。桃李。雀肉等。

柴胡湯　療胸膈滿塞。心背撮痛。走注氣悶。宜此湯。同上

柴胡　當歸　青木香　犀角屑各六分　檳榔

十個　甘草二分
右六味。切。以水七升。煮取二升半。絞去滓。內射香末。分温三服。服別如人行四五里。微利爲度。忌海藻。菘菜。熱麪。蕎麥。猪魚等。

柴胡湯　療兩脇下妨。吐逆不下食。同上

柴胡　茯苓　橘皮　人參各六分　厚朴八分炙　桔梗六分　紫蘇五分　生姜十六分　訶黎勒七枚去核炙　甘草五分炙

右十味。切。以水八升。煮取二升五合。絞去滓。分温三服。服別相去如人行六七里。進一服。不吐利。忌海藻。菘菜。醋物。猪肉等。

柴胡散　治骨蒸勞。肺痿欬嗽。唾涎。心神煩熱。不欲飲食。宜服此方。事證方

柴胡一兩去苗　麥門冬二兩去心焙　黃芩一兩　陳皮三分湯浸去白焙　人參一兩去蘆　甘草二分炙微赤剉　半夏半兩湯浸七遍去滑　桔梗半兩去蘆　白茯苓三分

右件。擣羅爲散。每服三錢。水一中盞。生姜半分。煎至六分。去滓。不計時候温服。

柴胡散　治肝氣實熱。頭痛目眩。眼目赤痛。胸中煩悶。夢寐驚恐。肢節不利。同上

柴胡去蘆　地骨皮去木　玄參　羚羊角鎊兩　甘菊去枝梗　赤芍藥　黃芩一兩　甘草炙半

右㕮咀。每服四錢。水一盞半。姜五片。煎至八分。去滓温服。不拘時候。

柴葛解肌湯　治足陽明胃經受症。目痛鼻乾不眠。眼眶痛。脈來微洪。宜解肌。屬陽明經病。其正陽明諸病。別有治法。傷寒六書

柴胡　葛根　黃芩　羌活　芍藥　白芷　桔梗　石羔各等分　甘草減半

右水二鍾。姜三片。棗二枚。水煎温服。本經無汗惡寒。去黃芩。加麻黃。

茯苓甘草湯　傷寒汗出而渴者。五苓散主之。不渴者此湯主之。傷寒太陽傷寒。厥而心下悸者。宜先治水。當服此湯。却治其厥。不爾水漬入胃。必作利也。同上厥陰

茯苓二兩　桂皮二兩去皮　生姜三兩切　甘草一兩炙

右四味。以水四升。煮取二升。去滓分温三服。

茯苓桂枝甘草大棗湯　發汗後。其人臍下悸者。欲作奔豚。此湯主之。同上太陽

右於前方中去生姜。加大棗。以甘爛水煎服。

茯苓桂枝白朮甘草湯　傷寒。若吐若下後。心下逆滿。氣上衝胸。起則頭眩。脈沉緊。發汗則動經。身爲振振搖者主之。同上　心下有痰飲。胸脇支滿目眩者。用此方。金匱痰飲　夫短氣有微飲。當從小便去之。此湯主之。腎氣丸主之。同上

茯苓四兩　桂枝三兩去皮　白朮　甘草各二兩炙

右四味。以水六升。煮取三升。去滓。分溫三服。

茯苓桂枝五味甘草湯　衝氣即低。而反更欬胸滿者。用此湯去桂加乾姜。細辛。以治其欬滿。金匱咳嗽

茯苓四兩　桂枝四兩去皮　甘草三兩　五味子半斤

右四味。以水八升。煮取三升。去滓。分溫三服。

茯苓五味甘草去桂加姜辛夏湯　欬滿即止。而更復渴。衝氣復發者。以細辛乾姜爲熱藥也。服之當遂渴。而渴止者。爲支飲也。支飲者。法當冒。冒者必嘔。嘔者復內半夏。以去其水。同上痰飲

茯苓四兩　甘草　細辛　乾姜各二兩　五味　半夏各半升

右六味。以水八升。煮取三升。去滓溫服半升。日三。

茯苓甘草五味辛夏仁湯　水去嘔止。其人形腫者。加杏仁主之。其證應內麻黃。以其人遂痺。故不內之。若逆而內之者。必厥。所以然者。以其人血虛。麻黃發其陽故也。金匱咳嗽

茯苓四兩　甘草三兩　五味子半升　乾姜三兩　細辛三兩　半夏半升　杏仁半升去皮尖

右七味。以水一斗。煮取三升。去滓溫服半升。日三服。

茯苓甘姜味辛夏仁黃湯　若面熱如醉。此爲胃熱。上衝熏其面。加大黃以利之。同上痰飲

茯苓四兩　甘草三兩　五味子半斤　乾姜三兩　半夏半升　細辛三兩　杏仁半升　大黃三兩

右八味。以水一斗。煮取三升。去滓溫服半升。日三。

茯苓杏仁甘草湯　胸痺。胸中氣塞。短氣主之。橘枳姜湯亦主之。同上胸痺

茯苓三兩　甘草一兩　杏仁五十個

右三味。以水一斗。煮取五升。溫服一升。日三服。不差更服。

茯苓四逆湯　發汗若下之。病仍不解。煩躁者主之。傷寒太陽

茯苓四兩　人參一兩　甘草二兩炙　乾姜一

兩半　附子一枚去皮用生破八片
右五味。以水五升。煮取三升。去滓溫服七合。日二服。
茯苓戎鹽湯　小便不利。蒲灰散主之。滑石白魚散主之。此湯亦主之。金匱消渴
茯苓半斤　白朮二兩　戎鹽彈丸大一枚
右三味。先將茯苓朮煎成。入鹽再煎。分溫三服。
茯苓澤瀉湯　胃反。吐而渴欲飲水者。用此湯。同上反胃
茯苓半斤　澤瀉四兩　甘草一兩　桂枝二兩
白朮三兩　生姜四兩
右六味。以水一斗。煮取三升。內澤瀉再煎。取二升半。溫服八合。日三服。
茯苓湯　胃腑實熱。引飲常渴。洩熱止渴方。外臺
茯苓五兩一作茯神　括蔞五兩　知母四兩
小麥二升　麥門冬五兩去皮　大棗二十枚去核　生地黃六兩　淡竹葉三升　萎蕤四兩
右九味。切。以水三升。先煮小麥。竹葉。取九升。去滓內諸藥。煮取四升。分四服。不問早晚。隨渴隨進。非但正治胃渴。通治渴痛。熱即服之。忌蕪荑。酢物。
茯苓湯　心頭結氣。連胸背痛。及吐酸水。日夜不止。同上
茯苓四兩　厚朴四兩炙　橘皮二兩　白朮二兩　生姜十兩
右五味。切。以水九升。煮取二升七合。絞去滓。分溫三服。每服相去如人行七八里服。須利加檳榔末一兩半。湯欲熱時內之。甚安穩。三日服一劑。頻服六七劑。可則停。忌酢物。桃李。雀肉等。
茯苓湯　療常吐酸水。脾胃中冷。同上
茯苓　橘皮　生姜各十二兩　白朮　甘草各八分炙　人參　桂心各六分　紫蘇十分　檳榔七分
右九味。切。以水九升。煮取二升半。絞去滓。分溫三服。每服人行七八里。未好差。三兩日更服一劑。老小取微利。忌生葱。酢物。桃李。雀肉。海藻。菘菜。
茯苓安心湯　上焦虛寒。精神不守。泄下便利。語聲不出。同上
茯苓　人參　乾姜各三兩　桂心一兩　遠志皮三兩　甘草二兩炙
右六味。切。以水九升。煮取三升。去滓分三服。忌如上法。
茯苓理中湯　療霍亂。臍上築而悸。同上
木瓜　人參　甘草各三兩　茯苓二兩　乾姜

一兩泡
右五味。㕮咀。以水六升。煮取三升。去滓。適寒溫。分為四服。忌海藻。菘菜。酢物。

茯苓補心湯 治心肝症。回春
茯苓 人參 白朮 當歸 生地黃 白芍 酸棗仁 麥門冬 陳皮 黃連炒各等分 甘草三分 辰砂研末臨服調入五分
右剉一劑。棗二枚。烏梅一箇。小麥一撮。水煎。食遠服。

茯苓補心湯 婦人以血旺。氣衰為本。心主血。肝藏血。今血衰而氣盛者。由心氣虛耗。不能主血。又不能制平肺金。使肺氣得以乘平肝木。肝之虧損。則血不能藏。漸致枯涸。不榮經絡。故月事不調矣。此方專補心元之虛。抑其肺氣之乘。調和榮衛。滋養血脈。其疾自然平復矣。大全良方
卽於參蘇飲方內。除木香。與四物湯對分勻和。以姜棗煎。每服四錢。食前溫服。

茯神湯 療渴利虛熱。引飲不止。消熱止渴。外臺
茯神 萎蕤 宿姜 知母四兩 地骨皮 生地黃各一升 石羔八兩碎 竹葉二升 麥門冬二升去心 括蔞五兩
右十味。切。以水一斗二升。下大棗三十枚擘。幷藥煮取四升。分為四服。忌蕪荑。

茯神散 治因驚語言顛錯。本事方
茯神去木 熟乾地黃酒洗九蒸九曝焙乾秤 白芍藥 川芎 當歸洗去蘆薄切焙乾 白茯苓去皮 桔梗炒 遠志去心洗剉炒令黃色 人參去蘆以上各一兩
右為細末。每服二錢。水一盞。燈心棗肉。同煎至七分。不拘時候。

烏藥順氣散 治男子婦人一切風氣。攻疰。四肢骨節疼痛。遍身頑麻。頭目旋暈。及療癱瘓。語言蹇澀。筋拘攣。又治脚氣。步履艱難。脚膝軟弱。婦人血風。老人冷氣上攻。胸臆兩脇刺痛。心腹膨脹。吐瀉腸鳴。局方
麻黃去根節 陳皮去白 烏藥去木各二兩 川芎 甘草炒 白殭蠶去絲嘴炒 枳殼去穰麩炒 白芷 桔梗各一兩 乾姜炒半兩
右為細末。每服三錢。水一盞。生薑三片。棗一枚。煎至七分。如四時傷寒。憎寒壯熱。頭痛。肢體倦怠。加葱白三寸。同煎併服。出汗差。如閃挫身體頭痛。溫酒服。遍身瘙痒。抓之成瘡。用薄荷參葉煎服。常服。疏風順氣。孕婦不可服。 按三因方。直指方並同。得効方。無乾姜。殭蠶。有人參。白朮。名通氣驅風湯。

烏頭湯　治歷節。不可屈伸。疼痛者主之。金匱中風味酸則傷筋。筋傷則緩。名曰泄。鹹則傷骨。骨傷則痿。名曰枯。枯泄相搏。名曰斷泄。榮氣不通。衛不獨行。榮衛俱微。三焦無所御。四屬斷絕。身體羸瘦。獨足腫大。黃汗出。脛冷。假令發熱。便爲歷節。同上治寒疝。腹中絞痛。賊風入攻。五藏拘急。不得轉側。發作有時。使人陰縮。手足厥逆。同上治脚氣。疼痛不可屈伸。同上

麻黃　芍藥　黃耆各三兩　甘草三兩炙　川烏五枚㕮咀以蜜二升煎取一升即出烏頭

右五味。㕮咀。四味以水三升。煮取一升。去滓內蜜煎中。更煎之。服七合。不知。盡服之。

烏頭桂枝湯　寒疝腹中痛。逆冷手足不仁。若身疼痛灸刺。諸藥不能治。抵當用此湯。金匱寒疝

烏頭五枚

右一味。以蜜二斤。煎減半。去滓。以桂枝湯五合。解之得一升後。初服二合。不知。即服三合。又不知。復加至五合。其知者如醉狀。得吐者。爲中病。

烏頭赤石脂丸　心頭徹背。背痛徹心。主之。金匱胸痹

蜀椒一兩一法一分　烏頭一分炮　附子半兩炮一法二分　乾姜一兩一法一分　赤石脂一兩一法二分

右五味。末之。蜜丸如梧子大。先食服一丸。日三服。不知。稍加服。

烏頭湯　治風冷脚痺。疼痛攣弱。不可屈伸方。千金

烏頭　細辛　蜀椒各一兩　甘草　秦艽　附子　桂心　芍藥各二兩　乾姜　茯苓　防風　當歸各三兩　獨活四兩　大棗二十枚

右十四味。㕮咀。以水一斗二升。煮取四升。分五服。若熱毒多服亦佳。

烏梅丸　傷寒。脈微而厥至七八日。膚冷。其人躁。無暫安時者。此爲藏厥。非蚘厥也。蚘厥者。其人當吐蚘。令病者靜而時煩者。此爲藏寒。蚘上入胸膈。故煩。須臾復止。得食而嘔又煩者。蚘聞食臭出。其人當自吐蚘。蚘厥者主之。又主久利方。傷寒論厥陰篇

烏梅三百枚　細辛六兩　乾姜十兩　黃連十六兩　當歸四兩　附子六兩炮去皮　蜀椒四兩出汗　桂枝去皮六兩　人參六兩　黃蘗六兩

右十味。異擣篩。合治之。以苦酒漬烏梅一宿。去核蒸之五斗米下。飯熟擣成泥。和藥令相得。內臼中。與蜜杵二千下。丸如梧桐子大。先服飲服十丸。日三服。稍加至二十丸。禁生冷。滑物。臭食等。

烏沉湯　治一切氣。除一切冷。調中補五藏益精。壯陽道。暖腰膝。去邪氣。治吐瀉。轉筋。癥癖疼痛。風水毒腫。冷風痲痺。又中惡心腹痛。蟲毒。疰忤鬼氣。宿食不消。天行瘴疫。膀胱腎間冷氣。攻衝背膂。俛仰不利。及婦人血氣攻擊。心腹刺痛。並宜服之。局方

天台烏藥一百兩　人參去蘆頭三兩　沉香五十兩　甘草爁四兩半

右爲末。每服半錢。入生姜三片。鹽少許。沸湯點服。空心食前下。

烏苓通氣散　治一切疝氣。無問遠近寒熱風濕寒氣。回春

烏藥　當歸　芍藥　香附　糖毬　陳皮各一錢　白朮去蘆　茯苓　梹榔　玄胡　澤瀉各五分　木香　甘草各三分

右剉一劑。生姜三片水煎服。

秦艽扶羸湯　治膽肺二經虛熱。及肺痿骨蒸已成勞咳。或寒或熱。聲嗄不出。體虛自汗。四肢怠惰。入門

柴胡二錢　人參　鼈甲醋炙　秦艽　當歸　紫菀　半夏各一錢　地骨皮一錢半　甘草五分

右用水二鍾。姜三片。烏梅。大棗。各一枚。煎七分。食後服。如熱甚者。加青蒿。汗多者。加黃耆。去半夏生姜二味。

秦艽蒼朮湯　治痔疾若破。謂之痔漏。大便秘澀。必作大痛。此由風熱乘襲。食飽不通。氣逼大腸而作也。受病者。燥氣也。爲病者。胃濕也。胃與大腸則化燥火。以乘燥熱之實。勝風附熱而來。是濕熱風燥。四氣而合。故大腸頭成塊者。濕也。作大痛者。風也。若大便燥結者。主病兼受火邪。熱結不通也。去此四者。其西方肺。主諸氣。其體收下。亦助病爲邪。須當破氣藥兼之。治方全矣。以剉湯與之。其効如神。蘭室秘藏

秦艽去蘆　桃仁湯浸去皮另研　皂角仁燒存性另研各一錢　蒼朮製　防風以上七分　黃蘗去皮酒洗五分　當歸梢酒洗　澤瀉以上各三分　梭身梹榔一分另研　大黃少許雖大便過澀亦不可多用

右除梹榔。桃仁。皂角仁三味外。餘藥㕮咀。如麻豆大。都作一服。水三盞。煎至一盞二分。去渣。入梹榔等三味末。再上火煎至一盞。空心熱服。待少時以進膳壓之。不犯胃氣也。服藥日。忌生冷。硬物。及酒濕麵。大辛熱物乾姜之類。犯之。則其藥無効。如有白膿。加白葵花頭五朵。去萼心。青皮半錢。不去白。入正藥中。同

煎。木香三分。爲細末。同檳榔等三味。依前服餌。古人治此疾。多以歲月除之。此藥一服則愈。

秦艽防風湯　治痔漏。每日大便時。發疼痛。如無疼痛者。非痔漏也。此藥主之。同上

秦艽　防風　當歸身　白朮以上各一錢五分　炙甘草　澤瀉各六分　黃蘗五分　大黃煨　橘皮各五分　柴胡　升麻以上各二分　桃仁三十個　紅花少許

右剉。如麻豆大。都作一服。水二盞。煎至一盞。去滓。稍熱。空心服之。避風寒。忌房事酒濕麪。大辛熱物。

秦艽當歸湯　治痔漏。大便結燥疼痛。同上

大黃煨四錢　秦艽　枳實以上各一錢　澤瀉　當歸梢　皂角仁　白朮以上各五分　紅花少許　桃仁二十個

右都作一服。水三盞。煎至一盞。去滓。食前熱服。忌同前。

秦艽鱉甲飲　治骨蒸壯熱。肌肉消瘦。唇紅頰赤。氣麄四肢倦。夜有盜汗。衛生寶鑑

柴胡　鱉甲去裙醋炙九肋者　地骨皮各一兩　秦艽　當歸　知母各半兩

右六味。爲粗末。每服五錢。水一盞。青蒿五葉。烏梅一箇。煎至七分。去滓溫服。空心臨臥。各一服。

秦艽湯　治陰黃不欲聞人言。小便不利。聖濟

秦艽去苗土一兩　旋復花半兩　赤茯苓去赤皮半兩　甘草炙剉半兩

右四味。麄擣篩。每服四錢匕。以牛乳一盞。煎取六分。去滓溫服。不拘時候。

桃仁承氣湯　發黃一證。胃實失下。表裏壅閉。鬱而爲黃。熱更不泄。搏血爲瘀。凡熱經氣不鬱。不致發黃。熱不干血分。不致畜血。同受其邪。故發黃而兼畜血。非畜血而致發黃。但畜血一行。熱隨血泄。黃因隨減。嘗見發熱者。原無瘀血。有瘀血者。厚不發黃。所以發黃當咎在經瘀熱。若專治瘀血誤也。胃移熱於下焦氣分。小便不利。熱結膀胱也。移熱於下焦血分。膀胱畜血也。小腹硬滿。疑其小便不利。今小便自利者。責之畜血也。小便不利。亦有畜血者。非小便自利。便爲畜血也。胃實失下。至夜發熱者。熱留血分。更加失下。必致瘀血。初則晝夜發熱。日晡益甚。既投承氣。晝日熱減。至夜獨熱者。瘀血未行也。宜此湯。溫疫論

大黃　芒硝　桃仁　當歸　芍藥　牡丹皮

照常煎服。

桃仁湯　熱到膀胱。小便赤色。邪到膀胱。干於氣分。小

便膠濁。干於血分。溺血畜血。留邪欲出。小便急數。膀胱不約。小便自遺。膀胱熱結。小便閉塞。溫疫邪于血分者。宜之。熱到膀胱者。其邪在胃。胃熱灼於下焦。在膀胱。但有熱而無邪。惟令小便赤色而已。其治在胃。同上

桃仁三錢研如泥　丹皮一錢　當歸一錢　赤芍一錢　阿膠二錢　滑石五錢

照常煎服。小腹痛。按之硬痛。小便自調。有畜血也。加大黃三錢。甚則抵當湯。藥分三等。隨其病輕重而施治。

桃核承氣湯　太陽病不解。熱結膀胱。其人如狂。血自下。下者愈。其外不解者。尙未可攻。當先解其外。外解已。但少腹急結者。乃可攻之。宜此方。傷寒論太陽中

桃仁五十個去皮尖　桂枝二兩去皮　大黃四兩　芒硝二兩　甘草二兩炙

右五味。以水七升。煮取二升半。去滓內芒硝。更上火。微沸下火。先食溫服五合。日三服。當微利。

桃花湯　少陰病。下利便膿血者。主之。同上少陰少陰病。二三日至四五日。腹痛小便不利。下利不止。便膿血者。主之。同上不利便膿血者。主之。金匱下利

赤石脂一斤一半生用一半篩末　乾姜一兩　粳米一升

右三味。以水七升。煑米令熟去滓。溫服七合。內赤石脂末。方寸匕。日三服。若一服愈。餘勿服。

桃花湯　療脚氣及腰腎膀胱。宿水及痰飲。外臺

桃花陰乾

收量取一大升。但隨虛滿。不須按捺。擣爲散。羅下之。溫清酒和一服。令盡通利爲度。空腹服之。須臾當轉。可五六行。但宿食不消化等物。總瀉盡。若中間覺饑虛。進少許軟飯。及糜粥安穩。不似轉藥。虛人廢朝謁。但覺腰脚軟快。使人踴躍。食味倍佳。脚先腫者。一宿頓消。如囊中貯物傾却相似。又無毒。易將息。唯忌胡蒜猪肉。三月內腹虛大。都消息。愼生冷。酸滑。五辛。酒麪。及粘食。肥膩。四五日外。諸食復常。

茵蔯蒿湯　陽明病。發熱汗出者。此爲熱越。不能發黃也。但頭汗出。身無汗。劑頸而還。小便不利。渴引水漿者。此爲瘀熱在裏。身必發黃。主之。傷寒陽明傷寒七八日。身黃如橘子色。小便不利。腹滿者。主之。同上穀疸之爲病。寒熱不食。食卽頭眩。心胸不安。久久發黃。爲穀疸。主之。金匱黃疸疫邪傳裏。遺熱下焦。小便不利。邪無輸泄。經氣鬱滯。其傳爲疸。身目如金者。宜此湯。溫疫論

茵蔯蒿六兩　梔子十四枚擘　大黃二兩去皮

右三味。以水一斗二升。先煑茵蔯減六升。內二味。煑取三升去滓。分溫三服。小便當利。尿如皂莢汁狀。色正赤。一宿腹減。黃從小便去也。

茵蔯五苓散　黃疸病主之。金匱黃疸　治陰黃。身如橘色。小便不利。聖濟　又曰。陰黃者。面色黃。頭痛不發熱。黃如橘。故謂之陰黃也。同上　陰黃。陽氣伏。陰氣盛。熱毒加之。故但身面色黃。頭痛而不發熱。名陰黃也。病源候論

茵蔯蒿末十分　五苓散五分

右二物和、先食方寸匕。日三服。

茵蔯湯及丸　療一切黃。蔣九處得。其父遠使得黃。服此極効方。外臺

茵蔯四兩　大黃三兩　黃芩三兩　梔子三兩擘

右四味。切。以水五升。煑取三升。分爲三服。空肚服之。不然搗篩蜜和爲丸。飲服廿丸。加至稍稍二十五丸。量病與之。重者作湯勝丸。日一服。忌羊肉。酒。麵。熱物等。以差爲限。小便黃色及身黃者。并主之。

茵蔯湯　治黃疸目黃。小便如血。心躁悶。口苦頭痛。聖濟

茵蔯蒿　山梔子仁各三分　甘草炙半兩　木通剉　括蔞根　柴胡去苗各一兩　麥門冬去心焙一兩半

右七味。麤擣篩。每服五錢匕。水二盞。入竹葉三七片。同煎至一盞、去滓食後服。

茵蔯散　治骨槽風。醫通

茵蔯　連翹　荊芥　麻黃　升麻　羌活　薄荷　殭蠶各五錢　細辛二錢半　牽牛頭末一兩

爲散。每服三錢、先以水一盞煎沸入藥攪之。急出。食後和滓熱服。

消風百解散　治四時傷寒。頭疼項強。壯熱惡寒。身體煩疼。四肢倦怠。行步喘乏。及寒壅咳嗽。鼻塞聲重。涕唾稠黏。痰涎壅盛。氣急滿悶。並宜服之。局方

荊芥　陳皮洗去白　白芷　蒼朮　麻黃去節各四兩　甘草炙二兩

右爲細末。每服二大錢。水一大盞。姜三斤。烏梅一箇。同煎七分。不拘時溫服。或用茶酒調下。仍欲發散風邪。入連髮葱白三寸同煎。

消風散　治風濕浸淫血脈。致生瘡疥。瘙痒不絕。及大人小兒。風熱癮疹。遍身雲片。斑點乍有乍無。並効。正

宗
當歸 生地 防風 蟬脫 知母 苦參 胡麻 荆芥 蒼朮 牛蒡子 石羔各一錢 甘草 木通各五分
水二鍾。煎八分。食遠服。

消疳飲 治小兒疳疾。身熱面黃。肚大青筋。瘦弱者。通治諸疳。濟生方
人參 白朮 茯苓 黃連 胡黃連 神麴 青皮 砂仁 甘草炙
水煎。傷食加山查。有蟲加史君子。

消礬散 黃家。日晡所發熱。而反惡寒。此爲女勞得之。膀胱急。少腹滿。身盡黃。額上黑。足下熱。因作黑疸。其腹脹如水狀。大便必黑時溏。此女勞之病。非水也。腹滿者。難治主之。金匱
消石 礬石燒等分
右二味。爲散。以大麥粥汁。和服寸匕。日三服。病隨大小便去。小便正黃。大便正黑是候也。

消毒飲 治便毒。單生腫硬。大作痛者。服此方。劉瘡
歸尾 粉草 熟大黃 黑丑擣研各三錢 僵蠶 貝母各二錢
用水酒各一大鍾。煎八分。空腹。滓煎七分服。

消渴口苦舌乾方。外臺
麥門冬五兩去心 茅根一升 括蔞三兩切 烏梅十顆去核 小麥三合 竹茹一升切
右六味。以水九升。煮取三升。去滓細細含咽。分爲四五服。忌麵炙肉。

桔梗白散 病在陽。應以汗解之。反以冷水潠之。若灌之其熱被却。不得去。彌更益煩。肉上粟起。意欲飲水。反不渴者。服文蛤散。若不差者。與五苓散。寒實結胸。無熱證者。與三物小白散。傷寒太陽治欬而胸滿。振寒脈數。咽乾不渴。時出濁唾腥臭。久久吐膿如米粥者。爲肺癰。金匱
桔梗三分 巴豆一分去皮熬黑硏如脂 貝母三分
右三味。爲散。內巴豆更於臼中杵之。以白飲和服。强人半錢匕。羸者減之。病在膈上必吐。在膈下必利。不利進熱粥一杯。利過不止。進冷粥一杯。身熱皮粟不解。欲引衣自覆。若以水潠之。洗之益熱。却不得出。當汗而不汗。則煩。假令汗已。腹中痛。與芍藥三兩。如上法。

桔梗湯 欬而胸滿。振寒脈數。咽乾不渴。時出濁唾腥臭。久久吐膿如粥者。爲肺癰主之。亦治血痺。金匱少

陰病。二三日。咽痛者。可與甘草湯。不差與此湯。傷寒

桔梗一兩　甘草二兩

右二味。以水三升。煮取一升。分温再服。

桔梗散　療心腹中氣。時時痛。食冷物則不安穩。及惡水。外臺

桔梗　茯苓各八分　枳實炙　人參　厚朴炙

芍藥　橘皮各六分　桂心五分　檳榔八分

麥門冬去心八分

右十味。擣篩爲散。空肚。煮姜棗飲服方寸七。日三服。漸加至一七半。熱以茶飲不利。忌猪肉。酢物。生葱。生冷。油膩。小豆。粘食。麵。炙肉等物。

荆防敗毒散　治時毒初起。頭眩惡寒。腮項腫痛。脈浮者服之。正宗癰疔腫。發背乳癰。憎寒壯熱。甚者。頭痛拘急。狀似傷寒者方。仁齋直指

羌活　獨活　前胡　柴胡　川芎　桔梗　荆芥　防風　茯苓　枳殼各一錢　甘草五分

人參五分

姜三片。水二鍾。煎八分。食遠服。寒甚加葱白三枝。直指方無人參。有薄荷。

荆芥連翹湯　兩耳腫痛者。腎經有風熱也。回春

荆芥　連翹　防風　當歸　川芎　白芍　柴胡　枳殼　黄芩　山梔子　白芷　桔梗各等分　甘草減半

右剉一劑。水煎食後服。兩耳出膿者。腎經亦風熱也。

荆芥湯　痧有鬱氣不通者。此方主之。玉衡

荆芥　防風各一錢　川芎三分　陳皮　青皮

連翹各八分

水二鍾。煎七分。稍冷服。食不消。加山查。蔔子。心煩熱去川芎。加黑山梔。有積。加檳榔。痰多。加貝母。白芥子。氣壅。加烏藥。香附。血壅。加桃仁。紅花。鬱悶不舒。加細辛。食積。加三稜。蓬朮。大便不通。加枳實大黄。暑熱。加香薷。紫朴。小便不通。加木通。澤瀉。喉痛。去川芎。加薄荷。射干。大力子。咳嗽。加桑白皮。兜鈴。

桑白皮湯　治舌苦頭痛。欲嘔心悶方。千金

桑根白皮半兩　乾姜二兩　桂心五寸　大棗十枚

右四味。㕮咀。以水一斗。煮取三升。去滓分三服。適衣無令汗出。

桑白皮湯　治下痢後脾胃虛弱。不能制輸水氣。致身腫脹滿。聖濟

桑白皮　海藻　赤小豆　郁李仁　橘皮

右水煎。

射干麻黄湯　欬而上氣。喉中水雞聲主之。金匱肺痿
　射干十三枚一日三兩　麻黄四兩　生姜四兩
　細辛　紫菀　款冬花各三兩　五味子半斤
　大棗七枚　半夏大者洗八枚一法半斤
右九味。以水一斗二升。先煮麻黄兩沸。去上沫。內諸藥。煮取三升。分温三服。

射干兜鈴湯　治痧似傷風咳嗽者。玉衡
　射干　桑白皮　兜鈴　桔梗　薄荷　玄參
　天花粉　貝母　枳殼　甘菊　金銀花各等分
水二鍾。煎七合。稍冷服。咳甚加童便。

射干湯　療喉痺閉不通利而痛。不得飲食者。若閉喉并諸疾方。外臺
　當歸二兩　甘草一兩炙　白芷三兩　升麻一兩　射干　犀角屑　杏仁去皮尖各一兩
右七味。切。以水八升。煮取一升半。分服神良。忌海藻。菘菜。

益氣養榮湯　治抑鬱。或勞傷氣血。或四肢頸項筋縮結成瘰瘰如貫珠者。謂之筋癧。此患皆繇思慮太過。神氣受傷。乃勞中所得者也。其患或軟。或硬。或赤不赤。或痛不痛。或日晡發熱。或潰而不斂者是。正宗
　人參　茯苓　陳皮　貝母　香附子　當歸　川芎　黄耆　熟地　白芍各一錢　甘草　桔梗各五分　白朮二錢
姜三片。棗二枚。水二鍾。煎八分。食遠服。

益元散　治身熱吐痢。泄瀉腸澼。下利赤白。癃閉淋痛。利小便。偏生石淋。腸胃中積聚。寒熱積氣。通九竅六府。生津液。去留結。消畜水。止渴寬中。除煩熱。心躁腹脹痛悶。補益五藏。大養脾腎之氣。理內傷陰痿。安魂定魄。補五藏七傷。一切虛損。主癇痓驚悸。健忘。止煩滿。短氣。藏傷咳嗽。飲食不下。肌肉疼痛。并口瘡牙齒疳蝕。明耳目。壯筋骨。通經脈。和血氣。消水穀。保元真。解百藥。　食邪毒。耐勞役。饑渴。辟中外諸邪所傷。久服强志輕身。駐顏延壽。及解中暑。傷寒疫病。饑飽勞損。憂愁思慮。恚怒驚恐。傳染。并汗後遺熱。勞復諸疾。并解兩感。傷寒。能令遍身結滯通氣和而愈。及婦人下乳。催生。產後損血。血衰陰虛熱甚。一切熱證。兼吹嬭。乳癰。此神驗之仙藥也。惟孕婦不宜服。滑胎也。宜明論
　桂府膩白滑石六兩　甘草一兩炙
右爲末。每服三錢。温水調下。日三服。欲冷飲者。新汲水調下。解利傷寒發汗。煎湯調下四錢。併三服。効爲度。此藥是寒涼。解散鬱熱。若病甚不解。多服此藥。無

害。但有益而無損。俗惡性寒兼易得之賤物。而不明素問造化之理。故不取本草神驗之言。而多不用焉。若以隨症驗之。此凡人之仙藥也不可闕之。又綱目附方名天水散。玉泉散。六一散。又救偏瑣言。加辰砂五錢。名硃砂六一散。治痘出炎天。煩渴不寧。或熾熱紫艷。心胸煩悶者。

真武湯　少陰病二三日不已。至四五日。腹中小便不利。四肢沉重疼痛。自下利者。此為有水氣。其人或欬。或小便利。或嘔者主之。傷寒少陰太陽病發汗。汗出不解。其人仍發熱。心下悸。頭眩身瞤動。振振欲擗地者主之。同上太陽

茯苓　芍藥各三兩　白朮二兩　附子一枚炮去皮破八片　生姜三兩切

右五味。以水八升。煮取三升。去滓温服七合。日三服。若欬者加五味半升。細辛一兩。乾姜一兩。若小便利者去茯苓。若下利者。去芍藥。加乾姜二兩。若嘔者。去附子加生姜足前成半斤。千金方作玄武湯

真人養臟湯　治大人小兒腸胃虛弱。冷熱不調。藏府受寒。下痢赤白。或便膿血。有如魚腦。裏急後重。臍腹㽲痛。日夜無度。胸膈痞悶。脅肋脹滿。全不思食。及治脫肛墜下。酒毒便血。諸藥不效者。並皆治之。局方

白芍藥一兩六錢　當歸去蘆洗焙　人參去蘆　木香不見火一兩四錢一本作一兩六錢　白朮焙各六錢　肉豆蔻麵裹煨半兩一本無肉豆蔻　肉桂去麄皮　甘草炙各三錢　訶子皮一兩二錢　罌粟殼去蒂蓋蜜炙三兩六錢

右件剉為麄末。每服二大錢。水一盞半。煎至八分。去滓食前温服。老人。孕婦。小兒暴瀉。宜急服之立愈。忌酒麵生冷魚腥油膩。如腸肺滑泄。夜起久不差者。可加炮附子三四片。煎服。此藥的有神效。不可具述。

流氣飲　治肝經不足。內受風熱上攻。眼目昏暗。視物不明。常見黑花。當風多淚。怕日羞明。堆眵赤腫。隱澀難開。或生翳障。倒睫拳毛赤爛。及婦人血風眼。及時行暴赤腫。眼胞紫黑。應有眼疾。並宜服。局方

荊芥去梗　木賊去根節　牛蒡子炒　細辛去苗　玄參去蘆　大黃炮　蔓荊子去白皮　白蒺藜去尖炒　決明子一兩半　黃芩一作二兩　防風去蘆　山梔子去皮　川芎各一兩　蒼朮二兩米泔浸洗一本作泔浸一宿炒十二兩　菊花去枝　甘草炙

右搗羅為細末。每服二錢半。臨臥用冷酒調下。如牙兒一作孩兒有患。只令乳母服之。

流氣飲子　治臂痛。外連肌肉。牽引背胛。時發時止。此由榮衛之氣。循行失度。留滯經絡。與正氣相搏。其痛發則有癰瘓。婦人大全良方

紫蘇葉　青皮　桔梗　大黄焙　當歸　芍藥　烏藥　茯苓　川芎　黄耆　枳殼去穰麩炒　防風各半兩　甘草　橘皮各三分　木香　連翹　大腹二兩剉姜汁炙

右㕮咀。每服二錢。水二盞。姜二片。棗一枚。煎一盞。去滓服。

高良姜湯　治心腹絞痛如刺。兩脇支滿。煩悶不可忍方。千金方

高良姜五兩　厚朴二兩　當歸　桂心各三兩

右四味。㕮咀。以水八升。煮取一升八合。分二服。日二。若一服痛止。便停不須更服。强者爲二服。劣者分三服。

仁齋直指。名當歸厚朴湯。治肝經受寒。面色青慘。厥而泄痢。

高良姜湯　療久心刺肋。冷氣結痛。不能食。外臺

高良姜十分　當歸十分　橘皮八分　厚朴十分炙　桔梗八分　桃仁五十枚去尖皮　吳茱萸八分　生姜八分　訶梨勒五分

右九味。切。以水八升。煮取二升八合。絞去滓。分溫三服。服別相去如人行六七里再服。忌猪肉。生冷。油膩。粘食。小豆等。

痃癖氣壯熱。兼欬。久爲骨蒸驗方。外臺

柴胡四兩　茯苓　白朮　枳實炙各二兩

右四味。切。以水七升。煮取二升半。分爲三服。積熱不歇。即加芒硝六分取利。熱除之後。每三日服一劑瘥。後每日一劑。肥白。終身永除。忌桃李。雀肉。醋物。

痃癖胸背痛。時時欬嗽。不能食方。同上

桂心　細辛　鼈甲炙各四分　白朮六分　厚朴三分炙　附子　乾姜各五分　橘皮　防葵三分炙　吳茱萸三分

右十味。擣篩。蜜和爲丸。如梧子大。服十五丸。酒下。日二服。加至二三十丸。忌莧菜。醋物。生葱等。

候氏黑散　治大風四肢煩重。心中惡寒。不足者。外臺

菊花四十分　白朮　防風各十分　細辛　茯苓　牡蠣　人參　礬石　當歸　乾姜　芎藭　桂枝各三分　桔梗八分　黄芩五分

右十四味。杵爲散。酒服方寸匕。日一服。初服二十日。酒溫調服。禁一切魚肉。大蒜。常宜冷食。六十日止。即藥積在腹中不下也。熱食即下矣。冷食自能助藥力。

指迷七氣湯　治七情相干。陰陽不得升降。氣道壅滯。

攻衝作疼。直指

青皮　陳皮　桔梗　莪朮　辣桂　藿香　益智各一兩　香附子一兩半　甘草　半夏各三分

右剉細。每服三錢。水一盞。姜四片。棗一枚。煎至七分。不拘時候。

秘傳降氣湯　治男子婦人。上熱下虛之疾。飲食過度。致傷脾胃。酒色無節。耗損腎元。水土交攻。陰陽關隔。遂使氣不升降。上熱則頭目昏眩。痰實嘔逆。胸膈不快。咽喉乾燥。飲食無味。下弱則腰脚無力。大便秘澀。裏急後重。臍腹冷痛。治以涼。則脾氣怯弱。腸鳴下利。治以温。則上焦壅熱。口舌生瘡。及脚氣上攻。與久利不差。宜先服此藥。却以所主藥。治之。局方

桑白皮二兩炒　枳殼湯浸去瓤麸炒　柴胡去毛蘆洗　陳皮炒黄色　甘草炒一兩　五加皮酒浸半日炒黄　骨碎補燎去毛剉炒半兩　地骨皮炒黄　草菓去皮膜淨洗炒黄　訶子炮取肉　半夏生姜汁和餅再碎炒以上各半兩

右剉散和匀。以椀盛。飯甑上蒸一伏時。傾出攤令冷收之。每服二錢。紫蘇三葉。生姜三片。水一盞。同煎七分。食後通口服。痰咳加半夏麴。心肺虛每料加人參茯苓各一兩。上膈熱加北黄芩五錢。下部大段虛。加少許炮附子煎。如使附子多加生姜。婦人血虛。加當歸一兩。

神授散　治大便下血不止。魏氏家藏方趙八節使傳。壽皇御前。見一藥人。黄瘦。一日忽肥壯。呼來問之。乃云久患失血。因得此方。遂獲安差。壽皇面賜此方。吳嗣秀王。傳於大父。同上

白雞冠花　生姜去皮

右等分。同於沙盆內。爛研捻作餅子。焙乾爲細末。白湯調下。不拘時候服。

唐侍中療苦脚氣攻心。此方消散腫氣。極驗。外臺

大梹榔七枚合子碎　生姜各二兩　橘皮　吳茱萸　紫蘇　木瓜各一兩

右六味。切。以水三升。煮取一升三合。分再服。忌如藥法。

夏月暴冷。忽壯熱。泄痢引飲。熱湯斷變。通身浮腫。或成冷下結。脈沉細小數方。千金方

澤瀉一兩半　吳茱萸　茯苓　白朮　當歸　桔梗　犀角　青木香　海藻　芍藥　大黄各二兩

右十一味。㕮咀。以水九升。煮取三升。分三服。下後消

息。五六日許。可與女麴散。

羌活湯　治白虎風。痛甚如齧。聖濟

羌活去蘆頭一分　防風去叉一兩　秦艽去苗土　芎藭　當歸焙各一兩半　牛膝去苗酒浸一兩　附子炮裂去皮臍三分　大腹連皮用三枚　桃仁湯浸去皮尖雙仁炒三十一枚

右九味。剉如麻豆。每服五錢匕。水二盞。入生姜一棗大。拍破煎至一盞。去滓溫服。日二夜一。

狼牙湯　少陰脈滑而數者。陰中卽生瘡。陰中蝕瘡爛者。此湯洗之。金匱婦人雜病

狼牙三兩

右一味。以水四升。煮取半升。以綿纏筋如繭。浸湯瀝陰中。日四遍。

除熱清肺湯　治麻疹盡透而壯熱。咳嗽大便秘結。醫通

石羔三錢　黑玄參　生地黃　赤芍　括蔞根　貝母各二錢　麥門冬去心一錢半　甘草五分

右水煎。溫服。

除濕湯　治寒濕所傷。身體重著。腰脚酸疼。大便溏泄。小便或澀。或利。準繩

半夏麴炒　厚朴姜製　蒼朮米泔製各二兩　藿香葉　陳皮去白　白茯苓去皮各一兩　甘草炙七錢　白朮生用一兩

右㕮咀。每服四錢。水一盞。姜七片。棗一枚。煎七分。食前溫服。

倉公當歸湯　治賊風口噤。角弓反張。身强直痙方。千金

當歸　防風各十八銖　獨活一兩半　附子一枚　細辛半兩　麻黃五銖

右六味。㕮咀。以酒五升。水三升。煮取三升。服一升。口不開者。格口內湯一服。當蘇。二服小汗。三服大汗。

十一畫

清濕化痰湯　治遍身四肢。骨節走注疼痛。牽引胸背。亦作寒熱喘欬煩悶。或作腫塊痛難轉側。或四肢麻痺不仁。或背心一點。如水冷。脈來沉滑。乃是濕痰流注經絡。關節不利故也。壽世

南星炮　半夏製　陳皮去白　茯苓去皮　蒼朮米泔炒　羌活　酒芩　白芷各等分　甘草減半

右剉。水煎。入竹瀝姜汁。磨木香溫服。　骨體痛甚。及有腫塊作痛者。名痰塊。加乳香。沒藥。海石。朴消。　頭項痛加川芎。威靈仙。　手臂膊痛。加薄桂。引南星等

藥至痛處。

清燥養榮湯　夫疫乃熱病也。邪氣內鬱。陽氣不得宣布。積陽爲火。陰血每爲熱摶。暴解之後。餘焰尚在。陰血未復。大忌參耆白朮。得之反助其壅鬱。餘邪留伏。不惟目下淹纏。日後必變生異證。或週身痛痺。或四肢攣急。或流火結痰。或遍身瘡瘍。或兩腿攢痛。或勞嗽湧痰。或氣毒流注。或痰核穿漏。皆驟補之爲害也。凡有陰枯血燥者。宜此湯。若素多痰。及少年平時肥盛者。投之恐有膩膈之弊。亦宜斟酌。大抵時疫愈後調理之劑投之不當。莫如靜養節飲食爲第一。瘟疫

知母　天花粉　當歸身　白芍　地黃汁　陳皮

加燈心煎服。表有餘熱。宜柴胡養榮湯。

清陽湯　治口喎斜。頰腮緊急。胃中火盛。汗不出而小便數也。準繩

紅花　黃蘗酒製　桂枝已上各七錢　生甘草

蘇木各五分　炙甘草一錢　葛根一錢五分

當歸　升麻　黃耆各二錢

㕮咀。作一服。酒三盞。煎至一盞三分。去滓稍熱。食前服訖。以火熨摩緊急處卽愈。夫口喎筋急者。是筋脈血絡中大寒。此藥少代燔針。劫刺破惡血。以去凝結。內泄衝脈之火熾。

清暑益氣湯　治長夏濕熱大勝。蒸蒸人感之。多四肢困倦。精神短少。懶於動作。胸滿氣促。肢節沈疼。或氣高而喘。身熱而煩。心下膨痞。小便黃而少。大便溏而頻。或利出黃糜。或如泔色。或渴。或不思飲食。自汗體重。或汗少者。血先病。而氣不通也。其脈中得洪緩。若濕氣相搏。必加之以遲。遲病雖互換少差。其天暑濕令則一也。宜以清燥之劑治之。辨惑論

黃耆汗少者減五分　蒼朮各一升半　升麻一錢　人參去蘆　五味子　白朮　陳皮各五分

神麴　澤瀉各五分　甘草炙三分　黃蘗酒焙

當歸身　麥門冬去心　青皮去白　乾姜各三分

右㕮咀。作一服。水二盞。煎之一盞去渣。稍熱服。食遠服。

清涼甘露飲　治膏粱所釀。暴怒所結。遂致口唇高突堅硬。或損破流血。或虛熱生痰。或渴症久作。並治。正宗

犀角　銀柴胡　茵蔯　石斛　枳殼　甘草

麥門冬　生地黃　黃芩　知母　枇杷葉各一錢

水二鍾。淡竹葉。燈心。各二十。煎八分。食後服。

清涼飲子　治小兒血脈壅實。腑藏生熱。頰赤多渴。五心煩躁。睡臥不寧。四肢驚掣。及因乳哺不時。寒溫失度。令兒血氣不理。腸胃不調。或溫熱連滯。欲成伏熱。或壯熱不歇。欲發驚癇。又治風熱結核。頭面瘡癤。目赤咽痛。瘡疹餘毒。一切壅滯。並宜服之。局方

赤芍藥　當歸去蘆　甘草炙　大黃各等分

右爲麤末。每服一錢。水一中盞。煎至七分。去滓溫服。量兒大小虛實加減。微溏利爲度。食後臨臥服。

清涼散　治一切實火。咽喉腫痛。回春

山梔　連翹　黃芩　防風　枳殼　黃連　當歸　生地　甘草各等分　桔梗倍　薄荷減半
白芷或不可用

右剉一劑。燈心一團。細茶一撮。水煎。磨山豆根調服。

清胃散　治胃經有熱。牙齒或牙齦作腫。出血不止。幷效。正宗

黃芩　黃連　生地　丹皮　升麻　石羔各一錢

水二鍾。煎八分。食後服。

清中散　治胃經積熱。牙齒或牙根腫痛。或牽引頭腦作痛。或面熱耳紅。並皆治之。同上

當歸　黃連　生地黃　山梔子各一錢半　牡丹皮六分　升麻八分　甘草五分

右水二鍾。煎八分。食遠服。

清熱補血湯　治口舌生瘡。體倦少食。日晡益甚。或目澁熱痛。準繩

當歸酒洗　川芎　芍藥　熟地酒洗各一錢
玄參七分　知母　五味子　黃蘗　麥門冬去心　柴胡　牡丹皮各五分

右水煎服。如不應。用補中益氣湯。加五味治之。

清熱導痰湯　中風痰涎壅盛。不能言語。不省人事。牙關緊急。有火有痰有氣。或面赤。身熱手足溫暖。脈緊盛。宜服此方。壽世

人參　白朮去蘆　茯苓去皮　陳皮去皮　半夏姜製　南星　桔梗　瓜蔞　枳實麩炒　黃芩　黃連各等分　甘草減半

右剉。生姜水煎。一方有防風。白附子。尤效。

清熱透肌湯　治麻疹未透。熱甚而欬。醫通

黑參　石羔　鼠粘子　荊芥　防風　前胡
葛根　杏仁等分　生甘草減半

水煎。熱服。

清熱消毒散　治癰疽。陽症。腫痛發寒熱。作渴等症。入門治熱實口舌生瘡。及一切瘡瘍。腫痛。形病俱實方。

同上
金銀花二錢　芍藥　川芎　生地黃各一錢半
當歸　黃連　梔子　連翹　甘草各一錢
水煎服。

清魂散　治產後血暈不省人事。續易簡方
澤蘭葉　人參各一分　荊芥穗一兩　川芎半
兩　甘草二錢炙
右細末。每服一錢。熱湯溫酒各小盞調勻。日灌下。過
喉。即開眼氣定。省人事。

清肝解鬱湯　治一切憂鬱。氣滯乳結腫。硬不痛。不癢。
久漸作疼。或胸膈不利。肢體倦怠。面色痿黃。飲食減
少。正宗
陳皮　白芍　川芎　當歸　生地　半夏　香
附子各八分　青皮　遠志　茯神　蘇葉　桔
梗各六分　甘草　山梔子　木通各四分
水二鍾。姜三片。煎八分。食遠服。

清肝滲濕湯　治肝經鬱滯。邪火流行。致陰腫痛。或熱
作痒。同上
川芎　當歸　白芍　生地　山梔　黃連　連
翹　龍胆草各一錢　銀柴胡　澤瀉　木通各
六分　滑石一錢　蘆薈五分　甘草三分　防
風八分
水二鍾。淡竹葉。燈心。各二十件。煎八分。食前服。

清心蓮子飲　治心經蘊熱。小便赤澁。玉莖腫痛。或莖
竅作疼。及上盛下虛。心火炎上。口苦咽乾。煩躁作渴。
又治虛陽口乾。小便白濁。夜則安靜。晝則發熱者。同
上
石蓮肉　黃耆　黃芩　赤茯苓　人參各一錢
炙甘草　澤瀉　麥門冬　地骨皮各五分
水二鍾。煎八分。空心併食前服。赤水玄珠。去澤瀉。加
車前。

清心抑膽湯　平肝解鬱。清火化痰。除眩暈諸癇之疾。
回春癇屬氣血虛。而兼痰火者。宜攻補兼施。同上
當歸酒浸　白芍酒炒　白朮去蘆炒　茯苓去
皮　陳皮　半夏姜汁炒　枳實麸炒　竹茹
石菖蒲　黃連姜汁炒　香附炒各一錢　麥門
冬去心　川芎　人參去心　遠志　甘草四分
右剉一劑。生姜三片。水煎溫服。

清咽滋肺湯　治麻疹出透。及沒後有餘熱。欬嗽聲喝
者。醫通麻疹未出。先欬甚爲佳兆。發透欬自已。若透
徹。及收後欬仍不止者。屬肺熱。同上
玄參　牛蒡子　荊芥　葳蕤　貝母　括蔞根

馬兜鈴　桔梗　麥門冬各等分　甘草減半

右十味。照常煎服。若多吐痰。去麥門冬。加橘皮。按繆仲淳方。無馬兜鈴。有薄荷。

清咽利膈湯　治積熱咽喉腫痛。痰涎壅盛。及乳蛾。喉痺。喉癰。重舌。木舌。或胸膈不利。煩躁飲冷。大便秘結等症。正宗

連翹　黃芩　甘草　桔梗　荊芥　防風　山梔　薄荷　金銀花　黃連　牛蒡子　玄參各一錢　大黃　朴消各二錢

水二鍾。煎八分。食遠服。

清肺飲　治痘兒咽乾聲啞。保赤

麻黃一錢五分　麥門冬　桔梗各二錢　知母　荊芥穗　天花粉各一錢　石菖蒲　訶子肉各八分

右入竹瀝姜汁服。

清肺湯　治一切欬嗽。上焦痰盛。或久嗽不止。或勞怯。或久嗽聲啞。或喉生瘡者。是火傷肺金。並宜此湯。回春

桔梗去蘆　茯苓去皮　陳皮去白　桑白　貝母去心各一錢　杏仁去皮　當歸　山梔　天門去心　麥門冬去心各七分　五味子七粒

甘草三分　黃芩去朽心一錢半

右剉。姜棗子水煎。食後服。

清肺飲子　治渴而小便不利者。是熱邪在上焦。肺之分。故不利也。肺者金也。金合生水。若肺中有熱。不能生水。是絕其水源。治宜淡滲之劑。以清肺之氣。泄其火邪。滋水之上源也。同上

赤茯苓去皮一錢半　猪苓二錢　澤瀉一錢　通草一錢　燈草一錢　車前子炒另研一錢　琥珀另研五分　扁蓄七分　木通　瞿麥各七分

右剉一劑。水煎。空心稍熱服。

清上防風湯　清上焦火。治頭面生瘡癤。風熱毒等。同上

防風一錢　荊芥　薄荷　黃連酒炒　山梔子　枳殼各五分　黃芩酒炒　川芎各七分　連翹　白芷　桔梗各八分　甘草二分

右水煎。食後服。入竹瀝一匙。尤妙。

清神散　治氣壅頭目不清。耳常重聽。準繩

甘菊花　白殭蠶炒各半兩　羌活　荊芥穗　木通　川芎　防風各四兩　石菖蒲　甘草各一錢

右爲細末。每服二錢。食後茶清調飲。

清解湯　治一切感冒。同上

蒼朮炒　荆芥各二兩　麻黃一兩半　甘草一兩

右四味。㕮咀。每服一兩。水二鍾。生姜三片。葱白一莖。同煎七分。去滓微熱服。以被蓋覆。取汗爲度。

清陽散火湯　治牙根盡處結腫。連及耳項作痛。名骨槽風也。正宗

升麻　白芷　黃芩　牛蒡子　連翹　防風　當歸　荆芥　白蒺藜各一錢　甘草五分

水二鍾。煎八分。食後服。

清地退火湯　治痘不退熱而出。名爲火裏苗。急用此方。以退其熱。則後無青黑乾陷之患。保赤

地骨皮一錢　地膚子九分　牛蒡子炒研七分　柴胡一錢五分　紫草八分用糯米撥製過　乾葛八分　連翹六分　當歸五分　木通三分　蟬退二分

右用姜一片。水煎服。如熱不退。再服一劑。或製末藥燈心湯下。亦好。

麻黃湯　太陽病。頭痛發熱。身疼腰痛。骨節疼痛。惡風無汗而喘者主之。傷寒太陽　太陽與陽明合病。喘而胸滿者。不可下。宜此湯。同上太陽病。十日已去。脈浮細而嗜臥者。外已解也。設胸滿脇痛者。與小柴胡湯。脈但浮者。與此湯。同上太陽病。脈浮緊無汗。發熱身疼痛。八九日不解。表證仍在。此當發其汗。服藥已微除。其人發煩。目瞑。劇者必衄。衄乃解。所以然者。陽氣重故也。主此湯。同上脈浮者。病有表。可發汗。宜此湯。同上脈浮而數者。可發汗。宜此湯。同上傷寒脈浮緊。不發汗因致衄者。主之。同上陽明病脈浮無汗而喘者。發汗則愈。同上陽明陽明中風。脈弦浮大而短氣。腹部滿。脇下及心痛。又按之。氣不通。鼻乾不得汗。嗜臥。一身及面悉黃。小便難。有潮熱。時時噦。耳前後腫。刺之小差。外不解。病過十日。脈續浮者。與小柴胡湯。脈但浮。無餘證者。與此湯。若不尿腹滿。加噦者不治。同上陽明病。脈浮無汗而喘者。發汗則愈。宜此方。同上脈浮而緊。浮則爲風。緊則爲寒。風則傷衞。寒則傷榮。榮衞俱病。骨節煩疼。可發其汗。傷寒可發汗篇

麻黃三兩去節　桂枝二兩去皮　甘草一兩炙　杏仁七十箇去皮尖

右四味。以水九升。先煑麻黃。減二升。去上沫。內諸藥。煮取二升半。去滓溫服八合。覆取微似汗。不須啜。餘如桂枝法將息。

麻黃附子甘草湯　水之爲病。其脈沉小。屬少陰。浮者爲風。無水。虛脹者爲氣。水。發其汗。卽愈。脈沉者宜此湯。浮者宜杏子湯。金匱水氣篇。又云。杏子湯未見。恐麻黃杏仁甘草石羔湯。少陰病。得之二三日。以此湯微發汗。以二三日。無裏證。故微發汗也。傷寒少陰

麻黃二兩去節　甘草二兩炙　附子一枚炮去皮破八片

右三味。以水七升。先煮麻黃一兩沸。去上沫。內諸藥。煮取三升。去滓。溫服一升。日三服。

麻黃杏仁薏苡甘草湯　病者一身盡疼。發熱日晡所劇者。名風濕。此病傷於汗出當風。或久傷取冷所致也。可與此湯。金匱濕暍

麻黃半兩湯泡去節　甘草一兩炙　薏苡半兩　杏仁七箇去皮尖炒

右剉。麻豆大。每服四錢匕。水盞半。煮八分。去滓溫服。有微汗避風。

麻黃加朮湯　濕家身煩疼。可與此湯。發其汗爲宜。愼不可以火攻之。同上

麻黃三兩去節　桂枝二兩去皮　甘草二兩炙　杏仁七十箇去皮尖　白朮四兩

右五味。以水九升。先煮麻黃。減二升。去上沫。內諸藥。煮取二升半。去滓溫服八合。覆取微似汗。

麻黃杏仁甘草石膏湯　發汗後。不可更行桂枝湯、汗出而喘。無大熱者。可與此湯。傷寒太陽

麻黃四兩去皮　杏仁五十箇去皮尖　甘草二兩　石羔半斤碎綿裹

右四味。以水七升。煮麻黃減二升。去上沫。內諸藥煮取二升。去滓溫服一升。

麻黃細辛附子湯　少陰病。始得之。反發熱脈沉者。傷寒

麻黃二兩　細辛二兩　附子一枚

右三味。以水一斗。先煮麻黃。減三升。去上沫。內諸藥。煮取三升。去滓溫服一升。日三服。

麻黃升麻湯　傷寒六七日大下後。寸脈沉而遲。手足厥逆。下部脈不至。咽喉不利。唾膿血。泄利不止者。爲難治主之。同上厥陰

麻黃二兩半去節　升麻一兩一分　當歸一兩一分　知母　黃芩　萎蕤各十八銖一作菖蒲　石羔碎綿裹　白朮　乾姜　芍藥　天門冬去心　桂枝去皮　茯苓　甘草各六銖炙

右十四味。以水一升。先煮麻黃一兩沸。去上沫。內諸藥。煮取三升。去滓分溫三服。相去如炊三斗米頃。令

盡汗出愈。

麻黃醇酒湯　治黃疸。金匱

　麻黃三兩

右一味。以美酒五升。煮取二升半。頓服盡。冬月用酒。春月用水煮之。

麻黃連軺赤小豆湯　傷寒瘀熱在裏。身必黃。主之。傷寒陽明

　麻黃二兩去節　連軺二兩連翹根也　杏仁四十箇去皮尖　赤小豆一升　大棗十二枚擘　生梓白皮切一斤　生姜二兩切　甘草二兩炙

右八味。以潦水一斗。先煮麻黃再沸。去上沫。內諸藥。煮取三升。去滓分溫三服。半日服盡。

麻黃湯　療風水。身體面目盡浮腫。腰背牽引髀股。不能食方。外臺

　麻黃五兩去節　桂心四兩　生姜三兩　甘草二兩炙　附子二枚炮

右五味。切。以水一斗。先煮麻黃。減二升。內藥煎取三升。一服一升。日三。忌同前。

麻黃湯　治頭面風熱煩躁。皮肉如亂鍼刺痛。聖濟

　麻黃去根節　杏仁去皮尖雙仁炒研　桔梗去蘆頭　秦艽去苗葉　薄荷葉　丹皮去心　防風去皮　芍藥　升麻　黃芩去黑皮　紫菀去苗土各一分　半夏湯洗去滑半分　羌活去蘆頭半兩

右十三味。麁擣篩。每服二錢匕。水一盞。入生姜三片。煎至七分去滓。食後臨臥熱服。

麻子湯　治大風周身四肢攣急。皮膚勞強。服之。不虛人。又治精神蒙昧者方。千金

　秋麻子三升淨擇水漬一宿　防風　桂心　生姜　石羔碎綿裹　橘皮各二兩　麻黃三兩　竹葉　葱白各一握　香豉一合

右十味。㕮咀。先以水二斗半煮麻子。令極熱。漉去滓。取九升。別煮麻黃兩沸。掠去沫。內諸藥汁中。煮取三升去滓。分三服。空腹服。當微汗。汗出以粉塗身。極重者。不過三兩劑。輕者一兩劑瘥。有人患大風賊風刺風。加獨活三兩。比之小續命湯。準當六劑。

麻子湯　治肺氣不足。欬唾膿血氣短。不得臥方。千金

　麻子一升　桑白皮　餳各一斤　桂心　人參各二兩　阿膠　紫菀各一兩　生姜三兩　乾地黃四兩

右九味。㕮咀。以水一斗五升。合煮取四升。分五服。

麻子仁丸　趺陽脈。浮而濇。浮則胃氣強。濇則小便數。

浮濇相搏大便則鞕。其脾爲約主之。傷寒陽明脈陽微而汗少者。爲自和也。汗出多者爲太過。陽脈實。因發其汗。出多者。亦爲太過。太過者。爲陽絕於裏。亡津液。大便因鞕也。同上脈浮而芤。浮爲陽。芤爲陰。浮芤相搏。胃氣生熱。其陽則絕。同上

麻子仁二升　芍藥半斤　枳實半斤炙　大黃一斤去皮　厚朴一尺炙去皮　杏仁一升去皮尖熬別作脂

右六味。蜜和丸。如梧桐子大。飲服十丸。日三服。漸加以知爲度。

參附養榮湯　疫邪留於心胸。令人痞滿。下之。痞應去。今反痞者虛也。以其人或因他病先虧。或因新產後。氣血兩虛。或稟賦嬌怯。因下益虛。失其健運。邪氣留止。故令痞滿。今愈下而痞愈甚。若更用行氣破氣之劑。轉成壞證。宜此湯方。瘟疫

當歸　白芍一錢　生地黃三錢　人參一錢　附子炮七分　乾姜炒一錢

照常煎服。果如前證。一服痞當如失。倘有下證。下後。脈實。病未除者。再下之。此有虛實之分。一者有下證。下後痞卽減者爲實。一者表雖微熱。脈不甚數。口不渴。下後痞反甚者爲虛。若潮熱口渴。脈數而痞者。投之禍不旋踵。

參耆內托散　治痘不起發。根窠不紅。灰白色。咬牙寒戰等症。保赤氣虛痒塌及大便頻者。同上

人參　厚朴去粗皮姜汁炒　黃耆　川芎去蘆　當歸酒洗　防風去蘆　白芷　桔梗去蘆頭　木香隨時磨服各隨意加減　肉桂去粗皮　紫草　糯米一撮

右各等分。姜一片。棗一枚。水煎服。　紅色紫者。去肉桂。木香。加紫草。蟬退。　漿不滿。水酒各半煎。　色淡白者。去防風。白芷。加糯米。　弱不食。加人乳和服。

參苓白朮湯　治脾胃虛弱。飲食不進。多困少力。中滿痞噎。心忪氣喘。嘔吐泄瀉。及傷寒。咳嗽。此藥中和不熱。久服養氣育神。醒脾悅色。順正辟邪。局方

人參去蘆　山藥各一斤　蓮肉去皮　白扁豆一斤半姜汁浸去皮微炒　白朮　縮砂取仁各一斤　桔梗炒令深黃色二兩　薏苡仁　甘草炒各一兩

右爲細末。每服二錢。棗湯下。小兒量歲數。加減服之。久瀉及大病後。痢後調理。消渴者。尤宜此方。

參蘇飲　治感冒發熱頭疼。或因痰飲凝節。兼以爲熱。並宜服之。若因感冒發熱。亦如服養胃湯法。以被蓋

臥。連進數服。微汗即愈。尙一本作面有餘熱。更宜徐徐服之。自然平治。因痰飮發熱。但連日頻進此藥。以熱退爲期。不可預止。雖有前胡乾葛。但能解肌耳。旣有枳殼橘紅輩。自能寬中快膈。不致傷脾。兼大治中脘痞滿。嘔逆惡心。開胃進食。無以踰此。毋以性涼爲疑。一切發熱。皆能取效。不必拘其所因也。小兒室女。亦宜服之。局方治一切發熱。頭疼體痛。服之皆效。不必拘其所因。小兒室女。尤得其宜。用藥致和。而且平故也。痰飮停積。中脘閉塞。眩暈嘈煩。忪悸惧懼。嘔逆不食。有如氣隔。痰氣停滯。關節不利。手足嚲曳。筋脈攣急類中風。食已即吐。發熱頭痛。百節煩疼。狀似傷寒。但連日頻進此藥。以病退爲期。不可預止。得效方

陳皮去白　枳殼去穰麩炒　桔梗去蘆　甘草炙　木香各半兩　半夏湯洗七次姜製　紫蘇用葉　乾葛洗　前胡去苗　人參去蘆　茯苓去皮各三分

右㕮咀。每服四錢。水一盞半。姜七片。棗一个。煎六分。去滓微熱服。不拘時候。易簡方不用木香。只拾味。

參連湯　治下痢噤口。不食者。脾胃熱甚也。回春

人參五錢　黃連一兩

右剉水煎。終日時呷之。如吐再強飮。但得一口呷下咽喉。即好。加石蓮肉三錢尤效。外以田螺搗爛盦臍中。引熱下行故也

參耆鹿茸湯　痘初無大熱。面色少赤或赤斑。皮膚中隱隱。而經四五日不起出。面色憔悴。似內攻非內攻。此稟受虛症之兒。毒氣盛實。不能發表危症也。不可下。宜此湯。若表氣兼陰寒者。宜溫中益氣湯。活幼新法

鹿茸酒炙去毛三錢　黃耆蜜炙　當歸酒洗各一錢半　人參一錢二分　附子一枚　龍眼肉三箇　生姜一片　甘草炙六分

同煎。去滓。入好酒一盃溫服。

參麥清補湯　有一種出痘稠密。毒火旣盛。然元氣虛。血氣弱。津液枯竭。不能制火。以致虛火炎蒸。或煩或渴。或咽喉痛。或鼻時出血。難任溫補。痘必不能成漿結痂。大凡年長之男女。嗜慾久開。血氣耗者。多有此症。最爲難治。時醫見其熱候。率用清涼如犀角地黃湯之類。不知原因。血氣不能勝毒氣。而致有此症。今又純用寒涼。則血氣愈虧損。而毒氣愈肆行。豈復有可生之理。是以此等之症。時醫治之。十無一生。可哀憐。今製此湯調之。同上

大參八分　麥門冬無心酒蒸晒乾一錢二分

白花粉酒蒸晒乾　生黄耆各一錢　前胡　牛蒡各五分　炙甘草　生甘草各三分　酒炒白芍　生白芍各四分　當歸酒洗八分　紅花酒洗三分　大川芎　生地黄酒洗各三分　桔梗三分　山查肉五分

生姜一片。龍眼肉三个。同煎温服。遇此症者。此藥當頻服。

通脈四逆湯　少陰病。下利清穀。裏寒外熱。汗出而厥者。金匱手足厥逆。脈微欲絕。身反不惡寒。其人面色赤。或腹痛。或乾嘔。或咽痛。或利止脈不出者主之。傷寒

甘草一兩炙　附子大者一枚生用去皮破八片　乾姜三兩強人可四兩

右三味。以水三升。煮取一升二合。去滓分温再服。其脈即出者愈。面色赤者。加葱九莖。腹中痛者。去葱加芍藥二兩。嘔者加生姜二兩。咽痛者去芍藥加桔梗一兩。利止脈不出者。去桔梗加人參二兩。病皆與方相應者。乃服之。

通脈四逆加猪胆汁湯　吐已下斷。汗出而厥。四肢拘急不解。脈微欲絕者主之。同上

甘草二兩炙　乾姜三兩強人可四兩　附子大者一枚生去皮破八片　猪胆汁半合

右四味。以水三升。煮取一升二合。去滓內猪胆汁。分温再服。其脈即來。無猪胆以羊胆代之。

通氣防風湯　治肩背痛。用風藥以散之。肩背痛不可回顧者。太陽氣鬱而不行也。回春辨惑論羌活勝濕湯

藁本一錢　防風　羌活二錢　川芎一錢　獨活二錢　蔓荊子六分　甘草六分

右剉一劑。水煎服。如身重腰沉。經中有寒濕。加酒浸防己一錢。輕者炮附子。重者炮川烏各五分。

通氣噎湯方。外臺

半夏三兩洗　桂心三兩　生姜八兩　羚羊角三兩　大棗二十枚

右四味。切。以水八升。煮取三升。分服半升。日再服。忌羊肉。生葱。飴。

通經導滯湯　治婦人產後敗血。流注經絡。結成腫塊。疼痛者。正宗

香附　赤芍　川芎　當歸　熟地　陳皮　紫蘇　牡丹皮　紅花　牛膝　枳殼各一錢　甘草節　獨活各五分

水二鍾。煎八分。入酒一小杯。食前服。

通膈絕湯　療中焦實熱閉塞。上下不通。隔絕關格。不吐不下。腹滿彭彭喘急。大黃瀉熱開關格。外臺

大黃三兩切引漬　黃芩　澤瀉　升麻各三兩

羚羊角四兩　梔子仁四兩　生地黃汁一升

玄參八兩　芒硝三兩

右九味。切。以水七升。先煮七味。取二升三合。下大黃。更煎數沸。絞去渣。下消。分三服。忌蕪荑。

通膈湯　治肺氣喘急煩悶。或時咳嗽方。聖濟

射干　桑白炙剉一兩　麻黃去根節洗去沫焙

甘草炙各一錢　檳榔子剉　草豆蔻各半兩

郁李仁炒去皮一兩

右七味。麤擣篩。每服三錢匕。水一盞。入生姜一棗大。拍碎同煎。至七分去滓。食後溫服。

通氣飲　治橫痃初起。或兩髀俱腫作痛。肉未堅實。應服此方。瘍醫

木通　瓜蔞子各五錢　忍冬花　粉甘草各三錢　貝母　紫蘇葉各二錢

用水二大鍾。煎八分。空腹服。渣再煎。七分服。

通關散　治中風傷寒發熱。惡風頭痛。目眩鼻塞聲重。肩背拘急。身體酸疼。肌肉瞤動。牙關緊急。及久新頭風。攻疰眼暗。並宜服之。局方

川芎一兩　細辛半兩　甘草　川烏　白芷一本以上三味各一兩半　撫芎各二兩　龍腦薄荷一兩半

右爲細末。每服一大錢。葱白茶清調下。薄荷湯調亦得。不拘時候。

通經圓　治婦人室女。月候不通。或成血瘕。本事方

桂心　青皮　大黃炮　乾姜炮　川椒　莪朮

川烏炮　乾漆炒　當歸　桃仁炒各等分

右細末。四分用米醋熬成膏。和餘六分末成劑。臼中治之。圓梧子大。淡醋湯下。溫酒亦得。食前服。　按大全良方。及濟生方。有紅花。無川烏。

梔子豉湯　發汗後。水藥不得入口爲逆。若更發汗。必吐下不止。發汗吐下後。虛煩不得眠。若劇者。必反復顛倒。心中懊憹。主之。傷寒太陽中篇　傷寒五六日。大下之後。身熱不去。心中結痛者。未欲解也。此湯主之。同上　發汗若下之。而煩熱胸中窒者主之。同上　凡梔子豉湯。病人舊微溏者。不可與服之。同上　陽明病。脈浮而緊。咽燥口苦。腹滿而喘。發熱汗出。不惡寒。反惡熱。身重若發汗則躁。心憒憒反讝語。若加燒鍼必怵惕。煩躁不得眠。若下之。則胃中空虛。客氣動膈。心中懊憹。舌上胎者主之。同上陽明　陽明病。下之其外

有熱。手足温不結胸。心中懊憹。饑不能食。但頭汗出者主之。同上下利後更煩。按之心下濡者。爲虛煩也。宜此湯。同上厥陰

梔子十四箇擘　香豉四合綿裹

右二味。以水四升。先煮梔子。得二升半。內豉煮取一升半。去滓分爲二服。温進一服。得快吐者。止後服。

梔子甘草豉湯　前證若少氣者主之。傷寒太陽

梔子十四箇擘　甘草二兩炙　香豉四合綿裹

右三味。以水四升。先煮梔子甘草。取二升半。內豉煮取一升半。去滓分二服。温進一服。得吐者。止後服。

梔子生姜豉湯　前證若嘔者主之。同上

梔子十四箇擘　生姜五兩　香豉四合綿裹

右三味。以水四升。先煮梔子生姜。取二升半。內豉煮取一升半。去滓。分二服。温進一服。得吐者。止後服。

梔子大黃湯　酒黃疸。心中懊憹。或熱痛者主之。金匱

梔子十四枚　大黃一兩　枳實五枚　豉一升

右四味。以水六升。煮取二升。分温三服。

梔子乾姜湯　傷寒醫以丸藥大下之。身熱不去。微煩者主之。傷寒太陽中篇

梔子十四箇擘　乾姜二兩

右二味。以水三升半。煮取一升半。去滓分温。進一服。

梔子蘗皮湯　傷寒身黃發熱者主之。同上陽明

梔子十五箇擘　甘草一兩炙　黃蘗二兩

右三味。以水四升。煮取一升半。去滓分温再服。

梔子厚朴湯　傷寒下後。心煩腹滿。臥起不安者主之。同上太陽

梔子十四箇擘　厚朴四兩炙去皮　枳實四枚水浸炙令黃

右三味。以水三升半。煮取一升半。去滓分二服。温服進一服。

深師石羔湯　療傷寒病。巳八九日。三焦熱。其脈滑數。昏憒身體壯熱。沉重拘攣。急不差。直用汗藥。則因加劇。而方無表裏療者。意思以三黃湯以救其內。欲解其外。故宜石羔湯。外臺方

石羔　黃連　黃蘗　黃芩各二兩　香豉一升綿裹　梔子十枚擘　麻黃三兩去節

右七味。切。以水一斗。煮取三升。分爲三服。一日併服出汗。初服一劑。小汗。其後更合一劑。分兩日服。常令微汗出。拘攣煩憒即差。得數行利。心開令語。毒折也。忌猪肉。冷水。

深師阿膠湯　療虛勞小便利而多。有人虛勞。服散又虛熱盛。當風取冷。患脚氣。喜發動。兼小便利。脈細弱。

此方利即減。同上

阿膠一兩　乾姜二兩　麻子一斤擣篩　遠志四兩去心　附子一枚炮　人參一兩　甘草一兩炙

右七味。切。以水七升。煮六味。取三升。去滓。內膠。烊銷。分三服。一方云。小便利多日夜數十行。一石五斗者良。忌猪肉。冷水。海藻。菘菜。

深師芍藥湯　療中毒風腫。心腹痛達背。迫氣前後。如疰痛方。同上

芍藥　細辛　桂心　甘草炙　當歸　吳茱萸　獨活各二兩　乾地黃　生姜五兩　桃仁四十枚去皮尖兩仁研

右十味。切。以水九升。煮取三升。分爲四服。宜利者。加大黃二兩。忌海藻。菘菜。生葱。蕪荑。生菜。

深師乾姜湯　療冷欬逆氣。同上

乾姜四兩　紫菀一兩　杏仁七十枚去皮尖兩人切　麻黄去節四兩　桂心　甘草炙各二兩　五味子一兩

右七味。切。水八升。煮取二升七合。分三服。平體人加射干一兩。代乾姜。忌海藻。菘菜。生葱等。

深師酸棗湯　療傷寒及吐下後。心煩乏氣。晝夜不眠方。同上

酸棗仁四升　麥門冬一升去心　甘草二兩炙　知母二兩　茯苓二兩　芎藭二兩　乾姜三兩

右七味。切。以水一斗六升。煮棗取一斗。去棗內藥。煮取三升。去滓溫分三服。忌海藻。菘菜。大醋。按金匱無乾姜麥門冬

猪苓湯　陽明病。脈浮而緊。咽燥口苦。腹滿而喘。發熱汗出。不惡寒反惡熱。身重。若發汗則躁。心憒憒。反讝語。若加溫鍼。必怵惕煩躁。不得眠。若下之。則胃中空虛。客氣動膈。心中懊憹。舌上胎者。梔子豉湯主之。若渴欲飲水。口乾舌燥者。白虎加人參湯主之。若脈浮發渴。欲飲水。小便不利者。此湯主之。傷寒陽明脈浮發熱。渴欲飲水。小便不利者。此湯主之。金匱消渴夫諸病在藏欲攻之。當隨其所得。而攻之。如渴者。與此湯。餘皆倣此。同上陽明病汗出多而渴者。不可與此湯。以汗多胃中燥。此湯復利小便故也。傷寒陽明少陰病。不利六七日。欬而嘔渴。心煩不得眠者主之。傷寒少陰

猪苓去皮　茯苓　阿膠　澤瀉　滑石各一兩

右五味。以水四升。先煮四物。取二升。去滓。內阿膠烊盡。溫服七合。日三服。

猪苓散　嘔吐而病在膈上。後思水者解。急與之。思水者。用此湯。金匱嘔吐

　猪苓　茯苓　朮各等分

右三味。杵爲散。服方寸匕。日三服。

猪苓湯　邪到膀胱者。乃疫邪分布下焦。膀胱實有之邪。不止於熱也。從胃家來。治在胃。兼治膀胱。若純治膀胱。胃氣乘勢。擁入膀胱。非其治矣。若腸胃無邪。獨小便急數。或白膏如馬遺。其治有膀胱。宜此湯。溫疫論

　猪苓二錢　澤瀉二錢　滑石五分　甘草八分

　木通一錢　車前子二錢

　燈心煎服。

猪膏髮煎　諸黃用此方金匱黃疸胃氣下泄。陰吹而正喧。此穀氣之實也。同上婦人

　猪膏半斤　亂髮雞子大三枚

右二味。和膏中煎之。髮消藥成。分再服。病從小便出。

猪膚湯　少陰病。下利咽痛。胸滿心煩主之。傷寒少陰

　猪膚一斤

右一味。以水一斗。煮取五升去滓。加白蜜一升。白粉五合。熬香和相得。溫分六服。湯液本草曰。方中用白粉。即白米粉。

紫參湯　下利肺痛主之。金匱方

　紫參半斤　甘草三兩

右二味。以水五升。先煮紫參。取二升。內甘草。煮取一升半。分溫三服。

紫石寒食散　治傷寒。愈後不復。同上

　赤石脂　紫石英　白石英　鍾乳雄煉　括蔞根　防風　桔梗　文蛤　鬼臼各十分　附子炮去皮四分　太一餘粮十分燒　乾姜　桂枝去皮各四分

右十三味。杵爲散。服方寸匕。

紫菀湯　治妊娠咳嗽不止。胎不安。婦人大全良方

　甘草　杏仁各一兩　紫菀一兩　桑白一分

　桔梗三分　天門冬一兩

右㕮咀。每服三錢。水一盞。竹茹一塊。煎至七分去滓。入蜜半匙。更煎二沸。溫服。

紫蘇飲　治妊娠胎氣不和。懷胎近上。脹滿疼痛。謂之子懸者。心胃脹痛也。兼治胎氣不和。心腹脹滿疼痛及胎前諸疾。依此方加減。壽世保元

　大腹皮　人參去蘆　川芎洗　陳橘皮去白

　白芍藥各半兩　紫蘇莖葉一兩　當歸洗去蘆薄切三錢　甘草一錢炙

右各細剉。分作三服。每服用水一盞半。生姜四片。葱白七寸。煎至七分。去滓空心服。　濟生方名紫蘇和氣飲。又百一選方。無川芎。

紫蘇煮散　膜外水氣。聖濟

紫蘇　防風　白朮　桑白皮各等分

共末。水煎覺熱。去白朮。加甘草。功效如五靈湯。

紫蘇湯　主通身體滿。小便澁。上氣不下。不能食。食困脹者方。外臺

紫蘇莖一兩　甘草炙　橘皮各一兩半　生姜三兩　檳榔二枚

右五味。切。以水五升。煮取二升。分三服。相去十里久。若能長服之。永令氣消下。忌海藻。菘菜。本事方。不用甘草。名檳榔湯。暴得疾。手足不舉。諸醫以爲風。針灸。臂腿不知痛。作脚氣。與此藥乃愈。

麥門冬湯　大逆上氣。咽喉不利。止逆下氣者主之。金匱　咳嗽病後勞復發熱者。玉函

麥門冬七升　半夏一升　人參三兩　甘草二兩　粳米三合　大棗十二枚

右六味。以水一斗二升。煮取六升。溫服一升。日三夜一服。　千金三因並同。　聖濟。治虛勞煩熱。口乾舌燥。欲得飲水方。無人參。有竹葉。生姜。　本事方。治小兒嘔吐。脈數有力方。無粳米大棗。加茯苓三錢。姜三片。名麥門冬散。

麥門冬湯　治霍亂已愈。煩熱不解。多渴小便不利。濟生

麥冬　橘皮　半夏　白朮各一兩　人參　甘草炙各半兩　小麥五合

右每四錢。水一盞半。生姜五片。烏梅少許。煎八分溫服。　聖惠方。人參散。無小麥。烏梅。半夏。有葛根。治霍亂卒吐。下利不禁。脈數煩渴。宜服此方。

麥門冬湯　治脾癉發黃。口甘煩渴主之。聖濟

麥門冬三兩　芍藥　黄芩兩半　梔子仁五枚　烏犀角一兩　石羔一兩

水煎五錢。去滓入朴硝五分。三沸。溫服。日二。

麥門冬湯　治凡下血虛極方。千金

麥門冬　白朮各四兩　甘草一兩　牡蠣　芍藥　阿膠各三兩　大棗二十枚

右七味。㕮咀。以水八升。煮取二升。分再服。

排膿內托散　治癰疽。腦項諸發等瘡。已潰流膿時。宜服。正宗

當歸　白朮　人參各二錢　川芎　白芍　黄耆　陳皮　茯苓各一錢　香附　肉桂各八分

甘草五分　白芷項之上加三分　桔梗胸之上加五分　牛膝下部加五分

姜三片。水二茶鍾。煎八分。食遠服。

旋復花湯　治其人常欲蹈其胸上。先未苦時。但欲飲熱。主之。金匱寸口脈弦而大。弦則爲減。大則爲芤。減則爲寒。芤則爲虛。寒虛相搏。此名曰革。婦人則半產漏下。此湯主之。同上

旋復花三兩　葱十四莖　新絳少許

右三味。以水三升。煮取一升。頓服之。

旋復花湯　療姙娠六七月。胎不安。常處方。同上

旋復花一兩　厚朴炙　白朮　枳實炙　黃芩　茯苓各三兩　半夏洗七遍　芍藥各二兩

右九味。切。以水一斗。煮取二升半。先食分五服。日三夜二。忌羊肉。餳。醋。桃。李。雀肉等。

旋復代赭石湯　傷寒吐下後。發汗虛煩。脈甚微。八九日。心下痞鞕。脅下痛。氣上衝咽喉。眩冒經脈。動惕者。久而成痿。傷寒太陽傷寒發汗。若吐若下解後。心下痞鞕。噫氣不除者主之。同上

旋復花三兩　甘草三兩炙　大棗十二枚擘　人參二兩　生姜五兩　半夏半斤洗　代赭石一兩　甘草三兩炙

右七味。以水一斗。煮取六升。去滓再煎。取三升。溫服一升。日三服。

旋復飲子　治脚氣癗痺不仁。兩脚緩弱。脚腫無力重者。少腹氣滿。胸中痞塞。見食卽嘔。或兩手大拇指不遂。或兩脚大拇指不遂。或小便澀。第一療氣滿。嘔逆不下食。外臺

卽犀角旋復花湯。去犀角者。

旋復花湯　治支飲。胸膈實痞。呼吸短氣方。聖濟

旋復花　檳榔　紫胡去苗　桔梗炒各一兩　鼈甲　桑根白皮　大黃剉炒各一兩半　甘草炙半兩

右八味。剉。如麻豆大。每服五錢匕。水一盞半。煎至八分。去滓溫服。不拘時候。

羚羊角散　治大人小兒。一切風熱毒上衝。眼目暴發赤腫。或生瘡疼痛。隱澀羞明。局方

羚羊角鎊　車前子　甘草微炙　黃芩　川升麻各十兩　決明子二十兩炙　龍胆草去蘆　山梔子取仁各五兩

右爲細末。每服一錢。食後溫熱水調下。日進三服。小兒可服半錢。

羚羊角湯　主肺熱胸背痛。時時乾欬。不能食方。外臺

羚羊角屑二兩　貝母　生姜　茯苓各三兩
橘皮　人參　芍藥各二兩
右七味。切。以水五升。煮取一升八合。去滓分溫三服。每服如人行八九里久更服。禁生冷蒜麪醋。

羚羊角豉湯　療喉痛腫結毒氣衝心胸方。同上
豉一升半　犀角一兩屑　羚羊角屑一兩　芍藥三兩　升麻四兩　杏仁一兩去皮尖　梔子七枚　甘草炙二兩
右八味。切。以水七升。煮取一升半。分三服。忌海藻。菘菜。

羚羊角湯　治肝熱生風內障。醫通
羚羊角鎊　人參各錢半　黑玄參　地骨皮　羌活　車前子各一錢二分
水煎。食前熱服。

羚羊角湯　治眼見黑花。或頭旋目暗。欲變青盲。眼瞳微開方。聖濟
羚羊角鎊　決明子　人參　升麻　玄參　車前子各一兩　羌活　防風去叉各一兩半　細辛半兩
右九味。細剉如麻豆大。每服五錢匕。以水一盞半。煎至八分。去滓溫服。不拘時候。

理中丸即人參湯　傷寒服湯藥。下利不止。心下痞鞕。服瀉心湯已。復以他藥下之。利不止。醫以理中與之。利益甚。理中者。理中焦。此利在下焦。赤石脂禹餘糧湯主之。復不止者。當利其小便。傷寒太陽霍亂頭痛。發熱身疼痛。熱多欲飲水者。五苓散主之。寒多不用水者。此丸主之。同上霍亂大病差後。喜唾久不了了。胸上有寒。當以丸藥溫之。宜此丸。同上陰陽易胸痺心中痞留氣結在胸。胸滿脇下逆搶心。枳實桂枝湯主之。人參湯又主之。金匱胸痺霍亂吐下。脹滿食不消化。心腹痛者主之。同上霍亂即局方理中湯千金名治中湯。

人參　乾姜　甘草炙　白朮各三兩
右四味。擣篩。蜜和爲丸。如雞子黃許大。以沸湯數合和一丸。研碎溫服之。日三四。夜二服。腹中未熱。益至三四丸。然不及湯。湯法以四物依兩數切。用水八升。煮取三升。去滓溫服一升。日三服。若臍上築者。腎氣動也。去朮加桂四兩。吐多者。去朮加生姜三兩。下多者。還用朮。悸者。加茯苓二兩。渴欲得水者。加朮足前成四兩半。腹中痛者。加人參。足前成四兩半。寒者加乾薑。足前成四兩半。腹滿者。去朮加附子一枚。服湯後。如食頃。飲熱粥一升許。微自溫。勿發揭衣被。

理中丸　療冷熱不調。霍亂吐痢。宿食不消。外臺
人參八分　白朮八分　甘草八分炙　高良姜八分　桂心六分
右五味。擣篩蜜丸。空腹以飲下。梧子大。服三十丸。日二服。漸加四十丸。老少以意減之。

理中安蚘湯　傷寒吐蚘者。手足冷。胃空虛也。回春
人參七分　白朮　茯苓各一錢　烏梅三分
乾薑炒黑五分
右剉劑。水煎服。治蚘不可用甘草甜物。蓋蚘得甘。則動於上。得酸則靜。見苦則安。得辛辣則頭於下。如合丸用烏梅浸爛蒸熟搗如泥。入前末藥。再搗如泥。每服十丸。米湯吞下。

乾姜湯　治飲食輒噎方。千金方集驗名半夏湯
乾姜　石菖各四兩　人參　桂心　括蔞根集驗作桔梗各二兩　半夏　小麥各一升　甘草一兩　吳茱萸二升　赤小豆三十粒
右十味。㕮咀。以酒五升。水一斗。煮棗二十枚。去滓合煮。取三升。合三服。

乾姜附子湯　下之後。復發汗。晝日煩躁。不得眠。夜而安靜。不嘔不渴。無表證。脈沉微。身無大熱者主之。傷寒

乾姜一兩、附子一枚生用去皮尖八片
右二味。以水三升。煮取一升。去滓頓服。

乾姜人參半夏丸　姙娠嘔吐不止主之。金匱姙娠
乾姜　人參各一兩　半夏二兩
右三味。末之。以生姜汁糊爲丸。如梧子大。飲服十丸。日三服。

乾姜黃連黃芩人參湯　傷寒。本自寒下。醫復吐下之。寒格更逆吐下。若食入口卽吐者主之。傷寒厥陰傷寒四五日。腹中痛。若轉氣下趨少腹者。此欲自利也。同上少陰
乾姜　黃連　黃芩　人參各三兩
右四味。以水六升。煮取二升。去滓分溫再服。

連翹消毒飲　治熱毒瘰癧。過食炙煿醇酒膏粱。以致蘊熱腮項成核。或天行亢熱濕痰作腫。不能轉側者效。正宗
連翹　陳皮　桔梗　玄參　黃芩　芍藥　當歸　山梔　葛根　射干　天花粉　紅花各一錢　甘草五分　大黃初起便燥者加之
水二鍾。煎八分。食後服。有痰者。加竹茹一錢。

連翹湯　治妬乳。乳癰方。千金方
連翹　芒硝各二兩　芍藥　射干　升麻　防

己　杏仁　黄芩　大黄　柴胡　甘草各二兩

右十一味。㕮咀。以水九升。煮取二升五合。分三服。

連翹散　治積飲停痰。蘊熱膈上。以致咽喉腫痛。胸膈不利。咳吐痰涎。舌燥。無表裏症相兼者。服此。正宗

連翹　葛根　黄芩　赤芍　山梔　桔梗　升麻　麥門冬　牛蒡子　甘草　木通各八分

水二鍾。竹葉二十片。煎八分。食遠服。

涼膈散　治大人小兒藏腑積熱。煩躁多渴。面熱頭昏。唇焦咽燥。舌腫喉閉。目赤鼻衄。頷頰結硬。口舌生瘡。痰實不利。涕稠粘。睡卧不寧。譫語狂忘。腸胃燥澁。便溺祕結。一切風壅。並宜服之。局方治三焦實火。煩渴舌生瘡。小水赤。大便結。一切有餘之火。回春

川大黄　朴硝　甘草炙各二十兩　連翹去梗二斤半　梔子　黄芩　薄荷去土各十兩

右麁末。每服二錢。水一盞。入竹葉七片。蜜少許。同煎至七分。食後温服。小兒可服半錢。更隨歲數加減服之。得利下住服。正宗有石羔

涼榮瀉火湯　治婦人懷抱憂鬱不清。致生内熱。小水澁滯。大便祕結。及陰中火鬱作痛。亦如澁淋。宜此瀉之。正宗

川芎　當歸　芍藥　生地　黄芩　黄連　山梔　木通　柴胡　茵蔯　龍胆草　知母　麥門冬各一錢　甘草五分　大黄酒炒二錢

右麁末。水二鍾。煎八分。空心服。便利。去大黄。

崔氏療脚氣遍身腫方。外臺

大豆二大升以水一斗煮取五升去豆　桑白皮一握切　檳榔七枚碎　茯苓二兩切

右四物。將三物以前豆汁。浸經宿。煮取二升。絞去滓。添酒二合。内藥中。隨多少服之。忌醋物。

崔氏療漆瘡方。同上

頻以鹽湯洗之。大良。

陳橘皮湯　治乾霍亂。腹脇脹滿。不吐利。心胸悶亂。不可忍方。聖濟

陳橘皮湯浸去白焙三兩　蜀椒去目并開口炒出汗四十枚

右二味。麁擣篩。每服五錢匕。水一盞半。生姜三片。煎至一盞。去滓温服。不拘時。

牽牛子湯　此藥不獨療水病。凡肺氣脚氣奔豚氣。上築心胸。不可忍。皆治之。聖濟

牽牛子　檳榔煨　木香　赤茯苓　陳皮各一兩

右五味。麁擣篩。每服二錢匕。水一盞。煎三兩沸。去滓

温服。

啓脾丸　消食。止瀉止吐。消疳。消黄。消脹。定腹痛。益脾健胃。回春

人參　白朮去蘆油炒　白茯苓去皮　陳皮　蓮肉各一兩去心　山查肉　山藥炒　澤瀉　甘草炙各五錢

右爲末。煉蜜爲丸。梧桐子大。每服二三十丸。空心米湯下。或米湯研化服。亦可。小兒常患傷食。服之立愈。

鹿肉湯　治產後虛羸。勞損補之方。千金

鹿肉四斤　乾地黄　甘草　芎藭　黄耆　芍藥　麥門冬　茯苓各三兩　人參　當歸　生姜各一兩　半夏半斤　大棗二十枚

右十三味。㕮咀。以水二斗五升。煮肉取一斗三升。去肉。內藥煎。取五升。去滓分四服。日三夜一。

陰毒甘草湯　治傷寒初病一二日。便結成陰毒。或服藥六七日以上至十日。便成陰毒。身重背強。腹中絞痛。咽喉不利。毒氣攻心。心下堅強。短氣不得息。嘔逆唇面青黑。四肢厥冷。其數沉細緊數。仲景云。此陰毒之候。身如被打。五六日可治。至七日不可治也。千金方

甘草　升麻各半兩　當歸　蜀椒各六銖　鼈甲一兩

右五味。㕮咀。以水五升。煮取二升半。分三服。如人行五里。須臾進一服。温服發汗。當從汗出。汗出則愈。若不汗。則不除。重作服。仲景方去蜀椒

陷胸湯　治胸中心下結積。飲食不消方。千金方

括蔞實　大黄　黄連各二兩　甘草一兩

右四味。㕮咀。以水五升。煮取二升五合。分三服。

透膿散　治便毒有膿未破。作痛作脹。黴瘡

皂角刺　黄耆　牛膝各三錢　川芎一錢　當歸尾　川山甲　忍冬花　漢防己各一錢五分

用水二大鍾。煎八分。空腹服。渣再煎七分。若服前方不效者。感毒必重。正宗透膿散無牛膝。忍冬花。漢防己三味。而有入酒一杯。法曰。治癰疽諸毒。內膿已成。不穿破者。宜服之。即破。

偏風。膈上風熱。心藏恍惚。神情天陰。心中惛惛。如醉不醒方。同上

淡竹瀝三升若熱多用竹瀝冷多則用荆瀝　羚羊角二分屑　石膏十分碎綿裹　茯神六分切

右四味。以水一斗。合竹瀝煮取一升五合。去滓。食後服。欲消分爲三服。常能服之。永不畏風發。忌酢物。

荳附圓　治丈夫婦人腸胃虛弱。內受風冷。水穀不化。

泄瀉注下。腹痛腸鳴。手足厥冷。服諸藥不效者。局方
肉蔻炮　附子炮　茯苓各四兩　木香　肉桂
乾姜炮各二兩　丁香一兩
右細末。姜汁麪糊圓。梧子大。食前生姜下。

淨府湯　治小兒一切癖塊。發熱口乾。小便赤。成洞瀉。
回春
柴胡　白茯苓去皮　猪苓　澤瀉　三稜醋炒
莪朮　山查子去核各一錢　黃芩　白朮去蘆
半夏姜製　人參各八分　胡黃連　甘草各三
分
右剉一劑。姜棗煎服。

產後下赤白。腹中絞痛湯方。千金
芍藥　乾地黃各一兩一本作五兩　甘草　阿
膠　艾葉　當歸各二兩
右六味。㕮咀。以水七升。煮取二升半。去滓內膠令烊。
分三服。

常山飲　治山嵐瘴瘧。寒熱往來。或二日三日一發。聖
濟
常山剉　厚朴去麄皮生姜汁炙熟各一兩　草
豆蔻去皮　肉豆蔻去殼各兩枚　烏梅去核七
枚　檳榔剉　甘草炙各半兩

右七味。麄擣篩。每服二錢匕。水一盞。煎至六分。去滓
候冷。未發前服。如熱吃。即吐。

蛇牀子散　温陰中坐藥。金匱一本曰。婦人陰寒。温中
坐藥。主之。同上
蛇牀子仁
右一味。末之。以白粉少許。和令相得。如棗大。綿裹內
之。自然温。

逍遙散　治血虛勞倦。五心煩熱。肢體疼痛。頭目昏重。
心忪頰赤。口燥咽乾。發熱盜汗。減食嗜臥。及血熱相
搏。月水不調。臍腹脹痛。寒熱如瘧。又治室女血弱陰
虛。榮衛不和。痰嗽潮熱。肌體羸瘦。漸成骨蒸。局方
柴胡七分炒　白朮蜜蒸　茯苓　當歸各一錢
白芍錢半酒炒　甘草炙八分　薄荷五分
右剉一劑。生姜七片。水煎温服。痰盛加全蝎炙二枚。
仍先用通關散。搐鼻。若牙噤者。用烏梅肉擦。和南星
細辛末。以中指蘸藥。擦牙自開。

十二畫

黃土湯　下血先便後血。此遠血也。主之。亦主吐血。金
匱吐衄
甘草　乾地黃　阿膠　黃芩各三兩　白朮
附子炮各三兩　竈中黃土半斤

右七味。以水八升。煮取三升。分溫二服。

黃芩清肺飲　治肺風粉刺。皶鼻初起紅色。久則肉皰發腫者。正宗

川芎　當歸　赤芍　防風　生地　乾葛　天花粉　連翹　紅花各一錢　黃芩二錢　薄荷五分

水二鍾。煎八分。食後服。用酒一杯過口。

黃芩湯　太陽與少陽合病。自下利者與之。若嘔者黃芩加半夏生姜湯主之。傷寒太陽下傷寒脈遲六七日而反與此湯。徹其熱。脈遲爲寒。今與此湯。復除其熱。腹中應冷。當不能食。今反能食。此名除中。必死。同上厥陰

黃芩三兩　甘草二兩炙　芍藥二兩　大棗十二枚擘

右四味。以水一斗。煮取三升。去滓溫服一升。日再夜一。

黃芩加半夏生姜湯　太陰與少陽合病。自下利者。與黃芩湯。若嘔者。此湯主之。傷寒太陽下乾嘔而利者主之。金匱

黃芩三兩　芍藥二兩　甘草二兩炙　大棗十二枚擘　半夏半斤洗　生姜一兩半一方三兩切

右六味。以水一斗。煮取三升。去滓溫服一升。日再夜一服。外臺。用乾姜有桂枝人參。無甘草芍藥。名黃芩湯。又治乾嘔下痢。

黃耆建中湯　治虛勞裏急。諸不足方。千金

黃耆　生姜　桂心各三兩　甘草二兩　芍藥六兩　大棗十二枚　飴糖一斤

右七味。㕮咀。以水一斗。煮取三升。去滓。內飴。令消。溫服一升。日三。間日可作。嘔者。倍加生姜。腹滿者。去棗加茯苓四兩佳。仲景。集驗古今錄驗並同。深師治虛勞腹滿食少。小便多者。無飴糖。有人參二兩。半夏一升。又治大虛不足。小腹裏急。勞寒拘引臍。氣上衝胷。短氣。言語謬誤。不能食。吸吸氣乏悶亂。必效方。治虛勞下焦虛冷。不甚渴。小便數多。有人參。當歸各一兩。若失精。加龍骨。白斂各一兩。古今錄驗。治虛勞裏急。小腹急痛。氣引胷脇痛。或心痛短氣者。以乾姜代生姜。加當歸四兩。

黃耆建中湯　治虛勞有熱。胷中煩。手足熱。心忪忡。口苦咽乾。咳嗽潮熱等疾。服之能進飲食。陸彥安方。唐仲舉家屢效。事證方

黃耆去蘆　白朮　枳殼湯浸去穰　前胡三分

杏仁去皮尖　柴胡銀州者　人參　白茯苓
甘草　當歸　川芎　半夏湯洗七遍　黄芩
白芍藥　羚羊角　生乾地黄　麥門冬去心
各二分

右十七味。爲麁末。每服四錢。水一大盞半。生姜四片。煎至八分，去滓服。食後服，日二服。

黄耆桂枝五物湯　血痺。陰陽俱微。寸口關上微。尺中小緊。外證身體不仁。如風痺狀者。主之。金匱血痺

黄耆三兩　芍藥三兩　桂枝三兩　生姜六兩
大棗十二枚一方有人參

右五味。以水六升。煮取二升。温服七合。日三服。

黄耆芍藥桂枝苦酒湯　問曰。黄汗之爲病。身體腫。發熱汗出而渴。狀如風水。汗沾衣。色正黄如蘗汁。脈自沉。何從得之。師曰。以汗出入水中。浴水從汗孔入得之。

芍藥二兩　黄耆五兩　桂枝三兩

右三味。以苦酒一升。水七升。相和煮取三升。服一升。當心煩。服至六七日乃解。若心煩不止者。以苦酒阻故也。金匱水氣

黄耆湯　筋實極。則好怒。口乾燥，好嗔。身躁不定。調筋止怒定氣方。外臺

黄耆　芎藭　白柘皮無刺者各二兩　通草
芍藥各四兩　甘草炙　桂心各二兩　大棗四
十枚去核　石羔八兩碎綿裹　竹葉切一升

右十一味。切。以水九升。煮取三升。去滓分爲三服。忌海藻。菘菜。生葱。桃李。雀肉。

黄耆湯　療虚勞裏急。少腹痛。氣引胸脇痛。或心痛。短氣方。同上

芍藥六兩　黄耆四兩　甘草二兩炙　桂心二
兩　乾姜四兩　當歸四兩　大棗十二枚　飴
糖六兩

右八味。切。以水一斗。煮取三升。去滓下飴糖令消。分三服。忌海藻。生葱。菘菜。

黄耆湯　療消渴。同上

黄耆　茯苓　栝樓　甘草炙　麥門冬去心各
三兩　乾地黄五兩

右六味。切。以水八升。煮取二升半。分三服。忌蕪荑。酢物。海藻。菘菜。日進一劑。服十劑。訖服丸藥。後腎消門中。宜補丸是。

黄耆湯　治咽喉中腫痒。微嗽聲不出方。聖濟

黄耆一兩半　人參一兩　赤茯苓一兩半　桂
枝半兩　甘草炙一兩

右五味。麁擣篩。每服三錢匕。水一盞。生姜半分。拍破。棗二枚擘。煎至五分去滓。空腹食前各一服。

黃耆湯　自汗屬表虛宜此湯。無有不止者。然溫疫證。屬實常多。屬虛常少。邪氣盛爲實。正氣奪爲虛。虛實之分。在乎有熱無熱。有熱爲實。無熱爲虛。若顛倒誤用。未免實實虛虛之誤。臨證當慎。溫疫

黃耆三錢　五味子五分　當歸一錢　白朮一錢　甘草五分

照常煎服。如汗未止。加麻黃浮根一錢五分。

黃耆理中湯　治上焦虛寒。短氣不續。語聲不出。千金

黃耆　桂心各二兩　五味子　桔梗　乾姜　茯苓　甘草　川芎各三兩　丹參　杏仁各四兩

右十味。㕮咀。以水九升。煮取三升。爲三服。

黃耆內托散　治臀癰已成。服活血散瘀湯。勢定者。欲其潰膿。宜服之。正宗

黃耆二錢　當歸　川芎　金銀花　皂角刺　穿山甲　甘草節各一錢

水二鍾。煎八分。入酒一杯。食前服。

黃連湯　傷寒胸中有熱。胃中有邪氣。腹中痛欲嘔吐者。

黃連三兩　甘草炙　乾姜　桂枝去皮各三兩　人參二兩　半夏半升洗　大棗十二枚擘

右七味。以水一斗。煮取六升。去滓溫服一升。日三服。夜二。傷寒太陽下

黃連阿膠湯　少陰病得之二三日以上。心中煩。不得臥。主之。傷寒少陰

黃連四兩　黃芩二兩　芍藥二兩　鷄子黃二枚　阿膠三兩

右五味。以水六升。先煮三物。取二升。去滓。內膠烊盡。小冷。內雞子黃。攪令相得。溫服七合。日三服。

黃連解毒湯　前軍劉車者。得時疾三日。已汗解。因飲酒復劇。苦煩悶。乾嘔口燥。呻吟錯語。不得臥。余思作此湯方。外臺

黃連三兩　黃芩　黃蘗各二兩　梔子十四枚擘

右四味。切。以水六升。煮取二升。分二服。一服目明。再服進粥。於此漸差。余以療凡大熱盛。煩嘔呻吟。錯語不得眠。皆佳。傳語諸人。用之亦効。此直解熱毒。除酷熱。不必飲酒。劇者此湯療五日中神効。忌猪肉。冷水。

正宗有連翹。牛蒡子。甘草各五分。治疔毒入心。內熱口乾。煩悶。恍惚。脈實者宜用。

黃連瀉心湯　治大人小兒。心火妄動。結成重舌。木舌。紫舌。脹腫堅硬。語言不利者。並宜服之。正宗

黃連　山梔子　荊芥　黃芩　連翹　木通　薄荷　牛蒡子各一錢　甘草五分

水二鍾。燈心二十根。煎八分。食後服。

黃連煎　治中焦寒。洞泄下痢。或因霍亂後。瀉黃白無度。腹中虛痛方。千金方

黃連　酸石榴皮　地榆　阿膠各四兩　當歸　厚朴　乾姜各三兩

右八味。㕮咀。以水九升。煮取二升。去滓下阿膠。更煎烊。分三服。

黃連竹茹湯　治胃熱。煩渴嘔吐。回春

黃連姜汁炒　山梔炒黑　竹茹各一錢　人參五分　白朮去蘆　茯苓去皮　陳皮　白芍炒　麥門冬去心　甘草二分

右剉一劑。烏梅一箇。棗二枚。炒米一撮。水煎。徐徐溫服。發熱加柴胡。

黃連洗湯　療眼漠漠方。外臺

黃連三兩　秦皮二兩　蕤仁半兩

右三味。㕮咀。水三升。煮取一升半。絞去滓。適寒溫。以洗目。日四五度。又加升麻二兩。加水煎之。忌猪肉。

黃龍湯　溫疫證。本應下。躭擱失治。或爲緩藥羈遲。火邪壅閉。耗氣搏血。精神殆盡。邪火獨存。以致循衣摸床。撮空理線。筋惕肉瞤。肢體振戰。目中不了了。皆緣應下失下之咎。邪熱一毫未除。元神將脫。補之則邪毒愈甚。攻之則幾微之氣。不勝其攻。攻不可。補不可。補瀉不及。兩無生理。不得已勉用此方。此證下亦死。不下亦死。與其坐以待斃。莫如含藥而亡。或有回生於萬一。宜此方。溫疫論

大黃　厚朴　枳實　芒硝　人參　地黃　當歸

照常煎服。

黃蘗黑散　療小兒臍中汁不差方。外臺

黃蘗炙一兩　釜底墨四分

右二味。擣和作散。以粉臍中即差。

犀角地黃湯　治傷寒及溫病。應發汗而不汗之。內畜血者及鼻衄吐血不盡。內餘瘀血。大便黑面黃。消瘀血。千金

犀角一兩　生地黃八兩　芍藥三兩　牡丹皮二兩

右以水九升。煮取三升。分三服。喜忘如狂者。加大黃二兩。黃芩三兩。其人脈大來遲。腹不滿。自言滿者。爲

無熱。但依方不須有所增加。又溫疫論云。服桃仁承氣湯。畜血盡。而熱亦盡。大勢已去。亡血過多。餘焰尚存者。宜此湯。

犀角地黃湯　治一切吐血。衄血。欬血。咯血。唾血。並皆治之。回春
犀角一錢　鎊　牡丹皮一錢半　生地黃二錢
赤芍藥一錢半　當歸一錢　黃芩一錢
右剉一劑。水煎熟。入茅根汁。磨京墨。調服。

犀角旋復花湯　夫脚氣之疾。先起嶺南。稍來江東。得之無漸。或微覺疼痺。或兩脛腫滿。或行起澀弱。或上入腹不仁。或時冷熱。小便澀。喘息氣衝喉。氣急欲死。食嘔不下。氣上逆者。皆其候也。先覺此證。先與此湯。千金方
犀角　旋復花各二兩　橘皮　茯苓各二兩
大棗二七枚　香豉一升　紫蘇莖葉一握
右八味。㕮咀。以水八升。煮取二升七合。分三服。相去十里久服之。以氣下小便利爲度。崔氏。名小犀角湯。如其不下。服後大犀角湯。

犀角麻黃湯　服大犀角湯。竟不下。氣急不定。主之。同上
犀角　麻黃　防風　獨活崔氏用茯苓　防己
芎藭　白朮　鈴羊角崔氏用附子　當歸　黃芩各二兩　石羔四兩　生姜　甘草　杏仁崔氏用細辛　桂心各三兩
右十五味。㕮咀。以水二斗。煮麻黃去沫。取汁八升。下藥煎。取三升。分三服。相去十里久服訖覆取汗。若不差。五日後。更一劑。取汗同前。

犀角散　治風毒壅熱。心胸痰滯。兩耳虛聾。頭重目眩。準繩
犀角屑　甘菊花　前胡　枳殼麸炒黃　羌活
石菖蒲　澤瀉　木通　生地黃各半兩　麥門冬去心二兩　甘草炙二錢半
右爲末。每服三錢。水煎去滓。食後溫服。

犀角黑參湯　治發斑。毒盛咽痛。傷寒緒論
犀角　黑玄參各一錢　升麻　射干　黃芩
人參各一錢　甘草生八分
右水煎。溫服。

犀角大青湯　治斑出大盛。大熱心煩。狂言悶亂。同上
犀角三錢　大青一錢五分　黑玄參　升麻
黃連　黃芩　黃蘗　山梔各一錢　甘草八分生
右水煎。熱服無時。

犀角飲子　治風熱上壅。耳內聾閉。焮腫掣痛。膿血流出。準繩

犀角鎊　木通　石菖蒲　甘菊花去根枝　玄參　赤芍藥　赤小豆炒各二錢　甘草炙一錢

水二鍾，生姜五片。煎至一鍾。不拘時候。

犀角湯　治熱毒流入四肢。歷節腫痛方。千金

犀角二兩　羚羊角一兩　前胡　黃芩　梔子仁　射干各三兩　大黃　升麻各四兩　豉一升

右九味。㕮咀。以水九升。煮取三升。去滓分三服。

犀角湯　治風毒熱。頭面腫方。同上

犀角　生姜各二兩　苦參　括蔞根　防風各一兩　石羔六兩　黃芩　青木香　升麻各三兩　防己一兩半　竹葉二握

右十一味。㕮咀。以水七升。煮取二升。分三服。相去十里久。內消不利。

犀角升麻湯　王檢正希皋。昔患鼻額間痛。或麻痺不仁。如是者數年。忽一日連口唇。頰車。髮際。皆痛不可開。口雖言語飲食亦相妨。左額與頰上常如糊急。手觸之則痛。予作足陽明經絡受風毒。傳入經絡。血凝滯而不行。故有此證。或者以排風小續命。透水丹之類與之。皆不効。予製此湯贈之。服數日而愈。本事方

上等犀角鎊一兩二分　真川升麻一兩　防風去蘆　羌活各三分　白芷不見火　黃芩去皮　川芎洗　白附子焙各半兩　甘草炙一分

右麁末。每服四大錢。水一盞半。煎至八分。去滓溫服。食後臨臥。日三四服。

犀角消毒飲　治大人。小兒。內蘊邪熱。咽膈不利。痰涎壅嗽。眼赤瞼腫。腮項結核。癰腫毒聚。遍身風疹。瘴毒赤瘦。及瘡疹已出未出。不能快透。並皆治療。小兒疹痘欲出及已出。熱未解。急進此藥。三四服快透消毒。應神效。局方

鼠黏子炒六十四兩　荊芥穗　甘草各十六兩　防風去苗八兩

右爲麁末。每服三錢。水一盞。煎至七分。去滓食後溫服。　吳昆醫方考曰。此方名犀角。無犀角者。謂其功同乎犀角也。

溫中當歸湯　療暴冷。心腹刺痛。面目青。肉冷。汗出。欲霍亂吐下。脈沉細者。及傷寒毒冷。下清水變作青白滯下。及白滯後。還復下清水者。悉主之。此方可以調諸冷痛也。外臺

當歸　人參　乾姜　茯苓　厚朴炙　桂心

青木香　桔梗　芍藥　甘草炙各二兩
右十味。切。以水八升。煮取三升。分温服。日三服。不耐青木香者。以犀角一兩代之。忌海藻。菘菜。猪肉。醋物。生葱等。

温中補脾湯　慢驚之後。多因吐瀉。或因久瀉。或因久瘧而得之。身冷。面或白或黃。不甚搐搦。目微微上視。口鼻中氣寒。大小便清。目昏睡露睛。筋脈拘攣。俗謂之天吊風。蓋因脾土極虛。中氣不足。故寒痰壅盛。而風動筋急也。此陰證也。又危證也。急宜温中補脾。則風痰自退。蓋治本。即所以治標。全不必治風。治驚。彼用蜈蚣。全蝎。辰砂。牛黃等。皆誤也。活幼心法
白朮用裏白無油者去蘆去皮炒一錢二分　製半夏七分　黃耆蜜炙　人參各八分　白茯苓
白豆蔻仁研　乾姜炒　砂仁研各五分　官桂
陳皮　甘草炙　白芍酒炒各四分　熟附子若覺虛寒甚者加五分　老生姜一片　大棗一枚去核
水二茶鍾。煎八分。温服。兒小者分數次服。必得肢體温和。風除神爽。方可止服。遇此症。服藥不於遲緩過時。其効如神。立起迴生矣。而昔人謂慢驚。爲九死一生之症。何也。得非調治錯慢而然乎。

温中大黃湯　治小兒暴冷。水穀下。或乳冷下。青結不消。或冷實吐下。乾嘔煩悶。及冷滯赤白下者良。若已服諸利者。去實。胃中虛冷。下如水。乾嘔目陷煩擾。不宜利者。可除大黃。若中乳。乳母洗浴水氣未消。飮兒遂爲霍亂者。但用大黃。小兒諸霍亂宜利者。便用大黃。不須利。用温和者。除之。方千金方
大黃六分　桂心　厚朴　甘草　乾姜各一分
人參　茯苓　白朮　當歸各二分　桔梗三分
右十味。以水二升半。煮取八合。凡兒三十日至六十日一服。二合。七十日至一百日一服。二合半。二百日已來。一服三合。

温中湯　療寒下。食完出。方外臺
甘草炙　乾姜各三兩　蜀椒八十枚去汁　附子一枚炮
右四味。切。以水二升。煮取一升。分爲再服。若嘔。內橘皮半兩。小與老皆取服之良。

温經湯　問曰。婦人年五十。所病下利。數十日不止。暮即發熱。少腹裏急。腹滿。手掌煩熱。唇口乾燥。何也。師曰。此病屬帶下。何以故。曾經半產。瘀血在少腹不去。何以知之。其證唇口乾燥。故知之。當以此湯主之。金匱婦人亦主婦人少腹寒。久不受胎。兼治崩中去血。

或月水來過多。及至期不來。同上治衝任虛損。月候不調。或來多不斷。或過期不來。或崩中去血過多不止。又治曾經損娠瘀血停留。少腹急痛。發熱下利。手掌煩熱。唇口燥。及治少腹有寒久不受胎。局方

吳茱萸三兩　當歸　芎藭　芍藥　人參　桂枝　阿膠　牡丹皮去心　生姜　甘草各二兩　半夏半斤　麥門冬一斤去心

右十二味。以水一斗。煮取三升。分溫三服。

溫經湯　治婦人血海虛寒。月水不調方。局方若婦人經道不通。繞臍寒疝痛徹。其脈沉緊。此由寒客血室。血凝不行。結積。血爲氣所衝。新血與故血相搏。所以發痛。譬如天寒地凍。水凝成冰。宜服此藥。十便

當歸　川芎　芍藥　桂枝　牡丹皮　莪朮各半兩　人參　甘草　牛膝各一兩

右九味。水二盞。煎一盞。溫服。　按大全良方。同金匱溫經湯加減方也。

溫脾湯　治下久。赤白連年不止。及霍亂脾胃冷實不消。千金

大黃四兩　人參　甘草　乾姜各二兩　附子一枚大者

右五味。㕮咀。以水八升。煮取二升半。分三服。臨熟下大黃。與後溫脾湯小異。須大轉瀉者。當用此方。神効。

溫膽湯　治大病後虛煩不得眠。此膽寒故也。宜服此湯方。千金方

生姜四兩　半夏二兩洗　竹茹二兩　枳實二兩　橘皮三兩　甘草一兩

右六味。㕮咀。以水八升。煮取二升。分三服。　按得効方。加茯苓二兩。人參一兩。治驚悸自汗。觸事易驚。又回春。有酸棗仁。茯苓。治心膽虛怯。觸事易驚。又加麥門冬。人參。柴胡。桔梗。

黑錫丹　治脾元久冷。上實下虛。胸中痰飲。或上攻頭目瞪昏眩。及奔豚氣上衝胸腹。連兩脇膨脹。刺痛不可忍。氣欲絕者。及陰陽氣。上下不升降。飲食不進。面黃羸瘦。肢體浮腫。五積水氣。脚氣上攻。及牙齦腫痛。滿口生瘡。齒欲落者。兼治脾寒。心痛。冷汗不止。或卒暴中風。痰潮上膈。言語艱澀。神昏氣亂。喉中痰響。狀似癱瘓。曾用風藥。弔吐不出者。宜用此藥百粒。煎姜棗湯灌之。壓下。風涎自利。或觸冒寒邪。霍亂吐瀉。手足逆冷。唇口青黑。及男子陽事痿怯。脚膝酸軟。行步乏力。臍腹虛鳴。大便久滑。及婦人血海久冷。白帶自下。歲久無子。血氣攻注。頭面四肢。兼療胸膈煩壅。痰飲虛喘。百藥不愈者。局方

金鈴子　胡蘆巴酒炒　木香　附子炮　肉蔻煨　破故紙酒炒　沉香鎊　茴香舶上者　陽起石酒煮研各一兩　肉桂半兩　黑錫　硫黃各二兩

右用黑盞或新鉄銚。內如常法。結黑錫硫黃。砂子地上。出火毒。研令極細。餘藥並爲細末。一處和勻。入研。自朝至暮。以黑光色爲度。酒糊圓梧子大。每三四粒。空心鹽湯或棗湯下。　按家寳方直指方並同。本事方無陽起石。有巴戟天。俱十一味。三因方。有青皮。烏藥。俱十四味。楊氏方。無胡蘆巴。沉香。陽起。肉桂。俱八味。

疎鑿飲子

治水氣。通身洪腫。喘呼氣急。煩躁多渴。大小便不利。煮熱藥不得者。濟生方

澤瀉　赤豆炒　商陸　羗活去蘆　大腹皮　椒目　木通　秦艽去蘆　梹榔　茯苓皮

右等分。㕮咀。每服四錢。水一盞半。生姜五片。煎七分。去滓温服。不拘時候。

疎肝飲

治左脇下痛。肝積屬血。或因怒氣所傷。或跌撲閃挫所致。或爲痛。回春

黃連吳茱萸煎汁炒二錢　柴胡　當歸各一錢　半　青皮　桃仁研如泥　枳殼麸炒各一錢

川芎　白芍七分　紅花五分

右剉一劑。水煎食遠服。

疎經活血湯

治遍身走痛如刺。左足痛尤甚。左屬血。多因酒色損傷。筋脈虛空。被風寒濕熱。感於內。熱包於寒。則痛傷筋絡。是以晝輕夜重。宜以疎經活血。行濕。此非白虎。歷節風也。同上

當歸酒洗一錢二分　白芍酒炒一錢半　生地酒洗　蒼朮米泔浸　牛膝去蘆酒洗　陳皮去白　桃仁去皮尖炒　葳靈仙酒洗各一錢　川芎　漢防己酒洗　羗活　防風去蘆　白芷各六分　龍膽草八分酒洗　茯苓去皮七分　甘草四分

右剉一劑。生姜三斤。水煎空心温服。忌生冷温物。

異功散

治婦人血冷氣痛。心胸煩悶。不思飲食。四肢無力。頭目昏疼。寒熱往來。狀似勞倦。並治之。醫書大全

牡丹　芍藥　白芷　乾姜各三錢　當歸　陳皮　官桂　玄胡　川芎　桔梗各半兩　烏藥半兩

右爲末。每二錢。生姜三片。酒水各半盞。煎七分。温服。初生時。宜服此藥。每日三服。七日後。漸減服。數至十

日滿。永無疾病。服後些少腹痛不妨。

異功散　溫中和氣。治吐瀉。不思食。凡治小兒虛冷病。先與數服。以正其氣。直訣

人參　茯苓　白朮　甘草炙　陳皮各等分

右每二錢。水一盞。生姜五片。棗二箇。煎七分。食前溫熱服。

異功散　能除風寒熱濕痺。調和陰陽。滋養氣血。使痘瘡易出。易靨。不至痒塌。善救表虛。文中代代爲醫。不敢妄處藥餌。思人身難得。因果非輕。陳氏方

木香　官桂　當歸　茯苓　人參　陳皮　厚朴　肉蔻各一兩　丁香　附子炮　半夏各一兩半　白朮一兩

右每三錢。水一大盞半。生姜五片。肥棗三枚。煎六分。空心溫服。

萎蕤湯　治風溫之病。脈陰陽俱浮。汗出體重。其息必喘。其形狀不仁。嘿嘿但欲眠。下之者。則小便難。發其汗者。必讝語。加燒針者。則耳聾難言。但吐下之。遺失便利如此者。宜服之方。千金方無葛根治冬溫及春月中風傷寒。則發熱頭腦痛。咽喉乾舌強。骨肉疼。心胸痞滿。腰背強。亦治風溫。小品方風溫者。脈尺寸俱浮。頭痛身熱。常自汗出。體重其必喘。四肢不收。嘿嘿但欲眠。治在少陰。厥陰。不可發汗。發即讝語。獨語。內煩躁。不得臥。若驚癇。目亂無精。如此死者。醫殺之耳。準繩無白薇有白芷治風溫欬嗽及冬溫發熱頭眩咽乾舌強。醫通

萎蕤一錢五分　石膏二錢碎　白薇　麻黃去節　川芎　葛根　羌活　甘草　杏仁去皮尖碎　青木香各一錢

右水煎。日三服。　千金方。無葛根。用獨活。以上九味。㕮咀。以水八升。煮取三升。去滓分三服。取汗。若一寒一熱。加朴消一分。及大黃三兩下之。如無木香。可用麝香一分。

雲林參苓白朮散　治氣虛泄瀉。凡虛瀉者。飲食入胃即瀉。水穀不化。脈微弱是也。回春治痘出裏寒。飲食少進。大便泄瀉。小便清白。神氣倦。口鼻氣冷。瘡不起發。保赤全書

人參　白朮去蘆　茯苓去皮　砂仁炒　山藥炒　藿香　陳皮　乾姜炒　蓮肉去心皮　訶子煨　肉蔻煨去油　甘草炒各等分

右剉一劑。生姜一片。燈心一圈。水煎服。　嘔噦惡心。加半夏。烏梅。　元氣虛脫。昏倦。加黃耆。升麻少許。去砂仁。藿香。　飽悶加厚朴。去肉蔻。訶子。　水小短澁。

加木通。車前炒。去乾姜。瀉甚不止。加炒蒼朮。烏梅。熱附子少許。

越脾湯 風水惡風。一身悉腫。脈浮不渴。續自汗出無大熱主之。金匱

麻黃六兩 石膏半斤 生姜一兩 大棗十五枚 甘草二兩

右五味。以水六升。先煮麻黃去上沫。內諸藥。煮取三升。分溫三服。

越脾加朮湯 治內極熱。則身體津脫。腠理開。汗大泄。厲風氣。下焦脚弱。金匱裏水者。一身面目黃腫。其脈沉。小便不利。故令病水。假如小便自利。此亡津液。故令渴也。主之。同上

於越脾湯內加白朮四兩。惡風加附子一枚炮。

越脾加半夏湯 欬而上氣。爲肺脹。其人喘。目如脫狀。脈浮大者主之。同上

於越脾湯內。加半夏半斤。

提肛散 治氣虛肛門下墜及脫肛便血。脾胃虛弱等症。正宗

川芎 歸身 白朮 人參 黃耆 陳皮 甘草各一錢 升麻 柴胡 條芩 黃連 白芷各五分

水二鍾。煎八分。食遠服。渣再煎服。

提氣散 脫肛乃脾肺虛寒也。下脫肛門翻出也。宜此方。壽世保元 蓋肺與大腸爲表裏。肛者大腸門。肺實熱則閉結。虛寒則脫肛。腎主大腸。故肺腎虛者。多有此症。同上

黃耆蜜炒 人參 白朮去蘆 當歸各一錢 白芍炒八分 乾姜炒 柴胡 升麻 羌活各五分 甘草炙二分

右剉。水煎服。

鈎藤散 治肝厥頭昏。清頭目。準繩

鈎藤 陳皮 半夏 麥門冬 茯苓 茯神各半兩 石膏 人參 甘菊花 防風各半兩 甘草一分炙

右爲麁末。每服四錢。水一鍾半。姜七片。煎八分溫服。

鈎藤飲 治吐利。脾胃虛。慢驚。幼幼新書

鈎藤二分 蟬殼 防風焙 人參切去鬚焙 麻黃去節 白殭蠶炒 天麻 蝎尾去毒炒各半兩 甘草炙 川芎各一分 麝香一錢

細末二錢。水一盞。煎六分。溫服。量與。寒多加附子半錢。無時。

舒筋湯 臂痛不能舉。有人常苦左臂痛。或以爲風爲

濕。諸藥悉投。繼以針灸。俱不得効。用此方而愈。蓋是
氣血凝滯經絡不行所致非風濕。腰以下食前服。腰
以上食後服。準繩
姜黃二錢如無則以嫩莪朮代之　芍藥　當歸
海桐去角皮　白朮以上各一錢半　羌活　甘
草炙各一錢半
右作一服。水二鍾。生姜三片。煎至一鍾。去滓。磨沉香
汁少許。食前服。大全良方名舒經湯。直指增味五痺
湯。無防己。

惺惺散　治小兒風熱瘡疹。傷寒時氣。頭痛壯熱。目澀
多睡。咳嗽喘麁。鼻塞清涕。局方治頭痛壯熱喘急。此
攻毒散熱之劑。保赤
人參去蘆　甘草炙　細辛去葉　瓜蔞根　茯
苓去皮　白朮　桔梗各一兩半
右件同杵。羅爲末。每服一錢。水一小盞。入薄荷三葉。
同煎至四分。温服。要和氣。即入生姜煎服。不計時。
一方無瓜蔞根。有川芎。

普濟消毒飲　治時毒疫癘。初覺憎寒發熱。肢體沉重。
次傳頭面作腫。或咽喉不利。舌乾口燥。煩渴不寧者
服。正宗
黃芩　黃連各二錢　人參一錢　陳皮去白
玄參　甘草　柴胡　桔梗炒各一錢五分　連
翹　牛蒡子　馬勃　板藍根一作大青　升麻
殭蠶各五分
水二碗。煎八分。食後服。如大便燥。加煨大黃一錢。或
二錢。以利爲度。腫勢甚者。宜砭去惡血。

開結舒經湯　婦人手足麻痺者。七情六淫。鬱滯經絡
也。回春
紫蘇　陳皮　香附　烏藥　川芎　蒼朮米泔
製　羌活　南星　半夏姜製　當歸各八分
桂枝　甘草各四分
右剉一劑。生姜三片。水煎。臨服入竹瀝姜汁少許同
服。

訶梨勒散　氣利主之。金匱嘔吐
訶梨勒十枚煨
右一味。爲散。粥飲和頓服。

順氣和中湯　治嘔吐翻胃。嘈雜吞酸。痞悶噫氣噎膈。
心腹刺痛。惡心吐痰水。回春
陳皮鹽水浸炒一錢　半夏姜汁炒七分　白茯
苓去皮七分　白朮去蘆炒七八分　枳殼麩炒
五分　香附姜汁炒黑一錢　砂仁炒三分　黃
連六分姜汁和猪胆汁拌炒　山梔姜汁炒黑一

錢　神麴炒六分　甘草炙三分

右剉一劑。生姜三片。長流水。入嬌泥攪澄清。水一鍾，煎至七分。入竹瀝童便姜汁。不拘時。細細溫服。

萆薢湯　治結毒筋骨疼痛。頭脹欲破。及已潰腐爛。並效。正宗

川萆薢二錢　苦參　防風　何首烏各一錢　威靈仙　當歸　白芷　蒼朮　胡麻　石菖蒲　黃柏各六分　羌活　川椒各四分　龜板一錢五分　紅花三分　甘草五分

水二鍾。煎八分。臨服入酒一杯。量病上下服之。

雄黃熏　蝕於肛者熏之。金匱

雄黃

右一味。爲末。筒瓦二枚。合之燒。向肛熏之。　脈經云。病人或從呼吸上蝕其咽。或從下焦蝕之肛陰。蝕上爲惑。蝕下爲狐。狐惑者。猪苓散主之。百合病

腎著湯　治姙娠腰脚腫痛。三因方

茯苓　白朮各四兩　乾姜炮　甘草炙各二兩　杏仁炒三兩

右每四錢。水一盞半。煎七分。食前服。千金方。腎著湯。無杏仁。大全良方亦同。

椒梅湯　治時痛時止。面白唇紅者。是蟲痛。回春

烏梅　蜀椒　枳實　木香另研　肉桂　砂仁　厚朴　乾姜　川楝子去核　檳榔子　香附子　甘草各等分

右十二味。生姜一片。水煎溫服。

痢聖散子　治丈夫婦人。遠年近日。赤白休息等痢。局方

黃蘗皮去麁皮　枳殼去穰　甘草爁　御米即罌粟子　罌粟花去蒂萼各四兩　乾姜炮　當歸去蘆各二兩

右件爲麁散。每服三錢。水一盞半。薤白二條。擘碎同煎至八分去滓。食前稍溫服。老人小兒加減服。忌食生冷油膩之物。

華蓋散　治肺感寒邪。欬嗽上氣。胸膈煩滿。項背拘急。聲重鼻塞。頭昏目眩。痰氣不利。呀呷有聲。同上

麻黃去根節　紫蘇子隔紙炒　桑白皮炙　杏仁去皮尖炒　赤茯苓去皮　陳皮去白一兩　甘草炙半兩

右藥爲末。每服二錢。水一盞。煎七分去滓。食後溫服。

十二畫

達原飲　溫疫初起。先憎寒。而後發熱。日後但熱而無憎寒也。初得之二三日。其脈不浮不沉而數。晝夜發

熱。日晡益甚。頭痛身痛。其時在挾脊之前腸胃之後雖有頭疼身痛。此邪熱浮越於經。不可認爲傷寒表證。輒用麻黄桂枝之類強發其汗。此邪不在經。汗之徒傷表氣。熱亦不減。又不可下。此邪不在裏。下之徒傷胃氣。其渴愈甚。宜此方。溫疫

梹榔二錢　草菓仁五分　厚朴一錢　知母一錢　芍藥一錢　黄芩二錢　甘草五分

右用水二鍾。煎八分。午後温服。

當歸建中湯　治婦人產後。虛羸不足。腹中刺痛不止。吸吸少氣。或苦少腹中急。掣痛引腰背。不能食飲。產後一月。日得四五劑爲善。令人強壯。宜此方。金匱婦人

當歸四兩　桂枝三兩　芍藥六兩　生姜三兩
大棗十二枚　甘草二兩

右六味。以水一斗。煮取三升。分温三服。一日令盡。若大虛加飴糖六兩。湯成內之。於火上煖令飴消。若去血過多。崩傷內衄不止。加地黄六兩。阿膠二兩。合八味。湯成內阿膠。若無當歸以芎藭代之。若無生姜。以乾姜代之。

當歸生姜羊肉湯　寒疝腹中痛。及脇痛裏急者。宜此方。金匱寒疝產後腹㽲痛主之。并治腹中寒疝。虛勞不足。同上產後

當歸三兩　生姜五兩　羊肉一斤

右三味。以水八升。煮取三升。温服七合。日三服。若寒多者加生姜。成一斤。痛多而嘔者。加橘皮二兩。白朮一兩。加生姜者。亦加水五升。煮取三升二合服之。

當歸芍藥散　婦人懷妊。腹中㽲痛主之。同上婦人腹中諸疾痛主之。同上

當歸三兩　芍藥一斤　白朮四兩　茯苓四兩
澤瀉半斤　芎藭半斤

右六味杵爲散。取方寸匕。酒和日三服。

當歸四逆湯　手足厥寒。脈細欲絕者主之。傷寒厥陰

當歸三兩　桂枝三兩去皮　芍藥三兩　細辛三兩　甘草二兩炙　通草二兩　大棗十二枚擘

右七味。以水八升。煮取三升。去滓。温服一升。日三服。

當歸四逆加吳茱萸生姜湯　若其人內有久寒者。主之。同上

當歸　芍藥各三兩　甘草二兩炙　通草二兩
桂枝二兩去皮　細辛三兩　生姜半斤切
吳茱萸二斤　大棗二十五枚擘

右九味。水六升。清酒六升。和煮取五升。去滓温分五

服。一方水酒各四升。

當歸散　婦人姙娠。宜常服之。姙娠常服。即易產。胎無疾苦。產後百病。悉主之。金匱姙娠

當歸　黃芩　芍藥　芎藭各一斤　白朮半斤

右五味。杵爲散。飲服方寸匕。日再服。

當歸鶴蝨散　九種心痛。蛔蟲冷氣。先從兩肋胷背撮痛。欲變吐方。外臺

當歸八分　鶴蝨八分　橘皮六分　人參六分　檳榔十二分　枳實六分炙　芍藥六分　桂心五分

右八味。擣篩爲散。空腹煮姜棗飲服。方寸匕。日二服。漸漸加之。一匕半。不利。忌生葱。生冷物。油膩。粘食。

當歸湯　療卒心腹痛。氣脹滿。不下食。欲得瀉三兩行佳。同上

當歸　茯苓　橘皮　桔梗　高良姜　檳榔各八分　生姜八分

右七味。細切。以水七升。煮取二升三合。絞去滓。分溫三服。服別相去。如人行六七里。服訖。利三兩行。宜停後服。忌猪肉。酢物。生冷。油膩。魚蒜。粘食。小豆。

當歸湯　療心痛冷痛。腹滿如錐刺。及蟲嚙心痛方。同上

當歸三兩　桔梗二兩　吳茱萸三兩　桂心三兩　芍藥二兩　大黃二兩

右六味。切。以水六升。煮取三升三合。去滓內鶴蝨一兩。攪溫一沸。分三服。空腹服之。微利度。忌猪肉生葱。

當歸湯　冷氣脇下往來。胸膈痛引背脇悶。同上

當歸　芍藥　吳茱萸　桂心　人參　大黃　甘草各二兩　茯苓　枳實各一兩　乾姜三兩

右十味。細切。以水八升。煎取二升半。一服八合。日三服。治尸疰亦佳。忌海藻。菘菜。生葱。酢物等。

當歸湯　主心腹攪結痛不止。似有蛔蟲者。同上

當歸　橘皮　細辛　甘草炙　生姜各四分　大黃八分別漬　鶴蝨二分

右七味。切。以水六升。煮取二升。分溫三服。如人行四五里進一服。不利末差。三日更服之。忌海藻。菘菜。生菜。

當歸散　凡小兒夜啼者。藏寒而腹痛。面色青手冷。不吐乳是也。此方服之妙。準繩

當歸去蘆頭　芍藥　人參各一錢　甘草炙　桔梗　陳皮各一錢

右㕮咀。煎五合。時時少服愈。

當歸湯　療姙娠五月。舉動驚愕。動胎不安。下在少腹。

痛引腰胳。脇下小便瘀。下血安胎方。外臺
當歸　阿膠炙　芎藭　人參各一兩　大棗十二枚擘　艾一虎口
右六味。以酒水各三升。合煮取三升。去滓內膠令烊。分三服。腹中當小便緩差也。

當歸養血湯　年老之人。陰血枯槁。痰火氣結。升而不降。飲食不下者。及成膈噎之病也。回春
當歸　白芍煨　熟地黃　茯苓去皮各一錢　貝母去心　瓜蔞去殼　枳實麩炒　陳皮　厚朴姜汁炙　香附　撫芎　蘇子炒各七分　沉香五分　黃連用吳茱萸同炒。去萸不用。用連八分。
右剉一劑。姜一片。棗二枚。水煎。竹瀝磨沉香調服。

當歸飲子　治心血凝滯。內蘊風熱。發見皮膚。遍身瘡疥。或癢或膿水浸淫。或發赤疹痦瘰。濟生方
當歸去蘆　白芍　川芎　生地黃洗　白蒺藜炒去尖　防風去蘆　荊芥穗各一兩　何首烏各一錢　黃耆去蘆　甘草半兩
右㕮咀。每服四錢。水一盞半。姜五片。煎至八分。去滓溫服。不拘時候。

當歸六黃湯　主盜汗。聖藥也。蘭室秘藏
當歸　黃耆各一錢　黃蘗　黃芩　黃連　生熟地黃各七分
右爲麁末。每服五錢。水二盞。煎至一盞。食前服。小兒減半服之。

當歸連翹湯　治痔漏。回春
當歸　連翹　防風　黃芩　荊芥　白芷　芍藥　生地黃　山梔　白朮　人參　阿膠　地榆各等分　甘草
右剉一劑。烏梅一箇。棗一枚。同煎。食前服。

當歸郁李湯　治痔大便結燥。大腸下墜出血。苦痛不能忍者。正宗
當歸　郁李仁　澤瀉　生地黃　大黃　枳實　蒼朮　秦艽各一錢　麻子仁研一錢五分　皂角一錢
水二鍾。煎八分。空心服。

當歸拈痛湯　治濕熱下注。腿脚生瘡。赤腫作痛。或腰脚酸痛。或四肢遍身腫痛。或下部頑麻作癢。或成血風。正宗
羌活　當歸　防風　茵蔯　蒼朮各一錢　苦參　升麻　白朮各七分　葛根　甘草　黃芩　知母　猪苓　人參各五分　黃蘗三分準繩無

澤瀉五分

水二鍾。煎八分。食前服。

當歸導氣湯　治膿血痢無度。小便不通。腹中痛。準繩

甘草一錢半　當歸　芍藥各一錢　木香　青皮　槐花炒各七分　澤瀉五分　生地黃一錢半酒浸　檳榔三錢

右共爲末。用水煎。食前溫服。如小便利。去澤瀉。

當歸四逆湯　治十年患疝。形容枯槁。左脇有形。其大如臂。以熱手握之。瀝瀝有聲。甚至上攻于心。悶絕者久之。熱醋熏灸方甦。醫宗必讀

當歸七分　附子炮　肉桂　茴香炒各五分

芍藥四分　延胡索　茯苓三兩　澤瀉二分

柴胡五分　川楝子三分

右藥研爲麁末。都作一服。水煎空心服。宣明方有山查子無茴香

當歸芍藥湯　治産後虛損。逆害飲食方。千金方

當歸一兩半　芍藥　人參　桂心　生姜　乾地黃　甘草各一兩　大棗二十枚

右八味。㕮咀。以水七升。煮取三升。去滓分三服。日三。

補中益氣湯　治中氣不足。或誤服尅伐藥。四肢倦怠。口乾發熱。飲食無味。或飲食失節。勞倦身熱。脈洪大而無力。或頭痛惡寒自汗。或氣高而喘。身熱而煩。脈微細軟弱。自汗體倦。或中氣虛弱。而不能攝血。或飲食勞倦而患瘧痢等症。回春經云。勞者溫之。損者益之。又云。甘溫能除大熱。大忌苦寒藥。損其脾胃之氣。始得則熱中。今立治始得之證。脾胃論

當歸一錢　陳皮五分　升麻　柴胡各二分

黃耆　白朮　人參　甘草炙各一錢半

右件藥。㕮咀。作一服。水二盞。煎至一盞。量氣弱氣盛。臨病斟酌水盞大小。去柤。食遠稍熱服。如傷寒之重者。不過二服愈。若病久者。以權立加減法治之。　正宗。有麥門冬六分。五味子五分。

補肝湯　治肝氣不足。兩脇下滿。筋急不得大息。四肢厥冷。發搶心腹痛。目不明了。及婦人心痛。乳癰膝熱。消渴。爪甲枯。口面青者方。千金

山茱萸作烏頭　甘草　桂心各二兩　桃仁萸作蕤人　柏子仁　細辛　防風　茯苓各二兩

大棗二十四枚

右九味。㕮咀。以水九升。煮取五升。去滓分三服。

補肝散　治肝風內障。不痛不痒。眼見花。發黃白黑赤。或一物二形難辨方。準繩

羚羊角　防風各三兩　人參　茯苓各二兩

玄參　細辛　車前　黃芩炒　羌活各一兩

右爲末。食後米飲調服一錢。

補肺湯　治肺氣不足。逆滿上氣。咽中悶塞。短氣。寒從背起。口中如含霜雪。言語失聲。甚者吐血方。千金

五味子三兩　乾姜　桂心　款冬花各二兩　麥門冬一升　大棗一百枚　粳米二合　桑根白皮一升

右八味。㕮咀。以水一斗。先煮桑白皮五沸。下藥煮取三升。分三服。

補肺湯　專治肺氣不足。欬嗽上氣。牽繩而坐。吐沫唾血。不能飲食方。千金

蘇子一升　桑白皮五兩　半夏六兩　紫菀　人參　甘草　五味子　杏仁各二兩　款冬花　射干各半兩　麻黃　乾姜　桂心各三兩　細辛一兩半

右十四味。㕮咀。以水一斗二升。煮取三升半。分五服。日三夜二。

補肺人參湯　治肺藏氣虛。欬嗽少力。言語聲嘶。喫食減少。日漸羸瘦方。聖濟

人參一兩　紫菀去苗土半兩　黃耆　鹿角膠擣研炒黃　桂皮去麄皮各一兩　白朮　紫蘇莖葉各三分　五味子　乾姜炮各半兩　乾地黃一兩　杏仁湯浸去皮尖雙仁炒半兩

右一十一味。麄擣篩。每服二錢匕。水一盞。棗三枚。擘破。同煎至六分。去滓。不計時候服。

葛根湯　太陽病。項背強几几。無汗。惡風者主之。太陽中篇太陽與陽明合病者。必自下利主之。同上太陽病。無汗而小便反少。氣上衝胸。口噤不得語。欲作剛痓者主之。金匱痓病

葛根四兩　麻黃三兩去節　桂枝二兩去皮　生姜三兩切　大棗十二枚擘　芍藥二兩　甘草二兩炙

右七味。㕮咀。以水一斗。先煮麻黃葛根。減二升。去上沫。內諸藥。煮取三升。去滓。溫服一升。覆取微似汗。不須啜粥。如桂枝法將息及禁忌。諸湯皆倣此。

葛根加半夏湯　太陽與陽明合病。不下利。但嘔者主之。傷寒太陽中篇

葛根四兩　麻黃二兩去節　甘草二兩炙　芍藥二兩　桂枝二兩去皮　生姜二兩切　半夏半斤洗　大棗十二枚擘

右八味。以水一斗。先煮葛根麻黃。減二升。去白沫。內諸藥。煮取三升。去滓。溫服一升。覆取微似汗。

葛根黃連黃芩湯　太陽病。桂枝證。醫反下之。利遂不止。脈促者表未解也。喘而汗出。主之。同上

葛根半斤　甘草二兩炙　黃芩二兩　黃連三兩

右四味。以水八升。先煮葛根。減二升。內諸藥。煮取二升。去滓分溫再服。

葛根解肌湯　治麻疹初起。發熱欬嗽。或乍涼乍熱主之。醫通

葛根　前胡　荊芥　鼠粘子　連翹　赤芍
蟬脫　木通各等分　生甘草減半

水煎熱服。

葛花解酲湯　治飲酒太過。嘔吐痰逆。心神煩亂。膈痞塞手足戰搖。飲食減少。小便不利。辨惑論

白蔻　砂仁　葛花各五錢　木香五分　青皮三分

水煎溫服。或為極末。每服三錢匕。白湯調下。但微汗。酒病去。

解肌湯　治傷寒溫病方。千金

葛根四兩　麻黃三兩　黃芩　芍藥　甘草各二兩　大棗十二枚

右六味。㕮咀。以水一斗。煮取三升。飲一升。日三服。三四日不解。脈浮者宜重服發汗。脈沉實者。宜以駃豉丸下之。　按局方。葛根解肌湯從延年方。有桂心一兩。作七味。又活人書同。

解毒湯　治下疳初起。黴瘡祕錄

連翹　荊芥　木通　黃連　生地黃　牛膝
滑石　忍冬花　何首烏　甘草各等分

用水二大鍾。煎八分服。渣再煎七分服。

解毒瀉心湯　治心經火旺。酷暑時臨。致生天泡。發及遍身者。正宗

黃連　防風　荊芥　山梔　黃芩　牛蒡子
滑石　玄參　知母　石羔各一錢　木通　甘草各五分

水二鍾。燈心二十根。煎八分。食遠服。

解急蜀椒湯　主寒疝氣。心痛如刺。繞臍腹中盡痛。白汗出。欲絕方。外臺

蜀椒二百枚汗　附子一枚炮　粳米半斤　乾姜半兩　半夏十二枚洗　大棗十二枚　甘草一兩炙

右七味。切。以水七升。煮取三升。澄清熱服一升。不差更服一升。數用療心腹痛。困結欲死。解結逐寒上下痛良。忌猪羊肉。餳。海藻。菘菜。肘后。古今錄驗。范汪方。

無甘草。餘同。經心錄同。

滋腎明目湯　治勞神腎虛。血少眼痛。回春

當歸　川芎　生地黃　熟地黃　白芍以上倍

桔梗　人參　山梔　黃連　白芷　蔓荆子

菊花　甘草以上減半

右剉劑。細茶一撮。燈心一團。水煎食後服。熱甚加草龍膽。柴胡。腎虛加黃蘗。知母。風熱壅甚。加防風。荆芥。風熱紅腫。加連翹。黃芩。

滋陰降火湯　治陰虛火動。發熱咳嗽。吐痰喘急。盜汗口乾。此方與六味地黃丸。相兼服之。大補虛勞神効。回春

當歸酒洗一錢二分　白芍酒炒一錢三分　生地黃八分　熟地黃姜汁炒　天門冬去心　麥門冬去心　白朮去蘆各一錢　陳皮七分　黃蘗去皮蜜水炒　知母各五分　甘草炙五分

右剉一劑。生姜三片。大棗一枚。水煎。臨服入竹瀝。童便。姜汁少許。同服。

塌氣散　治腫。幼幼新書

中膚榑榔根　赤小豆　橘皮紅　蘿蔔子　梹榔　甘草各半兩　木香一分

右末二錢。水小盞。姜棗煎六分。通口服。量與。

塌氣散　瀉利差後。遍身腫主之。同上凡吟利日久。失醫治。遍身浮腫。却如吹。脈洪是氣化爲水。沉實還因積有之。氣順腫消爲上法。氣平兩日定多尿。莫交食飽還憂滯。此疾元因積損脾。同上

茴香　白牽牛　甘草炒　木香各一錢

右末半錢。紫蘇湯下。

滑石代赭湯　百合病。下之後者主之。金匱百合

百合七枚擘　滑石三兩碎綿裹　代赭石彈丸一枚綿裹

右先以水洗百合。漬一宿。當沫出。去其水。更以泉二升。煎取一升。去滓。別以泉水二升。煎滑石代赭。取一升去滓後和合重煎。取一升五合。温服。

滑石白魚散　小便不利主之。同上消渴

滑石二分　亂髮二分燒　白魚二分

右三味。杵爲散。飲服半錢匕。日三服。

鼠粘子湯　治鬢疽初起。熱多寒少。頭眩作痛。口燥咽乾。渴當飲冷。二便秘澁。六脈沉實有力。煩悶疼痛者。外科正宗

鼠粘子　桔梗　當歸　甘草梢　赤芍　連翹　玄參　地骨皮　防風　天花粉　木通各一錢　大黃炒一錢

水二鍾。煎八分。食前服。渣再煎服。

搜風解毒湯　治楊梅瘡。不犯輕粉。病深者月餘。淺者半月卽愈。服輕粉藥。筋骨攣痛。癱瘓不能動履者。服之亦效。本草綱目入門名仙遺糧湯

土茯苓一兩　薏苡仁　金銀花　防風　木瓜　木通　白鮮皮各五分　皂莢子四分　人參氣虛加七分　當歸血虛加七分

水二大盌。煎飲。一日三服。惟忌飲茶。及牛。羊。雞。鵝。魚肉。燒酒。麥麵。房勞。蓋祕方也。

傷寒。頭痛壯熱。百節疼痛方。千金方

柴胡　梔子仁　芍藥　知母各四兩　升麻　黃芩　大青　杏仁各三兩　石膏八兩　香豉一斤

右十味。㕮咀。以水九升。煮取二升七合。分溫三服。若熱甚。加大黃四兩。

蜀漆散　瘧多寒者。名牡瘧。主之。金匱

蜀漆燒去腥　雲母燒二日夜　龍骨等分

右三味。杵爲散。未發前以漿水半錢　溫瘧加蜀漆半分。臨發時。服一錢匕。一方雲母作雲實。

痰澼。心腹痛。兼冷方。同上

鼈甲炙　柴胡　赤芍藥各八分　甘草炙　枳實炙　生姜　白朮各六分　檳榔七箇

右八味。切。以水六升。煮七味。取二升半。去滓內檳榔末。分服八合。當利。忌海藻。菘菜。莧菜。桃。李。雀肉等。

飲酒房勞虛受熱積日不食四體中虛熱飲食不已入百脈。心氣虛。令人錯謬失常方。外臺

酸棗仁半升　人參　白薇　枳實炙　知母　栝樓根　芍藥各二兩　茯苓三兩一作茯神　甘草炙一兩　生地黃八兩

右十味。切。以水一斗。煮取三升。分三服。

葶藶大棗瀉肺湯　肺癰。喘不得臥。金匱肺癰瘵支飲不得息主之方。千金肺癰胸滿。一身面目浮腫。鼻塞清涕出。不聞香臭酸辛。欬逆上氣。喘鳴迫塞主之。脈經

葶藶熬令黃色擣丸如彈丸大　大棗十二枚

右先以水三升。煮棗取二升。去棗內葶藶。煮取一升頓服。

腰膝髀連腿脚疼酸者方。外臺方

杜仲八兩　獨活四兩　乾地黃四兩　當歸　川芎各四兩　丹參五兩

右六味。切。以絹袋盛。上清酒二斗。漬之五宿。初服二合。日再服。以知爲度。忌蕪荑。

瑞金散　治婦人血氣撮痛。月經不行。預先嘔吐疼痛。

及月信不通。婦人大全良方又名姜黃散
片子姜黃四兩　牡丹皮　莪朮　紅花　當歸
赤芍藥　川芎　桂心　延胡索各兩半
右爲末每服二錢。水一盞。酒三分。温服日三。
腹中痃氣連心引痛緊急方。外臺
白朮三兩　枳實三兩炙　柴胡四兩　鼈甲二
兩炙
右四味。切。以水七升。煮取二升五合。去滓。空肚分三服。相去七八里久。能連服三四劑。始知驗。禁生冷。猪肉。并毒魚。大須慎之。頻服有効。忌莧菜。生葱。
葵子茯苓丸　妊娠有水氣。身重小便不利。洒淅惡寒。起卽頭眩者主之。金匱
葵子一斤　茯苓三兩
右二味。杵爲散。飲服方寸匕。日三服。小便利則愈。

十四畫

酸棗湯　虛勞虛煩。不得眠。同上療虛勞不得眠。煩不可寧者方。外臺有生姜二兩一方加桂二兩
酸棗仁二升　甘草一兩　知母二兩　茯苓二
兩　芎藭二兩
右五味。以水八升。煮酸棗仁。得六升。內諸藥煮取三升。分温三服。深師有生姜二兩麥門冬一升

酸棗湯　治虛勞煩擾。奔氣在胸中。不得眠方。千金
酸棗仁五升　人參　桂心　生姜各二兩　石
羔四兩　茯苓　知母各三兩　甘草一兩半
右八味。㕮咀。以水一斗。先煮酸棗仁。取七升。去滓。下藥。煮取三升。分三服。日三。
酸棗仁湯　治風毒散攻下焦。冷注四肢。疼痛。脚膝痛痺。及風邪干藏。心神恍惚。筋脈拘急。聖濟
酸棗仁炒一兩　薏苡仁炒一兩半　人參三分
茯神去木一兩　麥門冬去心焙半兩
右五味。麄擣篩。每服四錢匕。水一盞。煎至七分。去滓熱服。不拘時。日三。
遠志散　治肝邪熱。出言反常。乍寬乍急方。千金
遠志　射干　杏仁　大青各一兩半　茯神
麥門冬　葛根　甘草各一兩　芍藥一兩三分
桂心三分　知母　升麻各五分　石膏二兩
右十三味。治下篩爲粗散。以水二升五合。煮竹葉一升取汁。內藥一匕半。煎取八合。爲一服。日一。以棉裹散煮之。
遠志圓　治因驚言語顛錯。不能服温藥。宜此方。本事方
朱砂半兩入麝香少許同研　金箔五片　遠志

南星　白附子炮微黃　白茯苓　酸棗仁
人參各八兩

右八味。煉蜜圓。如梧子大。朱砂爲衣。每服三十圓。薄荷湯下。食後臨臥服。濟生方無金箔。白附子。天南星。酸棗仁。有石菖。龍齒。茯神。俱七味。

遠志湯　治產後。忽苦心中衝悸不定。志意不安。言語錯誤。惚惚憒憒。情不自覺。產後得此症。是心虛所致。若其人心胸逆氣。加半夏三兩。

遠志　麥冬　人參　甘草　當歸　桂心各二兩　芍藥一兩　茯苓五兩　生姜六兩　大棗二十枚

右以水一斗。煮取三升。分三服。羸者分四服。千金方

蜜煎導方　陽明病。自汗出。若發汗。小便自利者。此爲津液內竭。雖鞕不可攻之。當須自欲大便。宜此導而通之。若土瓜根。及大猪胆汁。皆可爲導。傷寒

食蜜七合

右一味。於銅器內。微火煎。當凝如飴狀。攪之勿令焦着。欲可丸。併手捻作挺。令頭銳大。如指長二寸許。當熱時急作。冷則鞕。以內穀道中。以手急抱。欲大便時。乃去之。

蜜附湯　治心腹疼痛。或吐或泄。狀如霍亂。及療冒涉濕寒。賊風入腹。拘急切痛。三因方

附子生去皮臍。切作四片。以白蜜煎。令附變色。以湯洗。去蜜。切半兩。　桂　芍藥各三兩　甘草炙四分

右每四大錢。水一盞。姜五片。棗二枚。煎七分。食前服。大便秘結。入白蜜半匙煎。按易簡方附子建中湯方後云。治疝氣發作。加蜜一筯頭煎。名蜜附子湯。

寧志圓　治心虛血虛。多驚。直指方

人參　茯苓　茯神　柏子　琥珀　當歸　酸棗炒　遠志酒浸半日焙各半兩　乳香　朱砂別研　石菖各一兩

右末。蜜圓梧子大。每三十圓。食後棗湯下。　按千金定志小圓。百一選方。產後寧志膏兩合。無當歸柏子。又比魏氏八物定志圓。則有紫石英。無柏子。茯苓。琥珀。當歸。

寧志膏　治心臟虧虛。神志不守。恐怖驚惕。常多恍惚。易於健忘。睡臥不寧。夢涉危險。一切心疾。皆治之。局方

酸棗仁微炒去皮一本作二兩　人參去蘆各一兩　辰砂研細水飛半兩　乳香以乳鉢坐水盞中細研一分

右各研和勻。煉蜜圓。如彈子大。每服一粒。温酒化下。棗湯亦得。空心臨臥服。按百一選方。寧志圓。有當歸。石菖。茯苓。

鼻中瘜肉不通利方。外臺

細辛　瓜蒂

各等分。末。以吹鼻中。須臾涕出。頻吹之差。千金方。絮裹如棗大。塞鼻中。須臾通。張文仲亦治鼻癰。不聞香臭。

榮衛返魂湯　流注癰疽。發背傷折。非此不能效。至於救壞病。活死肌。真仙妙劑。主之。準繩

何首烏不犯鐵　當歸　木通去皮節　赤芍藥炒　白芷不見火　茴香炒　土烏藥炒　陳皮　穀麴炒若惡心加姜汁炒　甘草

右方止九味。各等分。水酒湯使。隨症用之。惟流注加獨活。每服四錢。病在上。食後服。病在下。食前服。又名通順散或何首烏散

漢防己散　治傷寒熱毒逼心。譫語見鬼神不安宜服。聖惠方

漢防己半兩　桂心三分　防風三分去蘆　甘草半兩炙微赤剉　生地黃二斤絞取汁

右件藥。擣羅爲末。入地黃汁。水一大盞。調令勻。入銀器中。盛甑中蒸半日。取去。每服三合。以温水下之。不計時候服之。即金匱防己地黃湯也

駃豉丹　治傷寒留飲。宿食不消方。同上

豆豉一升　巴豆去油三百枚今用二百枚　杏仁六十枚　黃芩　黃連　大黃　麻黃各四兩　芒硝　甘遂各三兩

右九味。爲末。以酒和丸。如大豆。服二丸。不得下者增之。

葦莖湯　治欬有微熱。煩滿。胸中甲錯。是爲肺癰。金匱肺痿

葦莖二升　薏苡仁半升　桃仁五十枚　瓜瓣半升

右四味。以水一斗。先煮葦莖。得五升去滓。內諸藥。煮取二升。服一升。再服當吐如膿。

蜘蛛散　陰狐疝氣者。偏有小大。時時上下主之。金匱趺蹶

蜘蛛十四枚熬焦　桂枝半兩

右二味。爲散。取八分一匕。飲和服。日再服。蜜丸亦可。

蒲灰散　厥而皮水者主之。金匱水氣小便不利者主之。同上

蒲灰七分　滑石三分

右二味。爲散。飲服方寸匕。日三服。

膈氣圓　治氣食憂勞思慮方。事證方

半夏湯浸七次薄切焙　桔梗各二兩炒　肉桂不見火　枳殼去穰麩炒各一錢半

右細末。姜汁糊圓。梧子大姜湯下三十圓。臨臥服。

實脾散　治脾元虛腫。本事方

大附子一箇炮去皮臍　草果子去皮　乾姜炮各二兩　甘草一兩炙　大腹連皮六箇　木香一箇切片

右用水於砂器內同煮一半以來。擘開干姜心內白爲度。不得全令水乾。恐近底焦。取出剉焙爲末。每服空心。日午用沸湯點服。一方。有厚朴。白朮。木香。茯苓。共十味。治偏身腫。不煩渴。大便自調。或溏泄。小便雖少而不赤澁。此屬陰水。此湯主之。

實脾飲　治水腫。回春治中滿或鼓脹。兼脾虛發腫飽悶。同上

蒼朮　白朮　厚朴　枳殼　陳皮　茯苓各一錢　砂仁七分　木香三分　香附　猪苓　澤瀉　大腹皮各八分

右剉作劑。燈心一團。水煎磨木香調服。或枳殼代枳實名分消湯

十五畫

調胃承氣湯　傷寒脈浮。自汗出。小便數。心煩微惡寒。脚攣急反與桂枝湯。欲攻其表。此誤也。得之便厥。咽中乾。煩躁吐逆者。作甘草乾姜湯與之。以復其陽。若厥愈。足温者。更作芍藥甘草湯與之。其脚卽伸。若胃氣不和。譫語者。少與此湯。若重發汗。復加燒鍼者。四逆湯主之。傷寒太陽發汗後。惡寒者。虛故也。不惡寒。但熱者實也。當和胃氣。與此湯。同上太陽病未解。脈陰陽俱停。必先振慄。汗出而解。但陽脈微者。先汗出而解。但陰脈微者。下之而解。若欲下之。宜此湯。同上傷寒十三日。過經譫語者。以有熱也。當以湯下之。若小便利者。大便當鞕而反下利。脈調和者。知醫以丸藥下之。非其治。若自下利者。脈當微厥。今反和者。此爲內實也。此湯主之。同上太陽病。過經十餘日。心下温温欲吐。而胸中痛。大便反溏。腹微滿。鬱鬱微煩。先此時。自極吐下者。與此湯。若不爾者。不可與。但欲嘔。胸中痛。微溏者。此非柴胡證。以嘔故。知極吐下也。同上陽明病。不吐不下。心煩者。可與此湯。同上陽明太陽病。三日發汗不解。蒸蒸發熱者。屬胃也。宜此湯。同上傷寒吐後。腹脹滿者。與此湯。同上大便不通。胃氣不和者。同上邪熱傳裏。無痞滿。惟存宿結而有瘀熱

者。主之。溫疫論有生姜

芒硝半升　甘草二兩炙　大黃四兩去皮酒漬洗

右三味。以水三升。煮取一升。去滓內芒硝。更煮兩沸頓服。

調中湯　療夏月及初秋忽有暴寒折於盛熱。熱結四肢。則壯熱頭痛。傷於胃。則下利。或血。或水。或赤帶下。壯熱且悶。脈微且數。宜下之方。外臺又調中湯。去大黃。即治風溫證。兼治陽病。因下遂協利不止。及傷寒不因下自利。表不解。而脈浮數者。皆可去大黃煎之。殊驗也。活人書

大黃　葛根　黃芩　芍藥　桔梗　茯苓　藁本　白朮　甘草炙各二兩

右九味。以水九升。煮取三升。分三服。服別相去二食久。勿以食隔。須取快下。壯熱便歇。其下亦止也。凡秋夏。旱熱積日。忽有暴寒折之。熱無可散。喜搏著肌中。作壯熱氣也。胃為六腑之長。最易得傷。非忽暴寒傷之而下也。虛冷人則不壯熱。但下利。或霍亂也。少實人。有服五石人。喜壯熱。其適與藥喫斷下。則加熱鬱悶而死矣。亦有不止。便作壅熱毒。壯熱甚不歇則劇。是以宜此調中湯下之。和其胃氣。其表熱者。宜前胡大黃下之也。

調中湯　論曰。產後腹痛。及瀉利者何。答曰。產後腸胃虛怯。寒邪易侵。若未滿月。欲冷當風。乘虛襲留於原膜。散於腹脇。故腹痛作陣。或如錐刀所刺。流入大腸。水穀不化。洞泄腸鳴。或下赤白。胠脇䐜脹。或痛走不定。急服此湯立愈。若醫者。以為積滯取之。禍不旋踵。謹之謹之。婦人大全良方

高良姜　當歸　桂心　芍藥　附子炮　川芎各一分　甘草半分

右為粗末。每服三錢匕。水三盞。煎至一盞。去滓熱服。

評曰。產後下痢非止一證。當隨所因而調之。既云欲冷當風。何所不至。寒熱風濕。本屬外因。喜怒憂思。還從自性。況勞逸飢飽。皆能致病。若其洞泄。可服調中湯。赤白滯下。非此能愈。各隨門類。別有正方。

調經方　產後四肢浮腫者何。答曰。產後敗血乘虛停積於五臟經。流入四肢。留淫日深。却還不得。腐壞如水。故令四肢面目浮腫。醫人不識。便作水氣治之。凡治水氣。多用導水藥。極虛人。夫產後既虛之。是為重虛。往往因致天枉。但服此散。行瘀腫消即愈。三因方

沒藥別研　琥珀　桂心　赤芍藥　當歸各一兩　細辛　麝香各半錢別研

右爲末。每服半錢匕。生姜汁温酒。各少許調勻服。

增損四物湯　產後乍寒乍熱者何。答曰。陰陽不和。敗血不散。能令乍寒乍熱。產後血氣虛損。陰陽不和。陰勝則乍寒。陽勝則乍熱。陰陽相乘。則或寒或熱。若因產勞。臟腑血弱。不得宣越。故令敗血不散。入於肺。則熱。入於脾。則寒。醫人若誤作瘧疾治之。則謬矣。陰陽不和。宜增損四物湯。敗血不散。奪命丹。又問二者何以別之。答曰。時有刺痛者。敗血。俱寒熱無他證者。陰陽不和。宜此方。三因方治婦人血氣不足。四肢惰怠。乏力少氣。兼治產後。下血過多。榮衛虛損。陽氣不和。乍寒乍熱。並宜服之。易簡方

當歸去蘆　甘草炙　芍藥　川芎去蘆　乾姜炮　人參各等分

右㕮咀。每服四錢。水一盞。煎至六分。去滓熱服。

樂令黃耆湯　療虛勞少氣。胸心痰冷。時驚惕。心中悸動。手足逆冷。體常自汗。補諸不足。五臟六腑虛損。腸鳴風濕。榮衛不調百病。又治風裏急方。外臺

黃耆二兩　當歸三兩　烏頭三兩炮去皮尖破四片入蜜炙之金黃色　桂心三兩　生姜四兩　蜀椒二兩去汗　人參二兩　芍藥二兩　大棗七枚擘　茯苓二兩　遠志二兩去心　半夏四兩洗

右十二味。㕮咀。切。以水一斗五升。煮取四升。分服八合。日三。夜再。忌生葱。羊肉。餳。豬肉。冷水。大酢。千金有橘皮。細辛。前胡。甘草。麥門冬。無烏頭。蜀椒。遠志。爲十四味。

潤腸湯　治大便閉結不通。回春

當歸　熟地　火麻仁去殼　桃仁去皮　杏仁去皮　枳殼　厚朴去粗皮　黃芩　大黃各等分　甘草

右剉一劑。水煎。空心熱服。大便通卽止。藥不得多服。如修合潤腸丸。將藥加減各爲末。煉蜜爲丸。如梧桐子大。每服五十丸。空心白湯吞下。切忌辛熱之物。

廣濟半夏湯　療胸脅不利。腹中脹。氣急妨悶。外臺脚氣心煩悶氣急不安方同上

半夏一升湯洗去滑　生姜八兩　桂心三兩　檳榔二兩半末

右四味。切。以水八升。煮減半。內檳榔仁末。煎取二升八合。絞去滓。分温三服。服別相去如人行五六里。進一服。微利爲度。

蔓荆子散　治大焦熱。耳內生膿。或耳鳴而聾。回春

蔓荆子　升麻　木通　赤芍　麥門冬去心

炙甘草　生地　前胡　赤苓　桑白皮蜜水炒
甘菊花各等分
右剉一劑。生姜三片。棗二枚。水煎食後服。

蔞貝養榮湯　痰涎湧甚。胸膈不清者宜之。溫疫
知母　天花粉　貝母　瓜蔞實　橘紅　白芍
紫蘇子
水姜煎服。

潰堅湯　治五積六聚。諸般癥瘕。痃癖。血塊之總司也。
回春
當歸　白朮去蘆　半夏姜炒　陳皮　枳實麩
炒　砂仁　香附子　山查肉　厚朴姜炒　木
香各等分
右剉一劑。薑一片。水煎。磨木香調服。

十六畫

橘皮湯　乾嘔噦若手足厥者主之。金匱
橘皮四兩　生姜半斤
右二味。以水七升。煮取三升。溫服一升。下咽即愈。

橘皮湯　治肺熱氣上欬息奔喘方千金
橘皮　麻黃各三兩　柴胡　乾紫蘇删繁作乾
薑各三兩　宿姜　杏仁各四兩　石羔八兩
右七味。㕮咀。以水九升。煮麻黃兩沸。去沫下諸藥煮取三升。去滓分三服。不差與兩劑。

橘皮湯　療姙娠嘔吐。不下食。同上
橘皮　竹茹　人參　白朮各十八銖　生姜一
兩　厚朴十二銖
右六味。㕮咀。以水七升。煮取二升半。分三服。不差重
作。

橘皮湯　治飲酒過度。酒毒積在腸胃。或嘔吐不食。渴
多引飲。聖濟
陳橘皮湯浸去白炒　葛根剉　甘草炙剉　石
羔打碎各一兩
右四味。麁擣篩。每服三錢匕。水一盞。煎至七分。去滓
溫服。不拘時候。

橘皮大黃朴硝方　鱠食之。在心胸間不化。吐復不出。
速下除之。久成癥病。治之方。金匱
橘皮一兩　大黃二兩　朴硝二兩
右三味。以水一大升。煮至小升。頓服即消。

橘皮枳實生姜湯　胷痺。胷中氣塞。短氣。茯苓杏仁甘
草湯主之。此湯亦主之。同上肘后千金曰。治胸痺。胸
中愊愊如滿。噎食習習如癢。喉中澁。唾吐燥沫。同上
橘皮一斤　枳實三兩　生姜半斤
右三味。以水五升。煮取二升。分溫再服。

橘皮竹茹湯　噦逆者主之。同上

橘皮二斤　竹茹二斤　大棗三十枚　生姜汁半斤　甘草五兩　人參一兩

右六味。以水一升。煮取三升。溫服一升。日三服。濟生方。無大棗。有枇杷葉。麥門冬。半夏。茯苓。俱九味。治胃熱。多渴。嘔噦。不食。

霍亂轉筋洗方。濟生方

蓼一把。去兩頭。水三升。煮取二升。放溫重洗。

獨活湯　治風腰腳疼痛不可忍。足脛痛痺方。聖濟

獨活去蘆頭一分　黃耆剉半兩　防風去叉　茯神去木　桂去麁皮　白鮮皮　羚羊角鎊各一錢　酸棗仁炒半兩　桃仁去皮尖雙仁炒一兩

右九味。麁擣篩。每服五錢匕。水一盞半。煎至一盞。去滓溫服。空心日午夜臥各一。

獨參湯　治元氣虛弱。惡寒發熱。或作渴煩躁。痰喘氣促。或氣虛卒中不語口噤。或痰涎上湧。手足逆冷。或婦人難產。產後不醒。喘急等證。薛氏

人參二兩

右一味。水煎。人參性寒。故姜佐之。如不應。急用參附湯。　聖濟錄。治胃寒氣滿不能轉化。易飢不能食者方。人參末二錢生附子末半錢。生姜二錢。水七合。煎二合。雞子清一枚。打轉空心服之。

獨活寄生湯　夫腰背痛者。皆由腎氣虛弱。臥冷濕地。當風得之。不以速治。能流入腳膝。為偏枯冷痺緩弱疼重。或腰痛攣。腳重痺。宜急服此方。千金方

獨活三兩　寄生一作續斷　杜仲　牛膝　細辛　秦艽　茯苓　桂心　防風　芎藭　乾地黃　人參　甘草　當歸　芍藥各二兩

右十五味。㕮咀。以水一斗。煮取三升。分二服。溫身勿冷風。虛下利者。除乾地黃服。復取蒴藋葉火燎。厚安席上。及熱眠上。冷復燎之。冬月取根。春取莖熬。臥之佳。其餘薄熨。不及蒴藋蒸為愈也。諸處風濕亦用此法。新產竟或患腹痛。不得轉動。及腳腰攣痛。不得屈伸痺弱者。宜服此湯。除風消血。肘後有附子一枚。無寄生。人參。甘草。當歸。　危氏得效方。去寄生。芍藥。用斷續。名萬金湯。治風補虛順榮衛。通血脈。并腰膝沉重緩弱無力。及治手足風累效。血虛體弱。加鹿茸。肉蓯蓉。各半兩。

獨活散　治冷滯風氣攻刺腰胯疼痛。聖惠方

獨活一兩　牛膝二兩　附子炮一兩　川芎　桂心　芍藥　當歸各三分　桃仁半兩

右八味。每三錢。水一中盞。姜半分。煎六分。食前温服。

澤漆湯　欬而脈浮者。厚朴麻黄湯主之。脈沉者。此方主之。金匱咳嗽

半夏半升　紫蘇五兩一作紫菀　澤漆三斤以東流水五斗煮取一斗五升　生姜五兩　白前五兩　甘草　黄芩　人參　桂枝各三兩

右九味。㕮咀。內澤漆汁中。煮取五升。温服五合。至夜盡。

澤瀉湯　心下有支飲。其人若冒眩者主之。金匱痰飲

澤瀉五兩　朮二兩

右二味。以水二升。煮取一升。分温再服。

澤瀉散　治妊娠氣壅。身體腹脇浮腫。喘急大便不通。小便赤澁宜服。準繩

澤瀉　木通　桑白皮　赤茯苓　枳殼　梹榔各一錢半

右作一服。水二鍾。生姜五片。煎至一鍾。食前服。

龍膽湯　治嬰兒出腹血脈盛實。寒熱温壯。四肢驚掣。發熱大吐哯者。若已能進哺。中食不消。壯熱及變蒸不解。中客人鬼氣。幷諸驚癎方。悉主之。十歲已下小兒皆服之。小兒龍膽湯第一。是新出腹嬰兒方。若日月長大者。以次依此爲例。若必知客忤及有魃氣者。可加人參當歸。各加龍膽多少也。一百日兒。加三銖。二百日兒加六銖。一歲兒。加半兩。餘藥准此。千金

龍膽　鈎藤　柴胡　黄芩　桔梗　芍藥　茯神　甘草炙各六銖　蜣蜋二枚　大黄一兩

右十味。㕮咀。以水一升。煮取五合爲劑也。服之如有節度。藥有虛實。虛藥宜足數合水也。兒生一日至七日。分一合爲三服。兒生八日至十五日。分一合半爲三服。兒生十六日至二十日。分二合爲三服。兒生二十日至三十日。分三合爲三服。兒生三十日至四十日。盡五合爲三服。皆得下卽止。勿再服也。

龍膽瀉肝湯　治肝經濕熱。玉莖患瘡。或便毒。懸癰。小便赤澁。或久潰爛不愈。又治陰囊腫痛。紅熱甚者並効。正宗治婦人陰瘙痒痛。薛己

龍膽草　連翹　生地黄　澤瀉各一錢　車前子　木通　歸尾　山梔　甘草　黄連　黄芩各五分　大黄二錢便秘加

水二鍾。煎八分。食前服。

導赤各半湯　治患傷寒後。心下不硬。腹中不滿。大小便如常。身無寒熱。漸變神昏不語。或睡中獨語一二句。目赤脣焦。舌乾不飲水。稀粥與之則嚥。不與則不思。形如醉人。庸醫不識而悞人者多矣。殊不知熱傳

手少陰心經。心火上而逼肺金。所以神昏。名越經證。無人知之。六書

黃連　山梔　黃芩　滑石　甘草　知母　犀角　茯神　麥門冬　人參

水二鍾。姜棗煎之。槌法。加燈心一握。龍眼肉十枚。煎沸熱服。壽世保元名瀉心導赤散。無龍眼肉。生用地黃汁三匕。

導痰湯　治一切痰厥。頭目旋運。或痰飲留積不散。胸膈痞塞。脇肋脹滿。頭痛吐逆。喘急。痰嗽涕唾稠粘。坐臥不安。飲食不思。濟生方

半夏湯洗七次四兩　天南星炮去皮　枳實去瓤麩炒　赤茯苓去皮　橘紅各一兩　甘草炙半兩

右㕮咀。每服四錢。水二盞。姜十片。煎八合。溫服食後。

按百一選方。無南星。有桂。又入門。加香附子。烏藥。木香。名順氣導痰湯。又加黃芩黃連。名清熱導痰湯。又加羌活。防風。白朮。名袪風導痰湯。又加遠志。菖蒲。黃芩。黃連。硃砂。名寧心導痰湯。皆後世方名也。

頭風神方。廣筆記

土茯苓忌鐵四兩　金銀花三錢　蔓荊子一錢　玄參八分　防風一錢　明天麻一錢　辛夷　川芎各五分　黑豆四十九粒　燈心二十根　芽茶五錢

河水井水各一鍾半。煎一鍾服。

頭風摩散。金匱

大附子一枚炮　鹽等分

右二味。爲散。沐了以方寸匕。已摩疾上。令藥力行。

樺皮散　治肺藏風毒。遍身瘡疥。及癮疹瘙痒。搔之成瘡。又治頭上風刺。及婦人粉刺。局方

荊芥　杏仁去皮尖用水二碗於銀銚內熬候減水一半急取出放令乾各二兩　甘草炙半兩　枳實去穰用炭火燒存性取出於濕紙上令冷　樺皮燒灰秤各四兩

右藥除杏仁外。並搗羅爲末。却將杏仁別研。令極細。次用諸藥末。旋旋入研令勻。每服二錢。食後調下。溫酒服。日進三服。瘡疥甚者。每日頻服。

歷節諸風方　療歷節諸風。百節酸痛。不可忍。外臺

松脂卅斤鍊五十遍不能三十遍亦可用

右一味。以鍊酥三升。溫和脂三升。熟攪令極調。且空腹酒服方寸匕。日三。數食麪粥爲佳。慎魚腥。生冷。酢物。果子。一百日瘥。

積年患氣。發作有時。心腹絞痛。忽然氣絕。腹中堅實。醫

所不治。復謂之蠱方。千金方

檳榔大者四十枚　附子一枚　半夏一升　柴胡三兩　生姜八兩　橘皮　甘草　桂心　當歸　枳實各二兩

右十味。㕮咀。以水一斗。煮取三升。分三服。五日一劑。服三劑。永除根本。

錢氏白朮散　治小兒脾胃久虛。嘔吐泄瀉。頻併不止。津液枯竭。煩渴多燥。但欲飲水。乳食不進。羸困少力。因而失治。變成風癎。不問陰陽虛實。並宜服之。同上

白茯苓去皮　人參去蘆　白朮不見火　藿香去土梗　木香不見火　甘草炙各一兩　乾姜剉二兩

右爲麄末。每服一錢。水一小盞。煎至半盞。去滓通口服。不拘時。更量兒大小加減。渴甚者併煎。任意飲之。

燒褌散　傷寒陰陽易之爲病。其人身體重。少氣。少腹裏急。或引陰中拘攣。熱上衝胷。頭重不欲舉。眼中生花。膝脛拘急者主之。傷寒

取婦人中褌近陰處火燒作灰

右姜水煎。又小兒骨蒸。勞熱肌瘦。減食者。每服一錢。加小麥。

十七畫

療冷氣。兩肋脹滿。痃氣不能食方。外臺

白朮　枳實炙　生薑　茯苓各三兩　人參　桔梗各二兩　桂心一兩半

右七味。切。以水八升。煮取二升五合。去滓分温三服。如人行七八里久服。

療患氣兼水。身面腫垂死。長壽公姚僧垣處二方。應手即差。先服湯方。同上

桑白皮四兩　橘皮二兩　海藻三兩洗去鹹　郁李仁碎各四兩　赤小豆一升

右五味。以水八升。煮取二升半。分三服甚效。

療水病方。同上

烏豆一大升粒小者　桑白皮五升細切

右二味。以水五斗和煮。可一斗汁。濾去滓。於銅器中重湯煎如錫。可作丸即成。所患人每服取利小便爲度。其小便復舊色。身上腫除。候體中熱煩。即服之。禁房勞及食死牛馬肉。油膩麪酒等。經數日得食羊頭肉兔肉。水病忌食羊頭蹄此云得食恐誤也

療水病身腫方。

鯉魚一頭極大者去頭尾及骨椎取肉

右一味。以水二斗。赤小豆一升。和魚肉者可取二升。以上汁生布絞去滓。頓服盡。如不能盡。分爲二服。後

服温煖。服訖下利，利盡即差。忌牛肉白酒生冷麫猪魚油酪。藥滓埋之，勿令人食。

療脚氣滿小便少者方。

　檳榔四十枚切　大豆三升　桑根白皮切二升

右三味，以水二斗，煮取六升，分六服，間粥亦得。若冷脹加吳茱萸二升，生姜二兩，用亦良。

療漆瘡方。同上

煮椒湯洗，頻四五度。又嚼糯米敷上，乾即易之。頻四五度即差。忌熱麫肉飲酒。

薏苡附子敗醬散　腸癰之爲病，其身甲錯，腹皮急按之濡，如腫狀，腹無積聚，身無熱，脈數，此爲腸內有癰膿，主之。金匱腸癰

　薏苡十分　附子二分　敗醬五分

右三味，杵爲末，取方寸匕，以水二升，煎減半，頓服。小便當下。

薏苡附子散　胸痺緩急者主之。同上胸痺

　薏苡十五兩　大附子十枚焙

右二味，杵爲末，服方寸匕，日三服。

薏苡仁散　治脚氣痺攣煩疼掣痛，行步不得，氣滿心胸塞悶，不得眠臥，宜服。聖惠方

　薏苡仁二兩　地骨皮一兩　五加皮二兩半製　木通二兩　木香三兩　羚羊角節一兩　牛膝一兩去苗

右藥擣篩爲散，每服四錢，以水一中盞，煎至六分，去滓，不計時候温服。

薏苡仁散　治濕傷腎，腎不養肝，肝自生風，遂成風濕，流注四肢筋骨，或入在肩髃，肌肉疼痛，漸入在指中。本事方

　薏苡仁一兩　當歸　小川芎　乾姜　甘草各半兩　官桂　川烏　茵芋　人參　羌活　白朮　麻黄　獨活各半兩

右爲細末，每服二錢，空心臨臥酒調下，日三服。

薑椒湯　主胸中積聚痰飲，飲食減少，胃氣不足，欬逆吐嘔方。外臺

　半夏三兩洗　生薑汁七合　桂心　附子炮　甘草炙　茯苓　桔梗各一兩　蜀椒二合　橘皮二兩切

右九味，切，以水七升，煮取二升半，去滓，內薑汁，煎取四升半，分三服。服三劑佳。若欲服大散，并諸五石丸，必先服此方，及進黄耆丸輩必佳。忌海藻菘菜羊肉餳生葱猪肉冷水酢物。

薯蕷湯　治中心驚悸而四肢緩，頭面熱，心胸痰滿，頭

目眩冒。如欲搖動者。千金
薯蕷　麥門冬　人參各四兩　生地黄　前胡
芍藥各八分　枳實　遠志　生姜各三分
茯苓　茯神各六分　半夏五分　甘草　黄芩
竹葉各二分　秫米三合
右十六味。㕮咀。取江水。高舉手揚三百九十下。量取三斗。煮米減一斗。內半夏。復減九升。去滓下藥。煮取四升。分四服。無江水處。以千里東流水代之。揚手令上頭也。秦中無江水。涇渭水可用。

薄荷湯　痧有於暑者。此方主之。玉衡
薄荷　香薷　連翹各一錢　紫朴　金銀花
木通各七分
水二鍾。煎七分。冷服。

十八畫

瀉心湯　本以下之故。心下痞。與此湯。痞不解。其人渴而口燥煩。小便不利者。五苓散主之。傷寒太陽篇下心氣不足。吐血衄血。用此湯。亦治霍亂。金匱婦人吐涎沫。醫反下之。心下即痞。當先治其吐涎沫。小青龍湯主之。涎沫止。乃治痞。此湯主之。同上傷寒服湯藥。下利不止。心下痞鞕。服此湯已。復以他藥下之。利不止。醫以理中與之。利益甚。理中者。理中焦。此利在下焦。赤石脂禹餘粮湯主之。復不止者。當利其小便。傷寒太陽治丈夫婦人三焦積熱。上焦有熱。攻衝眼目赤腫。頭項腫痛。口舌生瘡。中焦有熱。心膈煩躁。不美飲食。下焦有熱。小便赤澁。大便秘結。五藏俱熱。即生瘖癤瘡痍。及治五般痔疾。糞門腫痛。或下鮮血。方。局方心氣不足。吐血衄血。胸脇刺脹。同芩連煎服。亦單爲散。水煎服。本草百病主治大黄條下
大黄二兩　黄連　黄芩各一兩
右三味。以水三升。煮取一升。頓服之。

瀉肝湯　治眼赤漠漠。不見物。息肉生方。千金
柴胡　芍藥　大黄各四兩　決明子　澤瀉
黄芩　杏仁各三兩　升麻　枳實　梔子仁
竹葉各二兩
右十一味。㕮咀。水九升。煮取一升七合。分三服。熱多體壯加大黄一兩。羸老去大黄。加梔子仁五兩。

瀉白散　治肺癰。準繩治嗽喘脇痛滿氣促。肺經溫熱等症。肺火咳嗽之要方也。玉機
桑白皮炒二錢　地骨皮　甘草炙　貝母去心
紫菀　桔梗炒　當歸酒拌各半錢　瓜蔞仁一錢半
作一劑。水一鍾。姜三片。煎八分。食遠服。

瀉白消毒飲　痘疹發熱之初。多似傷寒。惟麻疹則咳嗽。噴嚏。鼻流清涕。眼泡腫。其淚汪汪。面浮腮赤。或嘔惡。或泄利。或手掐眉目鼻面。此爲異耳。輕者主之。幼科準繩

桑白皮　地骨皮二味自採鮮者各三錢　牛蒡子炒研　荊芥穗各一錢半　桔梗　甘草各一錢　浮萍晒乾二錢

右爲麤末。每服三五錢。水一盞。煎六分。濾清服。

瀉胃湯　治牙痛如神。回春

當歸　川芎　芍藥　生地黃　黃連　牡丹皮　山梔子　荊芥　薄荷　防風　甘草

右剉一劑。水煎。食遠頻服。

歸母苦參丸　妊娠小便難。飲食如故主之。金匱

當歸　貝母　苦參各四兩

右三味。末之。煉蜜丸如小豆大。飲服三丸。加至十丸。男子加滑石半兩。

歸脾湯　治脾經失血。少寐發熱盜汗。或思慮傷脾。不能攝血。以致妄行。或健忘怔忡。驚悸不寐。或心脾傷痛。嗜臥少食。或憂思傷脾。血虛發熱。或肢體作痛。大便不調。或婦人經候不準。晡熱。或瘰癧流注。不能消散潰斂。濟生方

黃耆　人參　白朮　茯苓　酸棗炒　龍眼各二錢　當歸　遠志各一錢　甘草炙　木香各五分

右㕮咀。每服四錢。水一盞半。生姜五片。棗子一枚。煎至七分。去滓溫服。不拘時候。　本方無當歸遠志。薛立齋加之。又加柴胡。梔子仁。名加味歸脾湯。前症兼熱者主之。

歸靈湯　治楊梅瘡。不問新久。但元氣虛弱者。宜此藥。正宗

川芎　當歸　白芍　熟地　米仁　木瓜　防己　天花粉　金銀花　白鮮皮　人參　白朮各一錢　甘草五分　威靈仙六分　土茯苓二兩　牛膝下部加五分

水三鍾。煎二鍾。二次量病上下。食前後服之。渣再煎八分服。

鷄舌香散　治男子女人。陰陽不和。藏府虛弱。中膈氣滯。宿寒留飲。停積不消。胸膈脹滿。心脾引痛。攻刺腹脇。有妨飲食。又治中酒。吐酒。停飲浸漬。嘔逆惡心。噫氣吞酸。並皆治之。局方

天台烏去木　肉桂去粗皮不見火　香附子炮去毛　赤芍藥　高良姜去蘆頭用麻油炒各四

兩一本作一兩　甘草炙半兩

右爲細末。每服二錢。入鹽少許。用沸湯點服。不拘時候。　按此方諸書考之少丁香耳。此無丁香。雞舌者。恐其諸功用同于丁香。仍如犀角消毒之例也。

雞屎白散　轉筋之爲病。其人臂脚直。脈上下行。微弦。轉筋入腹者主之。金匱

雞屎白

右一味。爲散。取方寸匕。以水六合。和温服。

藍葉散　治小兒月內發一切丹。聖惠方

藍葉一兩　黄芩　犀角　大黄炒　柴胡　柏子各一兩　升麻　石膏各一分半　甘草半分炙

右每一錢。水一小盞。煎五分。去滓。下竹瀝半合。更煎三四沸。温服。

轉胞不得小便主之方。外臺

雀矢半合　車前子　滑石各四兩　通草　芍藥各二兩

右五味。切。以水七升。煮取三升。服五合。日三。先食服。立愈。

斷利湯　治心胸下伏水方。千金

半夏一升　生姜五兩　茯苓　甘草　龍骨各二兩　附子一兩　人參　黄連各二兩　大棗十二枚

右九味。㕮咀。以水八升。煮取三升。分三服。

鯉魚湯　治姙娠腹大。胎間有水氣方。千金

鯉魚一頭二斤　白朮　生薑各五兩　芍藥　當歸各三兩　茯苓四兩

右六味。㕮咀。以水一斗二升。先煮鯉魚澄清。取八升。內藥煎取三升。分五服。

檳芍順氣湯　下痢膿血。更加發熱而渴。心腹痞滿。嘔而不食。此疫痢兼證。最爲危急。夫疫者胃家事也。蓋疫邪傳胃。十常八九。既傳入胃。必從下解。疫邪不能自出。必借大腸之氣傳送而下。而疫方愈。夫痢者。大腸內事也。大腸既病。失其傳送之職。故正糞不行。純乎下痢膿血而已。所以向來穀食停積在胃。直須大腸邪氣退。而胃氣通行。正糞自此而下。今大腸失職。正糞尙不自行。又何能與胃載毒而出。毒既不前。羈留在胃。最能敗壞真氣。在胃一日。有一日之害。一時有一時之害。耗氣搏血。神脫氣盡而死。凡遇疫痢兼證者。在痢尤爲喫緊。疫痢俱急者。宜此方。誠爲一舉兩得。此方專治下痢頻數。裏急後重。兼舌胎黄。得疫之重症者。

檳榔　芍藥　枳實　厚朴　大黃
生姜煎服。

檳榔散　治脾寒飲食不消，勞倦氣脹，噫滿憂恚不樂方。千金方
檳榔八枚皮子兼用　人參　茯苓　神麴　厚朴　麥蘖　吳茱萸　白朮各二兩
右八味。治下篩。食後酒服方寸匕。日再。一方用橘皮一兩半。

檳榔湯　治肝虛寒。脇下痛。脹滿氣急。目昏濁。視目不明。同上
檳榔十四枚　附子七枚　母姜七兩　茯苓　橘皮　桂心各三兩　桔梗　白朮各四兩　吳茱萸五兩
右九味。㕮咀。以水九升。煮取三升。去滓溫服。每服一升。若氣喘者。加芎藭三兩。半夏四兩。甘草二兩。

檳榔散　治水腫。準繩
檳榔半兩另研末　商陸　生姜各一兩　桑白皮一兩半　甘草炙二錢半
右除檳榔外。水二大盞。煎至一大盞。去滓。五更初作二服。每服調檳榔二錢半服。至平明當利。如未利再服。

檳榔湯　治一切脚痛。順氣防壅。濟生方
檳榔　香附　橘皮　紫蘇　木瓜　甘草炙各一兩
右每四錢。水一盞半。姜五片。煎八分。溫服。婦人脚氣。多由血虛。加當歸半兩。室女脚氣多由血實。加芍藥一兩半。如大便結。虛弱者。加枳實。壯盛者。加大黃。永類鈐方。無五加皮。俱六味。名檳蘇散。同治。

檳榔湯　療心頭冷哽結痛下氣。外臺
檳榔十顆　生姜　青木香各三兩　橘皮　枳實炙　甘草炙　大黃各二兩
右七味。切。以水六升。煮取二升半。絞去滓。分溫三服。服別人行四五里。進一服。取微利。忌生菜熱麪炙肉。海藻菘菜等。

十九畫

獺肝散　肘後獺肝散。冷勞又主鬼疰。一門相染。金匱
獺肝一具
右炙乾末之。水服方寸匕。日三服。

麗澤通氣湯　治久風鼻塞。醫通
羌活　獨活　防風　蒼朮去皮切麻油拌炒　升麻　葛根各八分　麻黃連節四分　川椒五分　白芷錢半　甘草炙七分　生姜三片　大

葱二枚擘　葱白三寸

水煎食遠服。冬月倍麻黄。加細辛三分。夏月去獨活。加石膏三錢。忌一切冷物及風涼處坐臥。

二十畫

藿香正氣散　治傷寒頭疼。憎寒壯熱。上喘咳嗽。五勞。七傷。八般風痰。五般膈氣。心腹冷痛。反胃嘔惡吐瀉。霍亂。藏腑虛鳴。山嵐瘴瘧。遍身虛腫。婦人產前產後。血氣刺痛。小兒疳傷。並皆治之。局方

大腹皮　茯苓去皮　白芷　紫蘇去土各一兩　陳橘皮去白　桔梗　白朮　厚朴去麁皮姜汁製　半夏麴　甘草炙各二兩　一本作二兩半　藿香去土三兩

右藥細末。每服二錢。水一盞。姜三片。棗一枚。同煎至七分。熱服。如要出汗。衣被蓋。再煎併服。

藿香半夏散　治胃虛中寒。停痰留飲。噦逆嘔吐。胸滿。噎痞。短氣。倦怠不入飲食。同上

藿香葉一兩　丁香皮半兩　半夏湯浸洗七次炒令微黄二兩

右為散。每服二錢。水一盞。生姜七片。同煎至六分。一本作七分去滓。食前温服。

藿仁養胃湯　治胃虛不食。四肢痿弱。行立不能。皆由陽明虛。宗筋無所養。遂成痿躄。入門

藿香　烏藥　白朮　人參　茯神　茯苓　半夏麴　砂仁　薏苡仁各一錢半　華澄茄　甘草各一錢

姜棗煎服。

蘇子降氣湯　治中脘不快。心腹脹滿。陰陽壅滯。氣不升降。胸膈噎塞。喘促短氣。乾噦煩滿。咳嗽痰涎。口中無味。嗜臥減食。宿寒留飲。停積不消。脇下支結。常覺妨悶。專治脚氣上衝。心腹堅滿。肢體浮腫。有妨飲食。局方治虛陽上攻。氣不升降。上盛下虛。痰涎壅盛。喘促短氣咳嗽。回春治脚弱上氣。昔宋湘東王在南洲。患脚氣困篤。服此湯。大得力方。千金方本名紫蘇子湯

紫蘇子　半夏各一升　前胡　厚朴　甘草　當歸各一兩　橘皮三兩　大棗二十枚　桂心四兩　生薑一兩

右十味。㕮咀。以水一斗三升。煮取三升半。分為五服。日三夜一。

蘇解散　治痘初。壯熱頭痛。或腰痛腹痛作脹。一切熱毒甚者。保赤全書

紫蘇　乾葛　防風　荊芥　白芷　蟬退　紫

草　升麻　牛蒡子　木通　甘草
右各等分。加燈心七根。葱白七莖。水煎熱服。

蘇恭防己湯　主通身體滿。小便澁。上氣。下痰水。不能食。食則脹者方。外臺

桑白皮五兩　大豆五升以水二斗并桑白皮煮取一斗去滓　防己　橘皮　赤茯苓　麻黃去節各三兩　生姜五兩　旋覆花一兩　杏仁八十枚　紫蘇莖葉二兩切

右十味。切。以前件藥汁。煮取三升去滓。分爲三服。力弱者。分爲五服。相去六七里久。微覆當汗。小便利。腫氣消。下冷多加茱萸四兩。熱多加玄參四兩。忌酢物。

礬石湯　治脚氣衝心。金匱中風

礬石二兩

右一味。以漿水一斗五升。煎三五沸。浸脚良。

礬石丸　婦人經水閉不利。藏堅癖不止。中有乾血。下白物主之。金匱雜病

礬石一分燒　杏仁一分

右二味。末之。煉蜜和丸。棗核大。內藏中。劇者再內之。

嚴氏玄胡索湯　治婦人室女七情傷感。遂使血與氣併。心腹作痛。或連腰脇。或引背膂上下。攻刺甚作搐搦。經候不調。但是一切血氣疼痛。並可服之。濟生方

當歸炒　玄胡炒　芍藥　蒲黃炒　桂枝各半兩　姜黃　乳香　沒藥　木香各半兩　甘草各二錢半

右每四錢。水一盞半。姜七片。煎七分。食前溫服。吐逆嘔。加半夏陳皮各半兩。

蘆根湯　風毒脚氣。昏煩壯熱。頭疼嘔吐口乾。外臺

蘆根生半兩　赤茯苓　葛根　知母　淡竹葉　麥門冬三錢　炙甘草五錢

右七味。麄擣篩。每服五錢匕。用水一盞半。煎至八分去滓。食後溫服。近晚再服。

二十一畫

攝生飲　治一切卒中。不論中風。中寒。中暑。中濕。及痰厥。氣厥之類。不省人事。初作即用此方。無熱者用此。回春

南星濕紙裹煨　半夏姜湯洗　木香各一錢半　蒼朮生　細辛　石菖蒲　甘草生各一錢

右以水二升。煎取一升。去渣溫服。

鐵刷湯　治男子脾積。心氣痛。婦人血氣刺痛。及治中酒惡心。一切瘧痢。氣疾腸風。下血。臟毒滑泄瀉。局方

蒼朮八兩米泔浸一宿　良姜六兩油炒　茴香炒二兩　甘草炙八兩半

右爲細末。每服二錢。生姜三片。鹽一捻。水一盞。煎至七分。温服。或用熱酒調下。亦得。如脾寒用酒一盞煎。臨發時。連進三服。兼治四方之人。不伏水土。小兒臟寒脫肛。並用姜三片。棗子一枚。煎服。如冒狀。暑熱。擦生姜冷水調下。若行路早起。棗子一箇去核。包藥少許。同生姜三片。嚼下。能辟四時非節。疫癘瘴氣等疾。

續斷圓　治風濕。四肢浮腫。肌肉麻痺。甚則手足無力。筋脈緩急。本事方

續斷　萆薢　當歸炒　附子炮　防風　天麻各一兩　乳香研　沒藥各半兩　川芎三分

右爲細末。蜜圓梧子大。酒或飲下。食前服。

二十二畫

驚悸圓　治驚憂積氣。心受風邪。發則牙關緊急。涎潮昏塞。醒則精神若癡。本事方

附子炮去皮臍　南木香　白殭蠶去絲嘴炒　花蛇酒浸去皮骨炒　橘紅　天麻去蘆　麻黄去根節各半兩　乾蠍一兩去毒　紫蘇子一兩淘洗　天南星洗浸薄切生姜汁浸一夕半兩　朱砂水飛一分留少許作衣

右爲末。入研腦麝少許。同研極勻。煉蜜杵圓如龍眼大。每服一粒。金銀薄荷湯化下。温酒亦得。

蠲痺湯　治身體煩重。背項拘急。或痛或重。舉動艱難。及手足冷痺。腳腿沉重。筋脈無力。濟生方

當歸去蘆酒浸　赤芍藥　黄耆去苗　片子姜黄　羌活各一兩半　甘草炙半兩

右㕮咀。每服四錢。水一盞半。生姜五片。棗子一枚。煎至八分。去滓。温服。不拘時候。

二十四畫

鼈甲煎丸　病瘧以月一日發。當以十五日愈。設不差。當月盡解。如其不差。當云何。師曰。此結爲癥瘕。名爲瘧母。急治之。金匱瘧

鼈甲十二分炙　烏扇三分燒　黄芩三分　柴胡六分　鼠婦三分熬　乾姜三分　大黄三分　芍藥五分　桂枝三分　葶藶一分熬　石葦三分去毛　厚朴三分　牡丹五分去心　瞿麥二分　阿膠三分炙　紫葳三分　半夏一分　人參一分　䗪蟲五分熬　蜂窠四分炙　赤硝十二分　蜣蜋六分熬　桃仁二分

右二十三味。爲末。取鍛灶下灰一斗。清酒一斛五升。浸灰。候酒盡一半。著鼈甲於中。煮令泛爛。如膠漆。絞取汁。內諸藥。煎爲丸。如梧子大。空心服七丸。日三服。

鼈甲散　治勞黄。手足煩熱。肢節疼痛。小腹拘急。時有

虛汗。聖惠方

鼈甲一兩半酢炙　柴胡　茵蔯　地骨皮　赤芍藥　黃耆　梔子　麥門冬各三兩

右八味。每三錢。以水一中盞。煎六分。溫服。

陳存仁編校

皇漢醫學叢書

賀古壽公山著

奇　正　方

奇正方

提要

天下事有正必有奇。正者其經常。而奇者其權變也。治兵然。治醫亦然。

本書爲阿波賀古壽公山所著。取傷寒論金匱要略及千金外臺諸書之方證。以分晰其奇正。使讀者開卷了然。得此一書。乃知傷寒金匱等之辨證處方。皆寓有精意。復從而研究之。自然瞭如指掌。不至墮入五里霧中。其有裨於醫學。實非淺尠。

序

恬菴子奇正方脫稿將鏤板行之或聞其名詰諸其門人曰是以兵喻醫其說必陳腐門人曰因病之常變示方之奇正釋仲景氏書古來未有如此之明且切者子盍嘗讀焉詰者曰孫子云戰以正合以奇勝善出奇者無窮如天地不竭如江海夫奇者臨機制變之謂非可預示其可示者皆正耳恬菴乃欲幷示正與奇不亦異乎門人不能對以質于余余曰吾不知醫又不知兵然以吾所聞想之醫方有奇正亦猶吾道有經權事之常變固不可無經權則亦何異乎方有奇正以應病之常變也今夫男女有別道之正也嫂溺手援道之奇也直道而行道之正也父子相隱道之奇也居喪哀毀而病則酒肉明哲保身而殺身成仁其於六藝也書正而詩奇禮正而樂奇春秋兼奇正以誅亂賊亦猶良醫兼奇正以治百病因此推之天下無往不正亦莫不奇矧於兵乎矧於醫乎何奇正之不可示也雖然吾道也主常兵也醫也主變主變者貴乎奇主常者貴乎正正有定而奇無窮仲景氏之論雖備矣恬菴之所示雖明且切矣豈能悉天地江海之奇乎哉舉一反三運而用之妙在其人則以詰者之意讀恬菴之書

其益於醫術也必大矣恬菴聞余言喜曰然矣請題卷端遍告讀者於是乎書

文政庚寅艮月小竹散人筱崎弼撰

奇正方序

譬則一而二二一卽一之加一未嘗不資於二一也譬則二而一一卽二之省二未嘗不歸於一也則知一二之變固非一自一二自二而不相關者也故以陳虎龍之列正包奇奇承正鉤角聯絡代爲應變按行其營壘爲落膽嘗有人而今吾觀之於仲景方書編旨蓋編旨亦如云遺一而執二不可遺二而執一不可一二時執而時相遺又不可必也推一於二之中括二於一之表類其異而統於同夫然後以爲可明矣攻病戡亂原一揆而恬菴始發明其旨功亦偉矣抑亦不能無惑焉恬菴子原吾州武弁之族遇事擔當卽其人也而今來遊茲土舊業不諠乃措諸醫意者奇正之可施於今日昇平者其以爲醫而已乎將巨細一貫姑措諸所遇而已乎吾亦夙習武矣

文政庚寅仲冬阿波齋藤象武教撰於大阪梶木坊幸海老漁書屋

凡例

凡方之治病有正有奇又有别正有别奇其正者乃如桂枝湯之治病人臟無他病云云證若病常自汗出者云云證及承氣湯之治腹中滿痛者抵當湯之治經水不利十棗湯之主懸飲苓桂朮甘湯之利微飲半夏瀉心湯之治嘔而腸鳴者之類是也其奇者乃如大小青龍湯之發溢飲豬苓湯之治少陰病下利云云證白虎湯之治太陽中熱云云證調胃承氣湯之發汗後惡寒云云證及陽明病不吐不下心煩者等之類是也其别正者假令其病始出於桂枝湯之正治終入其殊途異域者乃如桂枝加芍藥湯同加大黄湯小建中湯之類是也其别奇者乃如桂枝甘草湯之於發汗過多云云證桂枝甘草龍骨牡蠣湯之於火逆之類但治其一變證而不可移用於他者是也

凡醫法之隨證亦有奇正其正者乃如桂枝湯之於病人臟無他病云云證及病常自汗出云云等證服藥後不須歠粥溫覆但任其藥性和榮衛或大小青龍湯之於傷寒服後必溫覆以助藥力之類是也其奇者乃如桂枝湯之於中風服後必歠熱粥溫覆以助藥力或大青龍湯之

於溢飲麻黄加朮湯之於濕家不須溫覆而取汗之法或承氣湯十棗湯之於傷寒一快利則止後服消息斟酌以觀後變之類是也

凡傷寒論金匱要略中之方有二類焉蓋古聖醫爲治一傷寒而設之范曄所謂風寒熱病論中之遺方者仲景氏取以錄之傷寒論中麻黄柴胡白虎靑龍等是一類也二者撰擇古昔治雜病之方以備傷寒正治後及誤治後不虞之變證者其方卽承氣抵當十棗湯等是一類也

凡方後曰得快利止後服曰得快吐則止後服曰得小便利餘勿服者單示傷寒治法而已夫傷寒之爲病變化百出無有定極而非一吐一下之可愈故雖施發散之輕劑猶周時觀之以候其後變之機况於吐下之法乎故其汗之不欲流漓其下之戒大泄其吐之愼暴劇唯要臨機應變以收全效爾是仲景氏治傷寒之法而非治雜病之例也若夫治雜病不期小快而欲其病毒盡脫故下之吐之不中止以愈爲限焉

凡醫事以陰陽五行司天在泉引經報使等爲之說者皆妄誕也夫支那醫流自唐宋而下舍條理而鶩空理其論可喜其實則戾其論傷寒也以經絡爲受病之地以陰陽分風寒以蕞爾之人身配當無涯之天地支離荒唐實誤後進經年之久舊染難除我皇國五七十年來唱古醫

方者雖不乏其人亦唯踵支那醫風之弊而不能改其轍略作之辨而已或改太陽陽明少陽經絡附會之說以爲熱毒所屯之營寨或以六經爲病位之記號或以中風傷寒爲病之狀態以三陽爲陽氣盛微實之三名義亦皆一時之建言奇論而已獨東洞吉益氏斷然不惑其可疑者圈而不取可謂東漢以來一人矣余此編亦書中妄誕者皆圈以示學者

傷寒論中以六經分編立病之部位論邪熱之傳經者王叔和氏之妄誕也宋後數百年莫識破其妄者嗚呼何醫之乏其人獨明吳又可不憑六經別建熱病之論可謂豪傑之士也繼而興者我邦吉益東洞而已嗚呼何醫之乏其人往歲東洞氏作類聚方圈六經而删之然世醫讀傷寒論者若斥六經則如瞽者之於文章聾者之於鐘鼓茫然不知所向故今存其名目所係之大略如左

所謂太陽者邪毒侵入筋骨肉分當發汗者乃如桂枝湯各半湯葛根湯麻黄湯大小青龍湯等證是也所謂少陽者邪毒結着胸脇心下口苦咽乾目眩耳聾乃如大小柴胡湯柴胡薑桂湯黄連湯等證是也所謂陽明者邪毒充脹于胃中腸内乃三承氣湯白虎湯等證是也所謂

太陰者乃太陽之反對而腹滿吐食或自利乃如桂枝加芍藥湯同加大黃湯及四逆輩之證是也所謂少陰者乃少陽之反對而脈微細或發熱脈沉或惡寒四肢逆冷心中煩或嗜寐或吐利或咽痛乃如黃連阿膠湯麻黃附子細辛湯附子湯眞武湯猪苓湯證是也所謂厥陰者乃陽明之反對而手足厥冷心中疼熱内拘急脈沉而遲或脈微細或欲絶或下利清穀或吐蚘乃如四逆湯白通湯烏梅圓等證是也夫反對者乃變化也或因誤治而爲脱陽之證或因病人氣化衰弱而精氣不能抗邪毒熱陽變化遂爲寒陰之謂也

凡方後攟舉諸書所載之方證者欲以廣其方之奇而益明其正之所存也而其中往往有妄妖虛誕者大紊其眞而余不肯識而圈之舉以存舊而已學者能明奇正之條理則妖怪何之害

凡證先於方者所謂正而證後於方者奇也蓋仲景氏之作傷寒論也特爲治一傷寒而已故專論古方治傷寒之奇而其正乃略者間亦有焉今就外臺千金及雜書中取其可證者而補焉夫外臺千金者本稇載古代名醫面命之方論及當時民間口碑之藥方之書也故其方劑論説邪正相混雅俗相依今取其正而雅者耳

凡此編本傷寒論金匱要略之方以分其奇正然而其中多有似鬪其奇正者其實非鬪如也何則其似無正無奇者多是淡泊平易之藥不足以論奇正也世醫概以爲傷寒金匱要略中之方藥求必合正義而後世之方劑悉皆杜撰者此我邦僞古方醫之弊也蓋傷寒金匱中之方劑其能味淡泊者不爲不多雖然有物有則有輕微之病則有輕易之藥又有一方止治一證而不能泛治他病者疑是仲景氏臨時所製也

凡編中曰辨誤曰發明曰試效曰方意者是余所嘗考試辨明也其間曰說具于傷寒論系傳者亦余所嘗著述之書名也後單稱系傳者略辭也若夫方意之解概論其大略以發童蒙而已

凡附方者所嘗親試之方也若金匱要略中附外臺千金等方雖非仲景氏之舊而其利于病者豈可捨耶今更增附數方于此者欲弘先哲之意以供于今日之用非添蛇足也

凡丸散之功亦偉矣而其爲用有先隨證處湯藥時兼用之以拔其毒者乃如抵當丸控涎丹滾痰丸等之類是也又有先投之以丸散殺其大勢而後與湯液者乃如瓜蒂散備急圓白散等之類是也又有嘔惡不容藥汁者換之以丸散者乃如五苓散之於水逆乾薑人參半夏丸之

於惡阻之類是也又有單用之者乃如八味丸之於消渴當歸芍藥散之於妊娠牡蠣澤瀉散之於差後腫之類是也又有應病之機而丸散湯液交相用者有常服湯液時別用丸散類以拔滌病之根源者此用丸散之要法也

每章於證傍加圈亦欲使其正與奇瞭然于一瞬之中也其例如左

○○○○○　爲緊圈是緊要正證

⊙⊙⊙⊙⊙　爲母圈象母腹受胎汗吐下及誤治所以生種種奇證

丶丶丶丶丶　爲子點凡加母圈下文必施此點以示證之奇

庚寅秋重陽日恬菴賀古壽誌

目錄

附方

奇正方

阿波　賀古壽公山甫　著

桂枝湯　病人臟無他病時發熱自汗出而不愈者此衛氣不和也〇病常自汗出者此爲榮氣和榮氣和者外不諧以衛氣不共榮氣和諧故爾（右二章桂枝湯常候但不須歠粥溫覆求發汗者也）

桂枝三兩　芍藥三兩　甘草二兩　生薑三兩　大棗十二枚

右五味㕮咀以水七升煮取三升去滓適寒溫服一升（此服法之正也）服已須臾歠熱稀粥一升餘以助藥力溫覆令一時許遍身漐漐微似有汗者益佳不可令如水流漓病必不除若一服汗出病差停後服不必盡劑若不汗更服依前法又不汗後服小促役其間半日許令三服盡若病重者一日一夜服周時觀之服一劑盡病證猶在者更作服若不汗出者乃服至二三劑禁生冷粘滑肉麪五辛酒酪臭惡等物（此活用桂枝湯於中風者乃法之奇也）

太陽中風（千金方作中風其脈）「陽」浮而「陰」弱「陽浮者熱自發陰弱者汗自出嗇嗇惡寒」淅淅惡風翕翕發熱鼻鳴乾嘔者〇太陽病頭痛發熱汗出惡風者（桂枝湯本和解衛氣鬱結此乃常也若夫活用之於中風則歠粥助藥力溫覆求發汗此乃法之奇也又運用之於裏證則和解拘攣腹痛等證乃如桂枝加芍藥湯同加大黃湯等之

類所謂别正而其始出於桂枝湯之正治終入其殊途異域者是也

桂枝加桂湯 於桂枝湯方加桂枝二兩

燒鍼令其汗鍼處被寒核起而赤者欲作奔豚氣從少腹上衝心者

桂枝加芍藥湯

本太陽病醫反下之因爾腹滿時痛者屬太陰也桂枝加芍藥湯主之大實痛者桂枝加大黄湯主之 因誤下之變邪氣縛筋脈故腹拘急而時痛因加倍芍藥以緩之若夫大實痛者更加大黄以逼之

桂枝加葛根湯 於桂枝湯方加葛根四兩

太陽病項背強几几反汗出惡風者 中風桂枝湯證而項背強几几者兼葛根湯證故斷曰反汗出以明桂枝湯之證也

桂枝加黄蓍湯 於桂枝湯方加黄蓍二兩

黄汗之病兩脛自冷「假令發熱此屬歷節」食已汗出又身常暮盜汗出者「此勞氣也若汗出已反發熱者久久其身必甲錯發熱不止者必生惡瘡若身重汗出已輒輕者久久必身潤卽胸中痛」又從腰以上必汗出下無汗腰髖弛痛如有物在皮中狀劇者不能食身疼重煩躁小便不利此爲黄汗〇發明 此條分作三段則劇易輕重其證自分明矣

桂枝加附子湯 於桂枝湯方加附子一枚

太陽病發汗遂漏不止其人惡風小便難四支微急難以屈伸者 說具于傷寒論

桂枝附子湯「傷寒八九日」風濕相搏身體疼煩不能自轉側不嘔不渴脈浮虛而濇者「若其人大便鞕小便不利者去桂加朮湯主之」

桂枝四兩　附子三枚　生薑三兩　甘草二兩　大棗十二枚

右五味以水六升煮取二升去滓分溫三服〇千金方云治婦人產後風虛汗出不止小便難四肢微急難以屈伸者方中有芍藥無大棗〇三因方朮附湯治冒雨濕着肌膚與胃氣相搏或腠間汗出因浴得之即於此方加朮茯苓各二兩〇試效黴毒骨疼偏枯口眼喎斜寒疝腹中冷痛者

桂枝甘草附子湯　風濕相搏骨節疼煩掣痛不得屈伸近之則疼劇汗出短氣小便不利惡風不欲去衣或身微腫者

甘草二兩　附子二枚　朮二兩　桂枝四兩

右四味以水六升煮取三升去滓溫服一升日三服〇方意桂枝附子湯證曰身體疼煩不能自轉側桂枝甘草附子湯證曰骨節疼煩不得屈伸其曰身體曰不能自轉側較之骨節疼煩不得屈伸者則其證重故彼用附子三枚此用附子二枚

烏頭桂枝湯　寒疝腹中逆冷手足不仁若身疼痛灸刺諸藥不能治抵當用此方

烏頭五枚

右一味以蜜二斤煎減半去滓以桂枝湯五合解之得一升後初服二合不知卽服三合又不知復加至五合其知者如醉狀得吐者爲中病〇試效（治一切逆冷不仁痿痹等證）〇方意（蓋烏頭之爲能運動寒固之毒和之以桂枝湯者欲令烏頭之氣順達患窠也類聚方集覽曰烏頭之得蜜猶龍之得雲感應奏効如神者妄誕也夫古人以蜜煎烏頭者欲緩其剛悍之氣以令不奔逸而已）

桂薑草棗黃辛附湯　「氣分」心下堅大如盤邊如旋杯水飲所作

桂枝（三兩）　生薑（三兩）　甘草（二兩）　大棗（十二枚）

麻黃（二兩）　細辛（二兩）　附子（一枚）

右七味以水七升煮麻黃去上沫內諸藥煮取二升分溫三服當汗出如蟲行皮中卽愈〇方意（附子細辛運寒飲餘藥散之若證而惡寒劇者毒深矣宜加倍附子細辛麻黃以厚運散之力）

桂枝加龍骨牡蠣湯（於桂枝湯方加龍骨牡蠣各三兩）

夫失精家少腹弦急陰頭寒目眩髮落脈極虛芤遲「爲清穀亡血」失精脈得諸芤動微緊男子失精女子夢交（此條分作二段證自分明）〇小品云夢交失精諸脈浮動心悸小腹急陰處寒目眶痛頭髮落〇深師云療虛勞喜夢與女邪交接精自出〇醫通云虛勞夢泄惡寒發熱〇方意（蓋此方桂枝加芍藥湯變方也故證曰少腹弦急曰心悸少腹急夫失精家必驚動而氣逆加龍骨牡蠣所以鎭其悸動也）

桂枝去芍藥加蜀漆龍骨牡蠣救逆湯

桂枝三兩　甘草二兩　生薑三兩　牡蠣五兩

蜀漆三兩　龍骨四兩　大棗十二枚

右爲末以水一斗二升先煮蜀漆減二升內諸藥煮取三升去滓溫服一升○傷寒脈浮醫以火迫劫之「亡陽」必驚狂起臥不安者驚悸最劇故起臥不安○火邪者火邪之爲證必驚躁悸動即龍骨牡蠣所主治

桂枝加芍藥生薑人參湯於桂枝湯方加芍藥生薑各一兩人參三兩

發汗後身疼痛脈沈遲者○方意因發汗過多之變氣血澁滯而身疼痛脈亦沈遲桂枝加芍藥湯以和其澁滯人參生薑鼓舞虛氣以添活潑之力蓋此方桂枝湯之變方特主汗後之變證爾他病則不與焉

桂枝麻黃各半湯　太陽病得之八九日如瘧狀發熱惡寒熱多寒少其人不嘔清便欲自可一日二三度發「脈微者爲欲愈也脈微而惡寒者此陰陽俱虛不可更發汗更下更吐也面色反有熱色者未欲解也」以其不能得少汗出身必痒痒當作痛字○方意此其初當行桂枝湯之證而輕慢不藥歷八九日邪毒淹溜肉分是以桂枝湯力不及麻黃湯則過矣故更取二方之半以作之

小建中湯　虛勞裏急悸衄腹中痛夢失精四肢酸痛手足煩熱咽乾口燥○男子黃小便不利當有裏急證○婦人腹痛

桂枝三兩　甘草三兩　芍藥六兩　大棗十二枚　生薑三兩　膠飴一升

右六味以水七升煮取三升去滓內膠飴更上微火消解溫服一升日三服○傷寒「陽」脈澁「陰脈」弦「法當」腹中急痛者○傷寒二三日心中悸而煩者右二章仲景氏活用小建中湯於傷寒之妙處說具于系傳○易簡方云大治婦人血疼男子心腹㽲痛○準繩云治痢不分赤白新久但腹中大痛者神效

黃蓍建中湯於小建中湯方加黃蓍一兩半

虛勞裏急諸不足小建中湯證而自汗盜汗出者○易簡方云男子婦人諸虛不足少腹急痛脇肋䐜脹臍下虛滿胸中煩悸面色萎黃唇口乾燥少力身重胸滿短氣腰背強痛骨肉酸疼行動喘乏不能飲食或因勞傷過度或因病後不復

當歸建中湯於小建中湯方加當歸四兩

治婦人產後虛羸不足腹中刺痛不止吸吸少氣苦少腹中急摩痛引腰不能食飲○易簡方云婦人一切血氣虛損四肢怠惰及產後勞傷虛羸不足腹中㽲痛吸吸少氣少腹虛急痛引腰背自汗出不思飲食者若產後半月每日三服令人丁壯又曰產後血虛虛羸不足腹中刺痛少腹急或感寒發熱又曰崩傷內衄不止加地黃六錢阿膠二錢○方意建中湯緩化氣血澁滯之毒故治裏急腹痛悸衄酸疼煩熱等證仲景氏活用之於傷寒虛狀氣血澁滯之證黃蓍建中湯當歸建中湯證皆曰虛損不足者蓋指氣血澁滯百脈弦急而自汗盜汗者

當歸四逆湯　手足厥寒脈細欲絶者當歸四逆湯主之若其人内有久寒者加吳茱萸生薑湯主之

當歸三兩　芍藥三兩　桂枝三兩　細辛二兩

通草二兩　甘草二兩　大棗二十五個

右七味以水八升煮取三升去滓溫服一升日三服〇丹溪心法云治霍亂多寒身冷脈絶即於當歸四逆加吳茱萸湯方去大棗加附子名通脈四逆湯〇辨誤俗醫以此方載在傷寒論厥陰篇以爲治厥陰云云證者誤也何則其證單曰手足厥寒而不曰厥陰病者蓋此方本在雜病論中而撰者訹手足厥寒四字遽移入于厥陰編者乎抑此方當歸建中湯之類方也夫當歸建中湯解血氣澁滯之證今更加木通細辛者備利寒飲而其厥寒者示血氣沈滯澁枯而且厥且寒而已非特有傷寒轉變厥陰危劇之證也故此方主治上衝下冷手足疼痺或不遂或腰脚弛痛等證

黃耆桂枝五物湯　「血痺之病從何得之師曰夫尊榮人骨弱肌膚盛重因疲勞汗出臥不時動搖加被微風遂得之但以脈自微澁在寸口關上小緊宜鍼引陽氣令脈和緊去則愈」血痺「陰陽俱微寸口關上微尺中小緊外證」身體不仁如風痺狀

黃耆三兩　芍藥三兩　桂枝三兩　生薑六兩　大棗十二枚

右五味以水六升煮取二升溫服七合日三服

黃耆桂枝苦酒湯　黃汗之爲病身體腫發熱汗出而渴狀如風水汗沾衣色正黃如藥汁脈自沈

黃蓍五兩　芍藥三兩　桂枝三兩

右三味以苦酒一升水七升相和煮取三升溫服一升當心煩服至六七日乃解若心煩不止者以苦酒阻故也

桂枝甘草湯

桂枝四兩　甘草二兩

右二味以水三升煮取一升去滓頓服○發汗過多其人叉手自冒心心下悸欲得按者○方意（發汗過多大亡津液虛氣急迫心下悸得按之而稍安桂枝甘草緩之此但備汗後邪去虛氣急迫之一證耳世醫以爲萬病心下悸欲得按者皆主之者誤也）

桂枝甘草龍骨牡蠣湯

桂枝二兩　甘草二兩　龍骨二兩　牡蠣二兩

右爲末（恐以龍骨牡蠣二味爲末耳）以水五升煮取二升半去滓溫服八合日三服○火逆下之因燒鍼煩躁者

人參湯（作丸名理中丸證治同）霍亂頭痛發熱身疼痛熱多欲飲水者五苓散主之寒多不用水者理中丸主之○大病差後喜唾久不了了者○胸痺心中痞留氣結在胸胸下逆搶心枳實薤白桂枝湯主之人參湯亦主之

人參　甘草　朮　乾薑各三兩

右四味以水八升煮取三升去滓溫服一升日三服○易簡方云治爲寒氣濕氣所中者理中加附子湯主之○明醫指掌云祛寒止嘔逆泄利心腹冷痛即附子理中湯○方意此方理中焦不化故治諸病差後虛氣鬱滯粘液凝心胸喜唾久不止者

桂枝人參湯於理中湯方加桂枝四兩

太陽病外證未除而數下之遂協熱而利利下不止心下痞鞕「表裏不解者」說具于系傳○辨誤後世以人參爲補綴元氣之聖藥者妄誕爾世醫用廣東人參以爲補藥者愚之甚也蘭山小野氏曰廣東古昔南粤之地未聞產人參明一統志亦不記其地產人參或曰往歲廣東呂大珪者來崎陽時官吏詰及廣東人參大珪答以不知矣壽窮爲本草綱目三七條李時珍曰味微甘而苦頗似人參之味又名金不換其多能不換于金玉之美稱也所謂廣東人參蓋此物也此物能止澁散血產婦金瘡吐血下血用之多効故廣東人巧製其形謾命之名以欺愚人於萬里之外耳又或曰和名抄云人參和名久萬能伊此以其味之苦烈髣髴熊膽云爾其能特治心下痞鞕之毒乃有以和產直根竹節等人參充之者然源順延喜年間人其時人參未來我邦何以徵其果爲何物夫仲景氏所用韓參也代以僞參余不知其始於何世何人耳聞近世韓參產乏而淸人責求以故來少而價騰不便貧民我邦諸國植韓參之種累年蓓蓰品味佳而有効唐山賈舶交易載還宜以充用焉

茯苓杏仁甘草湯　胸痺心下氣塞短氣茯苓杏仁甘草湯主之橘枳薑湯亦主之

茯苓三兩　杏仁五十個　甘草一兩

右三味以水一斗煮取五升溫服一升日三服不差更服○試效胸痛咯血或痰喘悸動短氣者以此方合小陷胸湯分量各半

茯苓乾薑白朮甘草湯　腎著之病其人身重腰中冷如坐水中形如水

狀反不渴小便自利飲食如故「病屬下焦身勞汗出衣裏冷濕久久得之」腰以下冷痛腰重如帶五千錢此條爲二段證治自分明

甘草　朮各二兩　乾薑　茯苓各四兩

右四味以水五升煮取三升分溫三服○婦人良方云治姙娠腰脚腫者方中有杏仁

茯苓桂枝白朮甘草湯　心下有痰飲胸脇支滿○夫短氣有微飲當從小便去之苓桂朮甘湯主之腎氣丸亦主之

茯苓四兩　桂枝三兩　朮二兩　甘草二兩

右四味以水六升煮取三升分溫三服○傷寒若吐若下後心下逆滿氣上衝胸起則頭眩脈沈緊者「發汗則動經」身爲振振搖者○辨誤

此方載在傷寒論而方今病傷寒者不見一有如此證非可怪乎蓋因世醫之術之拙也夫仲景氏之治傷寒也專主用吐下之方苟能盡吐下之術大邪既除而後見此證者多矣故曰若吐若下後世醫乃畏吐下之藥如虎狼徒誣虛名無實之方劑不省仲景之深意以故凡傷寒以吐下之術可愈者皆以誤之宜乎今之病傷寒者殊不見有此證也

茯苓桂枝甘草大棗湯

茯苓半斤　甘草三兩　大棗十五枚　桂枝四兩

右四味以水一斗先煮茯苓減二升內諸藥取三升去滓溫服一升日三服○發汗後其人臍下悸者欲作奔豚

茯苓桂枝五味甘草湯

茯苓四兩　桂枝四兩　甘草三兩　五味子半升

右四味以水八升煮取三升去滓分溫三服○欬逆倚息不得臥小青龍湯主之青龍湯下已多唾口燥「寸」脈沈「尺脈」微手足厥逆氣從少腹上衝胸咽手足痺其面翕然如醉狀因復下流陰股小便難時復冒者與苓桂五味甘草湯治其氣衝○衝氣卽低而反更欬胸滿者用桂苓五味甘草湯去桂加細辛乾薑以治欬滿○欬滿卽止而更復渴衝氣復發者「以細辛乾薑爲熱藥故也服之當遂渴而渴反止者爲支飲也支飲者法」當冒冒者嘔嘔者復內半夏「以去其水」○「水去」嘔止其人形腫者加杏仁半升○若面色如醉此胃熱上薰其面加大黃三兩以利之

茯苓澤瀉湯　胃反吐而渴欲飲水者

茯苓半斤　澤瀉四兩　甘草二兩　桂枝二兩　朮二兩　生薑四兩

右六味以水一斗煮取三升溫服一升日三服○霍亂吐利煩躁渴欲飲水水入則吐吐則思水者○

方意此方於苓桂朮甘湯方加澤瀉生薑其分量雖稍異其主治蓄飲也而此證重於苓桂朮甘湯一等故證曰吐而渴蓋吐者飲毒逆于上也渴者巳吐盡而復招新水也治唯在逐利蓄水爾

澤瀉湯　心下有支飲其人苦冒眩

澤瀉五兩　白朮二兩

右二味以水二升煮取一升分溫再服○方意苦冒眩者飲毒上行之所致澤瀉白朮侮之

猪苓湯　發熱渴欲飲水小便不利者姙娠七八箇月面目浮腫小便少者俗謂之子胎猪苓湯主之

猪苓　茯苓　阿膠　滑石　澤瀉各等分

右五味以水四升先煮四味取二升去滓內下阿膠烊消溫服七合日三服○少陰病下利六七日欬而嘔渴心煩不得眠者○試效尿血膿淋加海金砂大黃甘草佳

葛根湯　太陽中風項背強几几無汗惡風○太陽與陽明合病者必自下利葛根湯主之不下利但嘔者葛根加半夏湯主之右二章說具于系傳

葛根四兩　桂枝二兩　麻黃三兩　芍藥二兩

甘草二兩　生薑三兩　大棗十二枚

右七味㕮咀以水七升先煮麻黃葛根減二升去上沫內諸藥煮取三升去滓溫服一升覆取微似汗不須歠粥餘如桂枝法將息及禁忌○辨誤東洞氏嘗於葛根湯方加大黃治一切肌表之瘡毒俚醫雷同以爲外發內潰兼解之上手段者誤矣東洞之加大黃也其分量僅僅要在使大黃附葛根湯發散之驥尾以解毒於肌表耳

葛根黃連黃芩湯

葛根半斤　黃連三兩　黃芩二兩　甘草二兩

右四味以水八升先煮葛根減二升内諸藥煮取二升去滓分溫再服

○太陽病桂枝證醫反下之利遂不止「脈促者表未解也」喘而汗出者說具于系傳 ○發明世醫以此方爲治協熱利者妄也又以爲治項背強急而心煩心下痞者謬也蓋葛根之爲能融化強急之毒故配之桂麻則治項背強几几者配之芩連則治熱毒內陷而胸肺強急之證曰胸中之強急何以徵之曰喘也汗也是胸肺強急之邪迫于上薫于外之兆所謂病應見于大表者是也夫葛花之解酒毒亦在治強急之毒而已蓋酒氣之瀰淪入身也氣血奔騰迸而亦躁苟躁則沈滯而爲身體強急之證察葛花能解酒毒而葛根配諸藥之能可知矣

麻黃湯　太陽病頭痛發熱身疼腰痛骨節疼痛惡風無汗而喘者○「太陽與陽明合病」喘而胸滿者○「陽明病」脈浮無汗而喘者發汗則愈右二章說具于系傳

麻黃三兩　桂枝二兩　甘草一兩　杏仁七十個

右四味以水九升先煮麻黃減二升去上沫内諸藥煮取二升半去滓溫服八合覆取微似汗不須歠粥餘如桂枝法將息○濕家身煩疼可與麻黃加朮湯於麻黃湯方加蒼朮四兩 ○三因方云治寒濕身體疼煩無汗惡寒發熱者○方意千金方云麻黃通肉之藥蓋麻黃湯之爲能發散肉分之邪則當覆取汗是乃正也若夫通散肉中壅滯之水濕則麻黃加朮湯之所之乃不須覆取汗是乃奇也

麻黃附子細辛湯　少陰病始得之反發熱脈沈者說具于系傳

麻黃二兩　細辛二兩　附子一枚

右三味以水一斗先煮麻黃減二升去上沫内諸藥煮取三升去滓溫

服一升日三服

麻黃附子甘草湯（於麻黃附子細辛湯方去細辛加甘草二兩）

少陰病得之二三日麻黃附子甘草湯微發汗一以二三日無裏證故發汗也」（說具于系傳）

麻黃杏仁甘草石膏湯

麻黃四兩　杏仁五十個　石膏半斤　甘草二兩

右四味以水七升先煮麻黃減二升去上沫內諸藥煮取二升去滓溫服一升（諸壯熱欬逆喘促小兒熱渴喘急加蘇子桑白皮佳）○發汗後「不可更行桂枝湯」汗出而喘無大熱者（說具于系傳）

麻黃杏仁薏苡甘草湯　病者一身悉痛發熱日晡所劇者名風濕「此病傷於汗出當風或久取冷所致也」

麻黃半兩　甘草一兩　薏苡半兩　杏仁十個

右四味以水五升煮取二升分溫再服○外臺云濕家始得病特可與薏苡麻黃湯（即此方也）

牡蠣湯　治牡瘧

牡蠣四兩　麻黃四兩　甘草二兩　蜀漆三兩

右四味以水八升先煮蜀漆麻黄去上沫内諸藥煮取二升溫服若吐則勿更服凡瘧疾服常山蜀漆之類得吐則多瘧毒截斷故止服若夫吐而後仍疾不去者可更數服

小青龍湯　傷寒表不解心下有水氣乾嘔發熱而欬或渴或利或噎或小便不利少腹滿或喘者○傷寒心下有水氣欬而微喘發熱不渴「服湯已渴者此寒去欲解也」說具于系傳

麻黄三兩　芍藥三兩　乾薑三兩　甘草三兩

桂枝三兩　半夏半升　細辛三兩　五味子半升

右八味以水一斗先煮麻黄減二升去上沫内諸藥煮取三升去滓溫服一升○病溢飲者當發其汗○欬逆倚息不得臥○肺脹欬而上氣煩躁而喘脈浮小青龍加石膏湯主之○此方發輸傷寒外邪內感着固有之水飲者是乃正也若夫治溢飲及欬逆上氣肺脹等證者乃奇也

大青龍湯　太陽中風脈浮緊發熱惡寒身疼痛不汗出而煩躁者○傷寒脈浮緩身不疼但重乍有輕時「無少陰證者」大青龍湯發之右二章說具于系傳

麻黄六兩　桂枝二兩　甘草二兩　杏仁四十個

生薑三兩　大棗十二枚　石膏雞子大

右七味以水九升先煮麻黃去上沫內諸藥煮取三升去滓溫服一升取微似汗○病溢飲者當發其汗大青龍湯主之小青龍湯亦主之當有

面部四肢微腫咳逆喘嗽等證

越婢湯　風水惡風一身悉浮腫不渴續自汗出無大熱者○裏水一身面目黃腫其脈沈小便不利越婢加朮四兩湯主之○欬而上氣此爲肺脹其人喘目如脫狀脈浮大者越婢加半夏湯主之

麻黃六兩　石膏半升　生薑三兩　大棗十二枚　甘草二兩

右五味以水六升先煮麻黃去上沫內諸藥煮取三升分溫三服○千金方云治風痺脚弱又云治姙娠腫滿喘息小便不利於本方內加附子一枚蒼朮四兩○

辨誤　世醫每值水腫之病輒用此方兼與他丸散峻下之藥適有得愈則歸功此方惑也越婢之爲能主治濕熱發越于一身而腫者耳何能悉治一切之腫滿

小柴胡湯　傷寒六七日中風往來寒熱胸脇苦滿默默不欲飲食心煩喜嘔或胸中煩而不嘔或渴或腹中痛或胸下痞鞕或心下悸小便不利或不渴身有微熱或欬者○太陽病十日已去「脈浮細而嗜臥者外已解也」設胸滿胸痛者小柴胡湯主之○「血弱氣盡腠理開邪氣因入與正氣相搏結於胸下正邪分爭」往來寒熱休作有時默默不欲飲食或嘔者○傷寒四五日身熱惡風頸項強胸下滿手足溫而

渴者○傷寒五六日嘔而發熱者○陽明病發潮熱大便溏小便自可胸脇滿不去者○陽明病脇下鞕滿不大便而嘔舌上白胎者（白胎者熱未實小柴胡湯主之若黃胎熱已實則大小承氣湯主之）○本太陽病不解因轉入少陽脇下鞕滿乾嘔不能食往來寒熱「尚未吐下脈沈緊者」（以上八章說具于系傳）

柴胡（半斤）　黃芩（三兩）　人參（三兩）　半夏（半升）

生薑（三兩）　大棗（十二枚）　甘草（三兩）

右七味以水一斗二升煮取六升去滓再煎取三升溫服一升日三服

○「得病六七日脈遲浮弱惡風寒手足溫」醫二三下之不能食而胸下滿面目及身黃頸項強小便難者與小柴胡湯○嘔而發熱者（是汎指雜病非專爲傷寒而言）○諸黃腹痛而嘔者○婦人在草蓐自發露得風四肢苦煩熱頭痛者○瘧病發渴者柴胡去半夏加栝蔞（四兩）湯主之○證治要訣云傷寒胸脇俱痛頭痛耳聾口苦或渴或嘔大小便或利或不利往來寒熱如瘧○蘇東坡云近歲此藥大行患傷寒不問陰陽表裏皆令服之此甚誤也此藥傷寒論雖主數十證大要其間有五證最的當服之必愈一者身熱心中逆或嘔吐者可服傷寒此證最多正當服小柴胡湯若因渴飲水而嘔者不可服身體不溫熱者不可服仍當識此二者寒熱

往來者三二者發潮熱可服四者心煩胸下滿或渴或不渴皆可服五者傷寒已差後更發熱者可服此五證但有一證可服〇辨誤論曰傷寒中風有柴胡證但見一證便是不必悉具者如汝翁之說也若夫以胸脇苦滿之一證當之者妄矣

柴胡加芒消湯於小柴胡湯方加芒消六兩

傷寒十三日不解胸脇滿而嘔日晡所發潮熱「已而微利此本柴胡證下之不得利今反利者知醫以丸藥下之非其治也」潮熱者實也先宜小柴胡湯以解外後以柴胡加芒消湯主之〇世醫以爲加於大柴胡湯者誤也說具于系傳

柴胡桂枝湯　傷寒六七日發熱微惡寒肢節煩疼微嘔心下支結「外證未去者」〇心腹卒中痛

柴胡四兩　人參一兩　黃芩一兩　甘草一兩　半夏二合
芍藥一兩半　大棗六枚　桂枝一兩　生薑一兩半

右九味以水七升煮取三升去滓溫服一升日三服〇發汗多亡陽讝語者不可下與柴胡加桂湯說具于系傳〇外臺云治寒疝腹中痛〇辨誤世醫以此方爲兼解表裏之邪氣者妄也豈有同滾同沸之藥汁一旦下咽入胃之後各自分賦于某經某臟之理乎不思之甚也說具于系傳

柴胡桂枝乾薑湯　瘧寒多微有熱或但寒不熱者東洞曰當有胸動及渴證

柴胡半斤　黃芩三兩　桂枝三兩　乾薑三兩

牡蠣三兩　甘草二兩　栝蔞根四兩

右七味以水一斗二升煮取六升去滓再煎取三升溫服一升日三服〇傷寒五六日已發汗而復下之胸脇滿微結小便不利渴而不嘔但頭汗出往來寒熱心煩者說具于系傳

大柴胡湯　傷寒十餘日熱結在裏復往來寒熱者〇傷寒發熱汗出不解心下痞鞕嘔吐而下利者當下之〇按之心下滿痛者此爲實也

柴胡半斤　黃芩三兩　芍藥三兩　半夏半升　枳實四枚

甘草二兩　大棗十二枚　大黃二兩　生薑五兩

右九味以水一斗二升煮取六升去滓再煎取三升溫服一升日三服方中恐脫甘草二兩四字論曰與大柴胡湯下之則愈而設大黃二兩主藥且有脫落於甘草何怪也蓋傷寒論中柴胡劑皆有甘草其無之者唯此一方耳不可不察焉〇太陽病「過經」十餘日反二三下之後四五日柴胡證仍在者先與小柴胡湯嘔不止心下急鬱鬱微煩者與大柴胡湯下之則愈〇外臺云療傷寒八九日不解心腹緊滿身體疼痛內外有煩熱嘔不安〇救正論云治傷寒目眩耳聾舌有黃胎煩渴索水絕食兩日少動呼胸腹脇肋皆痛大便下赤水小便赤澁脈沈緩囊未縮者〇和劑云治外感風寒內傷飲食鬱結在裏身熱煩躁語言譫妄大便不通繞臍刺痛〇丹溪心法

附錄云治傷寒十餘日邪氣結在裏寒熱往來大便秘澁腹滿脹痛語言譫妄心中痞鞕飲食不下口生白胎不大便五六日繞臍刺痛時發煩躁及汗後如瘧日晚發熱或發熱汗出脈有力者可服○試效痢疾壯熱臍腹絞痛或乾嘔或吐逆者又急患積聚二便不利上搶心腹脹滿害食者皆主之

柴胡加龍骨牡蠣湯

柴胡四兩　半夏二合　大棗六枚　生薑　人參　龍骨

鉛丹　桂枝　茯苓各一兩半　大黃二兩　牡蠣一兩半

右十一味以水八升煮取四升内大黃切如博碁子更煮一二沸去滓溫服一升○傷寒八九日下之胸滿煩驚小便不利譫語一身悉重不可轉側者說具于系傳　○傷寒類方云此方能下肝胆之驚疾以之療癲癎必效○經驗集錄云小兒連日壯熱實滯不去寒熱往來驚悸○方意此方鎮攝邪毒結滯心胸而迫于上者本草鉛丹條云治吐逆反胃驚癎癲疾又云治驚悸狂走由之求方意思過半矣

白虎湯

「三陽合病」腹滿身重難以轉側口不仁而面垢譫語遺尿「發汗則譫語下之則額上生汗」手足逆冷若自汗出者○傷寒脈滑而厥者右二章說具于系傳

知母六兩　石膏一斤　甘草二兩　粳米六合

右四味以水一斗煮米熟湯成去滓溫服一升日三服〇宣明方云治傷風自汗桂枝證表未解半入於裏中暑自汗脈虛弱傷寒自汗脈滑數而實表裏俱實三陽合病腹滿身重口燥面垢譫語發黃厥逆自汗和解兩感解頭痛止自汗雜病時疫煩渴發斑兼治小兒疱瘡疹伏熱

白虎加桂枝湯 於白虎湯方加桂枝三兩

溫瘧者其脈如平身無寒但熱骨節煩疼時嘔白虎加桂湯主之〇聖劑總錄云治溫瘧骨節疼痛時嘔朝發暮解暮發朝解白虎加桂湯主之〇明醫指掌云姙婦傷寒身自汗出煩渴脣焦〇證治要訣云若初得病頭痛心熱外別有陽證至五日方發厥其人雖厥或畏熱或飲水或揚手擲足煩躁不得眠大便祕小便赤多昏憒者此熱厥也宜白虎湯熱厥雖手足冷而指甲暖不若寒厥並指甲俱冷此辨陰陽要法也〇活人書云其人傷濕因而中暑名濕溫兩脛逆冷胸滿頭目疼重妄言多汗陽脈濡而弱陰脈小而急反煩渴引飲者切不可汗之汗之必死蒼朮白虎湯主之〇發明世醫以粳米爲益氣和胃止煩止渴者誤也白虎證曰煩渴曰大煩渴曰身熱而渴曰渴欲飲水數升此伏熱之所爲而石膏消解之方此時與冷粥汁亦必飲數盞何賴一匕之粳米益之和之止之之爲藉按石膏性降沈煮之釜中爲殷殷之聲不與水親故使粳米粘石氣以混成藥汁此古人製方之微意也〇試效白虎湯證而心煩悶亂或潮熱狂躁罵詈踰垣上屋者加黃連

白虎加人參湯 於白虎湯方加人參三兩

傷寒無大熱口燥渴心煩背微惡寒者○傷寒脈浮發熱無汗其表不解者不可與白虎湯渴欲飲水口乾舌燥者○服桂枝湯大汗出後大煩渴不解脈洪大者白虎加人參湯主之○傷寒若吐若下後七八日不解熱結在裏表裏俱熱時時惡風舌上乾燥而渴欲飲水數升者東洞曰千金外臺同作白虎湯主之而曰傷寒論方今從之此說是也○大陽中熱者暍是也汗出惡寒身熱而渴右四章說具于系傳○徐同知曰治伏暑發渴嘔吐身熱脈虛自汗○辨誤世醫見白虎加人參湯證曰汗後吐後下後乃以爲加人參補益虛陽者妄也又曰治白虎湯證而心下痞鞕者亦誤也蓋人參之爲能鼓舞虛氣今於白虎湯方加人參者卽欲使人參佐白虎湯以鼓舞虛氣助消散伏熱之力也學者思諸

厚朴大黃湯　支飲胸滿者

　厚朴一尺　大黃六兩　枳實四枚

右三味以水五升煮取二升分溫再服

厚朴三物湯　痛而閉者

　厚朴八兩　大黃四兩　枳實五枚

右三味以水一斗二升先煮二味取五升內大黃煮取三升溫服一升

○醫通云痛而閉塞無雷鳴嘔逆之證者當下之

厚朴七物湯　病腹滿發熱十日脈浮而數飲食如故

　厚朴半斤　大黃三兩　枳實五枚　甘草三兩

大棗十二枚　桂枝二兩　生薑五兩

右七味以水一斗煮取四升溫服八合日三服○千金云治腹滿氣脹

○試效腹滿不大便而嘔者痾疾發熱脈數或手足怠惰或腹中剌痛者加芍藥　○辨誤世醫以爲發熱脈浮數者桂枝去芍藥湯之所主而腹滿者厚朴三物湯之所治故合此二方以製方者妄也蓋曰發熱十日者示病之未深也夫腹滿日淺者未至大滿而精氣仍能抗之故必發熱也若夫腹滿數十日滿脹稍大者精氣衰弱而不能抗於毒是以不復發熱飲食不如故也故舉發熱之日數以見病之淺曰發病僅十日示其腹滿將漸大之機也又曰飲食如故示未至妨食道也

小承氣湯

大黃四兩　厚朴二兩　枳實三兩

已上三味以水四升煮取一升二合去滓分溫二服○陽明病脈遲雖汗出不惡寒者其身必重短氣腹滿而喘「有潮熱者此外欲解可攻裏也」手足濈然汗出者此大便已鞕也大承氣湯主之「若汗多微發熱惡寒者外未解也」其熱不潮未可與承氣湯若大便不通者可與小承氣湯微和胃氣勿令大泄下○傷寒不大便六七日頭痛有熱者與承氣湯其小便清者知不在裏仍在表也當發汗○陽明病其人汗出多以津液外出胃中燥大便必鞕鞕則譫語小承氣湯主之○陽明病譫語發潮熱脈滑而疾者○太陽病若吐若下若發汗微煩小便數大便因鞕者○下利譫語者有燥屎也○大便不通噦數譫語右二章不問何

病皆主之○發明傷寒論金匱要略中有同方而三名者爲厚朴三物湯厚朴大黃湯小承氣湯是也但其分量或厚朴減於枳實或枳實減於厚朴要之皆以大黃爲主若方中缺大黃則不成方或缺枳實或缺厚朴皆無損於治病苟無損於治病則無論二物之增減而可也壽按本是厚朴三物湯仲景氏當活用之於傷寒之時更命承氣之名而已夫承者順也傷寒純熱閉實於腸胃大黃厚朴枳實幷蕩滌之力承順其結實之氣以導之於屎道其劇者加芒硝以強藥力是仲景氏所以革三物之名更命承氣之名也學者欲知承氣湯之正宜就三方之條而求焉

大承氣湯　病腹中滿痛者○下利三部脈皆平按之心下鞕者急下之○下利瘥後至其年月日時復發者以病不盡故也當下之

大黃四兩　厚朴半斤　枳實五枚　芒硝三合

右四味以水一斗先煮二物取五升去滓內大黃煮取二升去滓內芒硝更上火微一兩沸分溫再服得下餘勿服得下則勿服者是傷寒之治法而候下後之變者也至若治它病以瘥爲度

○傷寒若吐若下後不解不大便五六日上至十餘日日晡所發潮熱不惡寒獨語如見鬼狀若劇者發則不知人循衣摸床惕而不安微喘直視譫語者○陽明病譫語有潮熱反不能食者有燥屎也若能食者但鞕爾○汗出譫語者有燥屎須下之○「二陽併病」太陽證罷但發潮熱手足漐漐汗出大便難而譫語者○病人煩熱汗出則解又如瘧狀日晡所發熱脈實者○病人小便不利大便乍難乍易時有微熱喘冒不能臥者有燥屎也○傷寒五六日目中不了了睛不和大便難身微熱者急下之○陽明病發熱汗出者急下之○少陰病自利清水色

純靑心下必痛口乾燥者急下之〇大下後六七日不大便煩不解腹滿痛者 右十二章說具于系傳 〇痙之爲病胸滿口禁臥不着席脚攣急必齘齒〇產后七八日少腹堅痛此惡露不盡不大便煩躁發熱譫語者 少腹堅痛惡露不盡者宜桃仁承氣湯以逐血氣而今有煩躁者是胃家實也與大承氣湯以瀉其實則惡露隨而盡也 〇必讀云治傷寒八九日以來口不能言目不能視體不能動四肢俱冷六脈皆無以手按腹兩手護之皮皺作楚趺陽脈大而有力乃腹有燥屎也遂下之得燥屎六七枚口能言體能動〇醫通云病人熱甚脈未數實欲登高棄衣罵詈不避親疎蓋陽盛則四肢實四肢實則能登高也大承氣湯主之又云胃中有燥屎大熱錯譫喘滿神昏不得眠 胃中只汎指腹臟內而言耳 〇辨誤 世醫以爲此方特下結糞之藥者誤也夫仲景氏之論燥屎及大便鞕難也蓋有故矣故於下利之證亦用大承氣湯是古方之妙境不可以不知焉若其說具于系傳

瀉心湯　心氣不足 一作不定 吐血衄血〇心下痞按之濡其脈關上浮者

大黃二兩　黃連　黃芩各一兩

右三味以麻沸湯二升漬之須臾絞去滓分溫再服〇婦人吐涎沫醫反下之心下即痞〇得效方云治心受積熱譫語發狂踰牆上屋〇醫方考云心火胸膈實熱面赤狂走者〇試效 卒倒昏眩不省人事或痰壅氣急小兒發驚搐搦痰壅者皆主之

附子瀉心湯 於瀉心湯煎汁內和附子煎汁分溫再服

心下痞而復惡寒者說具于系傳○辨誤世醫曰瀉心湯治心下痞今此證其初因汗下之變亡陽脫津故加附子補虛復津者誤也附子能運動固滯之毒加之瀉心湯者爲佐瀉心之力爾凡人心下蘊結痞塞則外見惡寒振栗厥逆等之證此證曰惡寒者乃心下痞塞之劇證也夫瀉心湯本瀉心下痞塞其劇者不可不添運動之力故加附子

大黃附子湯　胸下偏痛發熱其脈弦緊

大黃三兩　附子三枚　細辛二兩

右三味以水五升煮取二升分溫三服○方意偏痛者是乃寒飲固滯胸下之應附子細辛運逐之大黃受而通之

大黃甘遂湯　婦人少腹滿如敦狀小便微難而不渴「經後者經舊作生是也此爲水與血俱結在血室也」

大黃四兩　甘遂二兩　阿膠二兩

右三味以水三升煮取一升頓服之○甘遂經火煮則耗性宜末用也先煮大黃如法去滓更上火內膠烊消下火內甘遂末攪之頓服

抵當湯　經水不利者○千金方云治月經不調或一月再來兩月三月一來或月前或月後閉塞不通

水蛭三十個　虻蟲三十個　大黃五兩　桃仁二十個

右四味爲末以水五升煮取三升去滓溫服○發明此煎法恐撰者之誤也凡藥火煮者不必末也今此乾蟲微物既末且煮豈得不損性乎且以大黃桃仁同末之者亦不審其故當作右四味二味爲末以水五升先煮大黃桃仁取三升內水蛭虻蟲末更上火纔一二沸去滓頓服一升○太陽病六七日表證仍在脈微而沈反不結胸其人發狂者以熱在下焦少

腹當鞕滿小便自利者下血乃愈「所以然者以太陽隨經瘀熱在裏故也」〇太病病身黃脈沈結少腹鞕小便不利者爲無血也小便自利其人如狂者血證諦也〇陽明病其人喜忘者必有畜血「所以然者本有久瘀血故令喜忘」屎雖鞕大便反易其色必黑〇病人無表裏證發熱七八日雖脈浮數者可下之假令已下脈數不解合熱則消穀善饑至六七日不大便者有瘀血（說具于系傳）

橘皮大黃朴硝湯　鱠食之在心胸間不化吐復不出速除之（諸宿食有事于心胸間者）

橘皮（一兩）　大黃（二兩）　朴硝（二兩）

右三味以水一大升煮至小升頓服

大黃硝石湯　黃疸腹滿小便不利而赤自汗出

大黃　黃蘗　硝石（各四兩）　梔子（十五枚）

右四味以水六升煮取三升去滓內硝石煮取一升頓服〇試效（黃疸身熱心煩不大便者）

大黃牡丹皮湯　腸癰者少腹腫痞按之卽痛如淋小便自調時時發熱自汗出復惡寒其脈遲緊者膿未成也可下之當有血脈洪數者膿已成不可下也

大黃四兩　桃仁五十個　瓜子半斤　芒硝三合　牡丹皮二兩

右五味以水六升煮取一升去滓內芒硝再煎沸頓服之有膿當下無膿當下血○千金方云腸癰之病少腹痞堅或在膀胱左右其色或白堅大如掌發熱小便欲調時自汗出其脈遲緊者未成膿可下之○產育云產后血暈悶絕狼狽若口禁則拗開灌之

大黃甘草湯　食已卽吐者

大黃四兩　甘草一兩

右二味以水三升煮取一升分溫再服○肘後云治胃反不受食食輙吐出○試效惡心嘈雜大便不通食積心下不快然者

調胃承氣湯　大便不通胃氣不和者○醫通云常有熱而痛此爲積熱

大黃四兩　甘草二兩　芒硝半觔

右三味㕮咀以水三升煮取一升去滓內芒硝更上火微煮令沸少少溫服○發汗後惡寒者虛故也不惡寒但熱者實也當和胃氣○太陽病「過經」十餘日心下溫溫欲吐而胸中痛大便反溏腹微滿鬱鬱微煩先此時自極吐下者與調胃承氣湯若不爾者不可與○陽明病不吐不下心煩者○太陽病三日發汗不解蒸蒸發熱者○傷寒吐後腹

脹滿者右五章說具于系傳

桃仁承氣湯　療一切宿血及損傷瘀血在腹內不問新久並婦人月經不通產後惡血傷寒論中舉桃仁承氣湯之奇而略其正今假千金方以示正

桂枝三兩　桃仁五十個　大黃四兩　芒硝二兩　甘草二兩

右五味以水七升煮取二升半去滓內芒硝更上火微沸下火溫服五合日三服〇太陽病不解熱結膀胱其人如狂血自下下者愈下血是解熱之兆故曰愈乃隨證處方但少腹急結者乃可攻之是活用桃仁承氣湯於傷寒血熱瘀滯之證〇壽世云治吐血覺胸中氣塞上吐紫血〇寧生傳云迫血上行爲衄數升餘面赤脈躁疾神恍恍如癡〇傳信尤易方云治血淋〇救正云治一女適因行經浣衣受寒發熱喘渴少腹脹痛脈寸關浮數兩尺沈結者此蓄血傷寒也〇儒門事親云凡婦人月事沈滯數月不行肌肉漸減內經曰小腸熱已滿移熱瘕爲沈沈者月事沈滯不行也故曰伏瘕〇醫通云心下滿而微鞕不可按其人善忘小便反利而不渴者是結血也又云當汗失汗譫語善饑漱水身黃腹滿如狂者屬瘀血也〇明醫指掌云治蓄血脹滿大實大痛手不可近者

桔梗湯　欬而胸滿振寒脈數咽乾不渴時出濁唾腥臭久久吐膿如米

粥。

桔梗一兩　甘草二兩

右二味以水三升煮取一升去滓分溫服五合日再服〇少陰病二三日咽痛者可與甘草湯不差者與桔梗湯說具于系傳

排膿湯　主治同前

甘草二兩　桔梗三兩　生薑二兩　大棗十二枚

右四味以水三升煮取一升溫服五合日再服〇此方與桔梗湯主治大同小異此方於桔梗湯方加薑棗且桔梗分量二倍於桔梗湯蓋桔梗湯證而毒一等深者宜用此方

芍藥甘草湯

芍藥四兩　甘草四兩

右㕮咀以水三升煮取一升半去滓分溫再服〇傷寒脈浮自汗出小便數心煩微惡寒脚攣急說具于系傳

芍藥甘草附子湯

芍藥三兩　甘草三兩　附子一枚

已上三味以水五升煮取一升五合去滓分溫服〇發汗病不解反惡寒者虛故也說具于系傳

甘遂半夏湯　病者脈伏其人欲自利利反快雖利心下續堅滿「此爲留飲欲去故也」

甘遂三枚　半夏十二枚　芍藥五枚　甘草指大二枚

右四味以水四升煮取半升去滓以蜜半升和藥汁煎取八合頓服之

○發明　甘遂完煮損性無効當作以蜜半升和藥汁煎取八合內甘遂末攪而頓服之

甘麥大棗湯　婦人臟躁喜悲傷欲哭象如神靈所作數欠伸　東洞曰急迫而狂躁者

甘草三兩　小麥一升　大棗十枚

右三味以水六升煮取三升分溫三服

甘草粉蜜湯　蚘蟲爲病令人吐涎心痛發作有時毒藥不止

甘草二兩　粉一兩　蜜四兩

右三味以水三升先煮甘草取二升去滓內粉蜜攪令和煎如薄粥溫服一升

○方意　此方以緩急爲主所謂苦急以甘緩之者是也其吐涎心痛者是急迫之所爲世醫單爲蛔蟲之所爲者妄也

○辨誤　方中粉諸說紛紛或曰胡粉或曰輕粉皆妄誕也粉米粉也而加此粉也非爲治疾苦但使病人便服用爾蓋蜜甘草濃甜煎汁人不堪飲喫故加米粉再煎如薄粥以使藥味調和易飲喫也余故曰若無米粉則以小麥粉或蕎麥粉之類代之而可也

甘草乾薑湯　肺痿吐涎沫而不欬者其人不渴必遺尿小便數

甘草四兩　乾薑二兩

右㕮咀以水三升煮取五合去滓分溫再服〇傷寒誤治後手足厥咽中乾燥吐逆者說具手系傳〇試效虛氣急迫而噦逆者

四逆湯　下利腹脹滿身體疼痛者〇吐利汗出發熱惡寒四肢拘急手足厥冷者〇既吐且利大便復利而大汗出下利清穀內寒外熱脈微欲絕者〇下利清穀裏寒外熱汗出而厥者右四章四逆湯之正證苟有此證則萬病皆可服

甘草二兩　乾薑一兩半　附子一枚

右三味㕮咀以水三升煮取一升二合去滓分溫再服〇傷寒醫下之續得下利清穀不止身疼痛者〇病發熱頭痛脈反沈若不差身體疼痛〇脈浮而遲表熱裏寒下利清穀者〇大汗出熱不去內拘急四肢厥又下利厥逆而惡寒者

通脈四逆湯於四逆湯方加倍乾薑一兩半

下利清穀裏寒外熱汗出而厥者〇少陰病下利清穀裏寒外熱手足厥冷脈微欲絕身反不惡寒其人面赤色或腹痛或乾嘔或咽痛或利止脈不出者

通脈四逆加猪膽汁湯於通脈四逆湯方加猪膽汁半合〇諸病四逆湯證而病一等深者主之或霍亂吐下已斷汗出云云證又通脈四逆湯證而四肢拘急其病極深者此方皆主之

四逆加人參湯

惡寒脈微而復利「利止亡血也」右七章說具于系傳 ○辨誤 俗醫以四逆輩爲溫脾補虛之聖劑者妄矣蓋彼意以爲甘草引乾薑附子辛熱大溫之藥入于脾以溫補其虛丹溪曰附子性走而不守無補益之効可以見其妄矣

茯苓四逆湯 此四逆湯之變方說具于系傳

茯苓六兩　人參一兩　甘草二兩　乾薑一兩半　附子一枚

右五味以水五升煮取三升去滓溫服七合日三服○發汗若下之病仍不解煩躁者○千金方云霍亂轉筋肉冷汗出嘔噦者無茯苓名四順湯○試效 凡病人精氣虛脫手足逆冷心悸煩躁或下利者主之

乾薑附子湯

乾薑一兩　附子一枚

右二味以水三升煮取一升去滓頓服○下之後復發汗晝日煩躁不得眠夜而安靜不嘔不渴「無表證」脈沈微身無大熱者說具于系傳○易簡方云中寒口禁四肢強直失音不語或卒然暈倒口吐涎沫狀如暗風手足厥冷或復煩躁兼治中脘虛寒久積痰水心腹冷痛霍亂轉筋四肢厥逆

附子粳米湯

腹中寒氣雷鳴切痛胸脅逆滿嘔吐

附子一枚　半夏半升　甘草二兩　大棗十二枚　粳米半升

右五味以水八升煮米熟湯成去滓溫服一升日三服〇外臺云主治寒疝氣心腹如刺繞臍腹中悉痛自汗出欲絕於本方加蜀椒又療脇虛勞損腹中寒雷鳴切痛胸脇逆滿氣喘於本方加白朮乾薑〇千金云霍亂四逆吐多者〇方意 附子性走而不守能運動寒固之毒此證病毒在胸脇而逆滿故以粳米粘附子走運之氣稽留胸腹間以治寒痛〇試效 此證而與此方數日荏苒不愈者加良薑延胡索取驗甚多矣

大烏頭煎　寒疝繞臍痛若發則自汗出手足厥逆其脈沈弦者

烏頭 大者五枚

右以水三升煮取一升去滓內蜜二升煎令水氣盡取二升〇試效 久年腹痛或疝痛飲痛諸藥無効者用此方運動其固毒時用吐下之劑以拔去其毒根

烏頭湯　病歷節不可屈伸疼痛〇腳氣疼痛不可屈伸〇寒疝腹中絞痛拘急不得轉側發作有時使人陰縮手足厥逆

麻黃　芍藥　黃耆 各三兩　甘草 三兩　烏頭 五枚㕮咀以蜜二升煎取一升即出烏頭

右五味㕮咀四味以水三升煮取一升去滓內蜜煎中更煮之服七合不知盡服之〇試效 四肢百節疼痛如虎咬者此名歷節風此方神驗又治腳氣一身悉痛或四肢痺者〇方意 烏頭芍藥運和其毒麻黃黃耆肩散之張珞玉曰烏頭以蜜煎取緩其性使之留連筋骨以利其屈伸毒撥盡烏頭得蜜奔氣沈奢故仲景氏之使用烏頭也必以蜜煎之令其剛悍之氣不奔逸是古人用藥妙處

眞武湯　少陰病二三日不已至四五日腹痛小便不利四肢沈重疼痛

自下利者其人或欬或小便利或下利或嘔者

茯苓三兩　芍藥三兩　生薑三兩　白朮二兩　附子一枚

右五味以水八升煮取三升去滓溫服七合日三服○太陽病發汗汗出不解其人仍發熱心下悸頭眩身瞤動振振欲擗地者○易簡方云此藥不惟陰證傷寒可服若虛勞之人增寒壯熱欬嗽下利者宜服之

附子湯　少陰病得之一二日口中和其背惡寒者○少陰病身體痛手足寒骨節疼痛脈沈者說具于系傳

附子二枚　茯苓三兩　人參二兩　芍藥三兩　白朮四兩

右五味以水八升煮取三升去滓溫服一升日三服○千金云治濕痺緩風身體疼痛如欲折內如錐刺刀割方中有桂枝甘草又治寒濕脚氣疼痛不仁脈沈細者○易簡方云治風寒濕合痺骨節疼痛皮膚不仁肌肉重着四肢緩縱腰脚酸痛兼治疲極筋力氣虛倦怠偏體酸疼

梔子豉湯

梔子十四枚　香豉四合

右二味以水四升先煮梔子得二升半內豉煮取一升半去滓分爲二服溫進一服○發汗後虛煩不得眠若劇者必反覆顛倒心中懊憹○

發汗後若下之而煩熱胸中窒者〇傷寒大下之後身熱不去心中結痛者〇心中懊憹舌上胎者〇陽明病下之其外有熱手足溫心中懊憹不能食但頭汗出者〇下利後更煩按之心下濡者爲虛煩也〇若少氣者梔子甘草豉湯主之（於梔子豉湯方加甘草二兩）〇若嘔者梔子生薑豉湯主之（於梔子豉湯方加生薑五枚）

枳實梔子豉湯（於梔子豉湯方加枳實三枚）

大病差後勞復者〇若有宿食者加大黃切如博碁子大五六枚

梔子大黃豉湯（卽枳實梔子大黃湯也）

酒黃疸心中懊憹或熱痛（以上三方梔子大黃其分量雖稍異要之亦只一途之方也）

茵蔯蒿湯　寒熱不食食卽頭眩心胸不安久久發黃爲穀疸

茵蔯蒿（六兩）　梔子（十四枚）　大黃（二兩）

右三味以水一斗先煮茵蔯減六升內二味煮取三升去滓分溫三服〇陽明病發熱汗出此爲熱越不能發黃也但頭汗出身無汗劑頸而還小便不利渴引水漿者此爲瘀熱在裏身必發黃〇傷寒七八日身黃如橘子色小便不利腹微滿者（右三章說具于系傳）

梔子蘗皮湯　傷寒身發黃者

梔子一十五個　甘草一兩　黃蘗二兩

右三味以水四升煮取一升半去滓分溫再服

梔子厚朴湯

梔子十四枚　厚朴四兩　枳實四枚

已上三味以水三升半煮取一升半去滓分二服溫進一服〇傷寒下後心煩腹滿臥起不安者

大陷胸湯　心下滿而鞕痛者凡百雜病水結而鞕痛者皆可用

大黃六兩　芒硝一升　甘遂一錢

右三味以水六升先煮大黃取二升去滓內芒硝煮一兩沸內甘遂末溫服一升得快利止後服〇太陽病「脈浮而動數浮則爲風數則爲熱動則爲痛數則爲虛」頭痛發熱微盜汗出而反惡寒者表未解也醫反下之「動數變遲」膈內拒痛胃中空虛客氣動膈短氣躁煩心中懊憹陽氣內陷心下因鞕則爲結胸大陷胸湯主之「若不結胸但頭汗出餘處無汗劑頸自還小便不利身必發黃」〇傷寒六七日結胸熱實脈沈而緊心下痛按之石鞕者〇傷寒十餘日熱結在裏復往來寒熱者與大柴胡湯但結胸無大熱者此爲水結在胸脇也但頭微汗

出者○太陽病重發汗而復下之不大便五六日舌上燥而渴日晡所少有潮熱從心下至少腹鞕滿而痛不可近者（右四章說具于系傳）○方意（此方本蕩滌心下滿而鞕痛之毒蓋陷胸者傷寒外邪誤治後邪熱陷入胸膈結水塊之謂也仲景氏以此古方備結胸證故更命陷胸之名者乎）

小陷胸湯　寒實結胸無熱證者（寒實者言寒痰結滯於胸中心下也）

黃連（一兩）　半夏（半斤）　栝蔞實（大者一個）

右三味以水六升先煮栝蔞取三升去滓內諸藥煮取二升去滓分溫三服○小結胸病正在心下按之則痛脈浮滑者○千金方云治胸中心下結積飲食不消（方中有大黃甘草無半夏）

栝蔞薤白白酒湯　胸痺之病喘息欬唾胸肺痛短氣「寸口」脈沈而遲「關上小緊數」

栝蔞實（一枚）　薤白（半斤）　白酒（七合）

右三味同煮取二升分溫再服○胸痺不得臥心痛徹背者栝蔞薤白半夏湯主之（於本方加半夏半升）

大半夏湯　胃反嘔吐者

半夏（二升）　人參（三兩）　白蜜（一斤）

右三味以水一斗二升和蜜揚之二百四十遍煮取二升半溫服一升

餘分再服○千金方云胃反不受食食入則吐○外臺云治嘔心下痞鞕者

小半夏湯　嘔家本渴「渴者爲欲解」今反不渴心下有支飲故也○諸嘔吐穀不得下者諸病嘔吐甚者不論寒熱虛實先與此方嘔吐定而後隨證治之

半夏一升　生薑半斤

右二味以水七升煮取一升半分溫再服

生薑半夏湯　病人胸中似喘不喘似嘔不嘔似噦不噦徹心中憒憒然無奈

半夏半升　生薑汁一升

右二味以水三升煮半夏取二升內生薑汁再煎取一升半少冷分四服日三夜一服嘔止停後服

小半夏加茯苓湯　卒嘔吐心下痞胸間有水眩悸者○先渴後嘔爲水停心下「此屬飲家」

半夏一升　生薑半斤　茯苓四兩

右三味以水七升煮取一升五合分溫再服小半夏湯以下三方水率至少或分四服者蓋令徐徐嚥之以不至激嘔吐

○千金方云治逆氣心中煩悶氣滿嘔吐方中加桂心

半夏厚朴湯　婦人咽中如有炙臠

半夏一升　厚朴三兩　茯苓四兩　乾蘇葉二兩　生薑五兩

右五味以水七升煮取四升分溫四服日三夜一〇千金云胸滿心下堅咽中帖帖如有炙臠吐之不出吞之不下〇易簡云治氣結成痰涎狀如破絮或如梅核在咽喉之間咯不出嚥不下又云中脘痞滿氣不舒快或痰喘壅盛上氣喘急或痰飲中節嘔吐惡心

半夏瀉心湯　嘔而腸鳴心下痞鞕者

半夏半升　黃芩　乾薑　人參各三兩

黃連一兩　大棗十二枚　甘草三兩

右七味以水一斗煮取六升去滓再煎取三升溫服一升日三服〇傷寒五六日嘔而發熱者柴胡湯證具而以他藥下之柴胡證仍在者復與柴胡湯此雖已下之不為逆必蒸蒸而振卻發熱汗出解若心下滿而鞕痛者此為結胸也大陷胸湯主之但滿而不痛者此為痞柴胡不中與之半夏瀉心湯主之說具于系傳〇千金方云老少下利水穀不消腸中雷鳴心下痞滿乾嘔不安者

甘草瀉心湯　於半夏瀉心湯方加倍甘草二兩

傷寒中風醫反下之其人下利日數十行穀不化腹中雷鳴心下痞鞕而滿乾嘔心煩不得安說具于系傳〇外臺云婦人霍亂嘔逆吐涎醫反下之心下痞當先治其涎沫可服小青龍湯次治其痞可與此方

生薑瀉心湯 於半夏瀉心湯方減乾薑二兩加生薑四兩

傷寒汗出解之後胃中不和心下痞鞕乾噫食臭脇下有水氣腹中雷鳴下利者〇方意 半夏瀉心湯主治心下鬱痞方之正也仲景氏活用之傷寒汗下後變證此乃奇也世有區別三瀉心湯配之氣血水而作之說者穿鑿之甚也仲景氏之於三瀉心湯也無它但半夏瀉心湯證而乾嘔下利者加生薑心煩不得安者加倍甘草爾

吳茱萸湯 乾嘔吐涎沫頭痛者〇嘔而胸滿者

吳茱萸一升 人參三兩 生薑六兩 大棗十二枚

右四味以水七升煮取二升去滓溫服七合日三服〇食穀欲嘔者「屬陽明也」吳茱萸湯主之「得湯劇者屬上焦也」〇少陰病吐利手足厥冷煩躁欲死者 右二章說具于系傳 〇外臺云療食訖醋咽多噫〇肘后方云治噫醋及醋心〇東垣曰濁陰不下厥氣上逆咽膈不通膈塞氣不得上下〇千金云治久寒胸脇逆滿不能食方中加甘草小麥桂心半夏又云治胸中積冷心嘈煩滿汪汪不下飲食心胸應背痛方中有半夏桂心甘草

厚朴生薑甘草半夏人參湯

厚朴半斤 生薑半斤 人參一兩 半夏半升 甘草二兩

右五味以水一斗煮取三升去滓溫服一升日三服〇發汗後腹脹滿者說具于系傳

黃連湯 傷寒胸中有熱胃中有邪氣腹中痛欲嘔吐者

黃連 甘草 乾薑 桂枝各三兩

人參二兩 半夏半升 大棗十二枚

右七味以水一斗煮取六升去滓溫服一升日三服夜二服〇方意此方於半夏瀉心湯方去黃芩加桂枝而其方意大異黃連分量二倍於半夏瀉心湯說具于系傳

乾薑黃連黃芩人參湯 治胃虛客熱痞滿右出玉函假以示正

乾薑 黃連 黃芩 人參各二兩

右四味以水六升煮取二升去滓分溫再服〇傷寒本自寒下醫復吐下之寒格更逆吐下若食入口卽吐〇試效心中煩悸及心下痞鞕而乾嘔下利者

大建中湯 心胸中大寒痛嘔不能飮食腹中寒上衝皮起出見有頭足上下痛而不可觸近

蜀椒二分 乾薑二兩 人參二兩

右三味以水四升煮取二升去滓內膠飴一升微火煎取一升半分溫再服

黃連阿膠湯　少陰病得之二三日以上心中煩不得臥（說具于系傳）

黃連四兩　黃芩一兩　芍藥二兩　阿膠三兩　雞子黃二枚

右五味以水五升先煮三物取二升去滓內膠烊盡少冷內雞子黃攪令相得服七合日三服

黃芩湯　治泄利腹痛或後重身熱久不愈脈洪疾及下利膿血稠粘（拔萃）

黃芩三兩　甘草二兩　芍藥二兩　大棗十二枚

右四味以水一斗煮取三升去滓溫服一升日再夜一服〇「太陽與少陽合病」自下利者與黃芩湯若嘔者黃芩加半夏生薑湯主之（於本方加半夏半斤生薑三兩〇說具于系傳）

白頭翁湯　下利欲飲水者以有熱故也〇熱利下重者

白頭翁二兩　黃連　黃蘗　秦皮各三兩

右四味以水七升煮取二升去滓溫服一升不愈更服一升〇產後下利虛極心煩不得眠白頭翁加甘草阿膠各二兩湯主之（煎法以水七升煮取二升半內膠消盡分溫三服）

〇明醫指掌曰協熱自利身熱脈數小便赤澁

木防己湯　胸間支飲其人喘滿心下痞堅面色黧黑其脈沉緊得之數十日醫吐下之不愈木防己湯主之虛者卽愈（吐下之後病勢脫而精氣虛者與此方則愈）實者三日復發復與不愈者宜木防己去石膏加茯苓芒硝湯主之

木防己（三兩）　石膏（鷄子大）　桂枝（二兩）　人參（四兩）

右四味以水六升煮取二升分溫再服○木防己去石膏加茯苓芒硝湯（於本方內去石膏加茯苓四兩芒硝三合以水六升煮取二升去滓內芒硝再煎分溫再服）

防己茯苓湯　皮水爲病四肢腫水氣在皮膚中聶聶動者

防己（三兩）　黃耆（三兩）　桂枝（三兩）　茯苓（六兩）　甘草（二兩）

右五味以水六升煮取一升分溫三服

枳朮湯　心下堅大如盤邊如旋杯水飲所作

枳實（七枚）　朮（二兩）

右二味以水五升煮取三升分溫三服

桂枝枳實生薑湯　心中痞諸逆心懸痛

桂枝　生薑（各三兩）　枳實（五枚）

右三味以水六升煮取三升分溫三服

枳實薤白桂枝湯　胸痹心中痞留氣結在胸胸滿脇下逆搶心

枳實四枚　厚朴四枚　薤白半斤　桂枝一兩　栝蔞實一枚

右五味以水五升先煮枳實厚朴取二升去滓內諸藥煮數沸分溫三服

橘皮枳實生薑湯　胸痺氣塞短氣茯苓杏仁甘草湯主之枳實橘薑湯亦主之

橘皮一斤　枳實三兩　生薑半斤

右三味以水五升煮取二升分溫再服〇肘后方云胸痺胸中幅幅如滿噎塞習習如痒喉中澁唾燥沫

橘皮竹茹湯　噦逆者

橘皮二斤　竹茹一斤　大棗三十枚　生薑半斤　甘草五兩　人參一兩

右六味以水一斗煮取三升溫服一升日三服〇醫通云手足厥冷乾嘔及噦而煩滿者

橘皮湯　乾嘔噦手足厥者

橘皮四兩　生薑半斤

右二味以水七升煮取三升溫服一升

竹葉石膏湯

竹葉二把 石膏一斤 半夏半升 人參三兩
甘草二兩 粳米半斤 麥門冬一升

右七味以水一斗煮取六升去滓內粳米煮米熟湯成去滓溫服一升日三服〇大病差後虛羸少氣氣逆欲吐者說具于系傳 〇千金云發汗後表裏虛煩不可攻者〇經驗云小兒傷寒久不除瘥後復劇瘦瘠骨立者又云骨蒸唇乾口燥欲得飲水者〇丹溪曰伏暑內外發熱煩躁大渴又曰傷寒時氣表裏俱虛遍身發熱心胸煩悶得汗已解內無津液虛羸少氣欲吐及諸虛煩熱與寒相似但不惡寒身不疼頭不痛不可汗下者〇醫通云衄血而渴欲飲水水入卽吐者先服五苓散次用此方又云差後虛煩不得眠〇本草綱目云石膏主治心下逆氣狂喘口乾舌焦不能息又云骨蒸勞病外寒內熱附骨而蒸也其根在五臟六腑中必因患後得之骨肉日消飲食無味或皮燥而無光蒸盛之時四肢漸細足趺腫氣云云

芎歸膠艾湯 婦人有漏下者有半產後因續下血都不絕者有妊娠下血者假令妊娠腹中痛爲胞阻

芎藭 阿膠各二兩 甘草二兩 艾葉

當歸各三兩　芍藥四兩　乾地黃六兩

右七味以水五升清酒五合煮取三升去滓內膠令消盡溫服一升日三服〇外臺云療頓仆失路胎動不安腹痛又治陷經下血孕婦胎漏不止〇經驗云小產下血不止者〇和劑云治勞傷血氣衝任虛損月水過多淋瀝不斷及妊娠調攝失宜胎氣不安或因損動漏血傷胎並宜服之

旋覆花代赭石湯

旋覆花三兩　人參二兩　生薑五兩　半夏半升

代赭石一兩　大棗十枚　甘草三兩

右七味以水一斗煮取六升去滓再煎取三升溫服日三服〇傷寒發汗若吐若下解後心下痞鞕噫氣不除者〇經驗云治妊娠阻病心中煩悶虛煩吐逆惡聞食臭者

赤石脂禹餘糧湯

赤石脂一斤　禹餘糧一斤

已上二味以水六升煮取二升去滓三服〇傷寒服湯藥下之下利不止心下痞鞕服瀉心湯「已復以他藥下之」利不止醫以理中與之利

益甚理中者理中焦此利在下焦

桃花湯　下利便膿血者

赤石脂一斤　乾薑一兩　粳米一升

右三味以水七升煮米令熟去滓內赤石脂末方寸七溫服七合日三服〇少陰病二三日至四五日腹痛小便不利下利不止便膿血者說具于系傳〇方意此方及赤石脂禹餘糧湯皆主止雖裏虛而下利漏洩者

酸棗仁湯　虛勞虛煩不得眠

酸棗仁二升　甘草一兩　知母二兩　茯苓二兩　芎藭二兩

右五味以水八升煮酸棗仁得六升內諸藥煮取三升分溫三服〇千金云治虛勞煩擾奔氣在胸中不得眠者方中有人參桂心生薑無芎藭

黃土湯　下血先便後血此遠血也〇主治吐血衄血

乾地黃　甘草　朮　附子

阿膠　黃芩各三兩　竈中黃土半斤

右七味以水八升煮取三升分溫二服

桂枝芍藥知母湯　諸肢節疼痛身體尫羸腳腫如脫頭眩短氣溫溫欲

吐。

桂枝　知母　防風各四兩　芍藥三兩　甘草
麻黃各二兩　生薑　白朮各五兩　附子二枚
右九味以水七升煮取二升溫服七合日三服
升麻鼈甲湯　陽毒之爲病面赤斑斑如錦文咽喉痛唾膿血。
升麻　甘草各二兩　當歸一兩　蜀椒一兩　雄黃半兩　鼈甲手掌大一片
右六味以水四升煮取一升頓服之〇陰毒之爲病面目赤身痛如被杖。咽喉痛。升麻鼈甲去雄黃蜀椒主之
射乾麻黃湯　欬而上氣喉中水鷄聲。
射乾三兩　麻黃四兩　生薑四兩　細辛　紫苑
款冬花各三兩　五味子半斤　大棗七枚　半夏半斤
右九味以水一斗二升先煮麻黃兩沸去上沫內諸藥煮取三升分溫三服〇千金云小兒咳逆喘息如水鷄聲方中無五味細辛款冬方後云水煎去滓內蜜五合一沸溫服
厚朴麻黃湯　欬而脈浮者。
厚朴五兩　麻黃四兩　石膏鷄子大　杏仁半升　細辛二兩

小麥一斤　五味子半斤　半夏半升　乾薑二兩

右九味以水一斗二升先煮小麥熟去滓內諸藥煮取三升溫服一升日三服〇千金云大逆上氣胸滿喉中不利如水雞聲其脈浮者

葦莖湯　治欬有微熱煩滿胸中甲錯是爲肺癰

葦莖二斤　薏苡仁半升　桃仁五十枚　瓜瓣半升

右四味以水一斗先煮葦莖得五升去滓內諸藥煮取二升服一升再服當吐如膿

炙甘草湯　治虛勞不足汗出而悶脈結悸行動如常「不出一百日危」

千金翼

甘草四兩　桂枝　生薑各三兩　麻仁半斤　麥門冬半斤

人參　阿膠各二兩　大棗十二枚　生地黃一斤

右九味以酒七升水八升先煮八味取三升去滓內膠消盡溫服一升日三服〇傷寒脈結代心動悸者

十棗湯　病懸飲者〇欬家其脈弦緊爲有水

芫花　甘遂　大戟各等分

右三味等分各別擣爲散以水一升半先煮大棗肥者十枚取八分去

滓內藥末服一錢七〇太陽中風下利嘔逆表解者乃可攻也其人漐漐汗出發作有時頭痛心下痞鞕滿引脇下痛乾嘔短氣汗出不惡寒者「此表解裏未和也」說具于系傳〇千金云夫有支飮家欬煩胸中痛者不卒死至一百日一歲可與十棗湯又云欬而引胸下痛者又云懸飮者若下後不可與也凡上氣汗出而欬者爲飮〇外臺云療久病澼飮停痰不消在膈上液液時頭眩痛苦攣眼睛身體手足十指甲盡黃又療胸下支滿飮輙引胸下痛〇三因方云水腫喘急小便不通〇李時珍云支飮令人欬唾引欽盆兩脇伏飮令人胸滿嘔吐寒熱眩暈痰飮令人腹鳴吐水胸脇支滿或作泄瀉忽肥忽瘦溢飮令人沈重注痛或作水氣跗腫芫花大戟甘遂之性逐水泄濕能直達水飮窠囊隱僻之處但可徐徐用之取效甚捷〇丹溪曰兼下水腫腹脹幷酒食積腸垢積滯痃癖堅積蓄熱暴痛瘧氣久不已或表之正氣與邪熱並甚於裏極熱似陰反寒戰表氣入裏陽極深脈微而絕幷風熱躁甚結於下焦大小便不通實熱腰痛又曰小兒熱結乳澼積熱作發驚風潮搐云云

走馬湯　中惡心痛腹脹大便不通

巴豆二枚　杏仁二枚

右二味以綿纏搥令研熱湯二合捻取白汁飲之當下老少量之通治飛尸鬼擊病○外臺云卒得諸疝少腹及陰中相引絞痛自汗出欲死此名寒疝亦名陰疝走馬湯主之

附方

茯苓飲外臺　治心胸中有停痰宿水自吐出水後心胸間虛氣滿不能食消痰氣令能食

茯苓三兩　人參三兩　蒼朮三兩　枳實二兩　橘皮二兩半　生薑四兩

右六味以水六升煮取一升八合分溫三服

延年茯苓飲千金作茯神散　療心虛不得眠多不食

茯苓一錢二分　人參五分　甘草二分　生薑五分　橘皮六分　酸棗仁八分

右六味水煎溫服

溫膽湯千金　治大病後虛煩不得眠此寒膽也○心膽怯弱怔忡易驚者

半夏　竹茹　枳實各二錢　生薑四錢　陳皮三錢　甘草一錢

右水煎溫服○丹溪曰病後血氣未復精神未全多於夢寐中不覺失聲如魘此不係譫語鄭聲宜溫膽湯○易簡云心膽虛怯觸事易驚膽懾氣鬱生涎涎與氣搏變諸證或短氣悸乏或復自汗或四肢浮腫飲食

無味心虛煩悶坐臥不安者悉主之又大治傷寒後虛煩及一切病後虛煩夜睡不安者并宜用之

六物黃芩湯外臺 乾嘔下利心下痞鞕不能飲食者

黃芩 人參各三兩 乾薑三兩 桂枝一兩 大棗十二枚 半夏半斤

右六味以水七升煮取三升分溫三服

黃連解毒湯外臺 崔氏曰前將軍督護劉車者得時疫三日已汗解因飲酒劇苦煩悶乾嘔口燥呻吟錯語不得臥余思作此方

黃連八分 黃芩五分 黃柏三分 山梔子四分

右四味水煎溫服〇仲文仲云療天行若已五六日不解頭痛壯熱四肢煩疼不得飲食方中有大黃無黃芩名大黃湯〇集驗云治小便淋瀝出血疼痛難忍〇明醫指掌云治三焦實火內外皆熱煩渴溲赤口舌生瘡便祕脈數者〇醫通云治濕熱邪毒內盛而利不止者〇宣明方云治傷寒雜病熱毒煩躁乾嘔口渴喘滿陽厥極深蓄熱內甚世俗妄傳爲陰毒者及汗吐下後寒涼諸藥不能退其熱勢者或加柴胡連翹〇外科正宗云療疔毒入心內熱口乾煩悶恍惚脈實者加惡實連翹甘草

五蒸湯（外臺）　療虛勞骨蒸五心煩熱手足煩疼口乾唇燥者

茯苓（三兩）　人參（二兩）　竹葉（二兩）　石膏（半斤）　粳米（四合）

知母（一兩）　黃芩（一兩）　甘草（二兩）　地黃（三兩）

右九味以水八升煮米熟湯成去滓分三服

溫脾湯（外臺）　脾胃中冷結實頭痛壯熱但苦下利或冷滯赤白如魚腦又云治下久赤白連年不止及霍亂脾胃冷實不消

大黃（四兩）　人參　甘草　乾薑（各一兩）　附子（一枚）

右五味以水七升煮取三升分溫三服〇玉函云下利至隔年日月不期而發者此爲有積宜下之止用溫脾湯尤佳如難取者可佐乾薑圓（壽日卽備急圓）〇本事方云治冷痛在腸胃間連年腹痛泄瀉休作無時服諸熱藥不效宜先取去而調易差不可恐虛以養病也〇方意（人參附子乾薑甘草鼓舞運動冷結積滯之毒大黃泄之蓋溫字宜作運字看）

檳榔湯（外臺）　治脚氣心頭冷鞕結逼下氣

檳榔（六兩）　木香（二兩）　橘皮（二兩）　枳實

甘草　生薑（各二兩）　大黃（三兩）

右七味以水六升煮取三升日三夜一服

唐侍中檳榔湯(外臺)　療腫滿小便少者又曰療苦脚氣攻心此方散腫氣極驗

檳榔(一錢二分)　生薑(六分)　橘皮(五分)　吳茱萸(四分)　木瓜(四分)　紫蘇(三分)

右六味水煎溫服○衞生良劑方云療風濕毒氣中於足經遂爲脚氣下注兩脚腫脹疼痛履地不得及內攻心腹手足脈絕悶亂煩躁不得息極有神效性全萬安方

烏頭檳榔湯(外臺)　治脚氣遍身洪腫者

烏頭(六兩)　桑白(一錢)　檳榔(一錢)　商陸(三錢)　大黃(六分)　生薑(七分)

右六味以水三合先煮烏頭減一合去滓內諸藥煮取一合去滓服○

方意(此方運動水毒以洩之尿道烏頭再煎者蓋取緩其剛悍之性以親着病毒也)

黑豆湯(外臺)　治脚氣衝心周身洪腫者

黑豆(八錢)　桑白皮(一錢半)　郁李仁(一錢)　檳榔(一錢半)

右四味以水四合先煮黑豆減二合去滓內諸藥煮取一合○發明(書曰)

世醫以桃花萓實之類下水毒雖其應如響徒瀉滓水爾故不日復聚特郁李仁能破腸中結氣取盡水毒拔病根神驗無類

犀角吳茱萸湯(外臺)　治脚氣冷毒心下堅背縛痛上氣欲死效能破毒氣

吳茱萸(六分)　檳榔(一錢二分)　木香(三分)　犀角(五分)　半夏(六分)　生薑(七分)

右六味水煎服

續命湯古今錄驗　治中風痱身體不能自收口不能言冒昧不知痛處或拘急不得轉側又治但伏不得臥欬逆上氣面目浮腫

麻黃　桂枝　當歸　人參　甘草

芎藭　石膏各一兩　乾薑三兩　杏仁三十枚

右九味以水一斗煮取四升溫服一升○外臺云深師大續命湯療毒風賊風身體不能自收咽中卒不得語若拘急腰痛目眩反張恍惚恐惶上氣嘔逆面腫方中有黃芩無人參又云主治手足攣急及不隨又療中風四肢壯熱如火攣急或縱不隨氣衝胸中方中有黃芩芍藥防風名大續命湯○千金方增損續命湯條云治小兒卒中風惡毒及久風四肢角弓反張不隨并嚲瘓癖不能行步又西州續命湯條云治肉極虛熱肌膚淫淫如鼠走身上津液開泄或痱不仁四肢急痛

小續命湯千金　治卒中風身體緩急口目不正舌強不語神情奄忽悶亂又治腳弱又有疹家天陰節變服之防暗風

麻黃　防己　人參　黃芩　桂枝　芍藥

甘草　芎藭　杏仁各一兩　防風一兩半　附子一枚　生薑五兩

右十二味以水一斗煮取四升溫服一升

三物黃芩湯千金　婦人在草褥自發露得風四肢苦煩熱頭痛者與小柴胡湯頭不痛但煩者

黃芩一兩　苦參二兩　乾地黃四兩

右三味以水六升煮取二升溫服一升

三黃湯千金　治中風手足拘急百節疼痛煩熱心亂惡寒經日不欲飲食

麻黃五錢　獨活四錢　細辛二錢　黃耆二錢　黃芩三錢

右五味以水六升煮取二升分溫三服

木茱湯千金　治脚氣入腹困悶欲死腹脹○治脚氣上衝心悶亂不知人事手足脈絕又毒氣攻心手足脈絕此難濟不得止作此湯十愈七八

吳茱萸一錢半　木瓜一錢二分

右二味以水二合煮取八分一方加青木香犀角

三和散和劑　背胸痛妨食及脚氣上攻胸腹滿悶不大便者

羌活　紫蘇　沈香各一錢　木瓜　芎藭　大腹皮

白朮　橘皮　木香　檳榔各八分　甘草二分　生薑一錢

右十二味水煎服○直指云治水蟲氣脹腹腫腎腫面浮○局方云治

三焦不和心腹痞悶大便祕難及脚氣上攻腹脹○試效諸症胸腹刺痛者去白朮川芎羌活加大黃其驗如神

涼膈散局方　治大人小兒臟腑積熱煩躁多渴面熱頭昏唇焦咽燥口舌腫閉目赤鼻衄頷頰結硬口舌生瘡痰實不利涕唾稠粘睡卧不寧譫語狂妄腸胃燥澁便溺祕結一切風壅幷宜服之

大黃一錢　連翹　梔子各三分　薄荷

黃芩各四分　甘草二分　芒硝六分或八分

右七味以水二一合煮取一合去滓內芒硝上微火一二沸空心頓服○正宗云濕熱上攻致牙根腮項作腫多痛○試效風蟲牙痛常出血至崩落口臭者又走馬疳齒齦腐蝕或出血牙齒欲落者

升麻散聖濟　治傷寒一日便成陽毒或服藥發汗吐下之後毒氣不解身重背強煩躁狂言或走或見鬼神面赤斑斑狀如錦文咽喉痛及下膿血

升麻一錢　當歸五分　黃芩四分　犀角三分或五分

射乾四分　黃連三分　甘草二分　地骨皮三分

右八味以水二一合煮取一合頓服○試效熱病中後吐血衄血下血及咽喉腫痛者照證服之

犀角地黄湯千金　治傷寒溫病應發汗而不得汗內蓄瘀血及鼻衄吐血不盡內餘瘀血大便血面黃或中脘作痛
犀角五分　地黄一錢半　芍藥八分　牡丹皮六分或加當歸川芎
右四味以水二合煮取八勺
逍遙散局方　治血虛勞倦五心煩熱肢體疼痛頭目昏重心怯頰赤口乾咽燥發熱盜汗寒熱如瘧又療室女血弱榮衞不和痰嗽潮熱肌體羸瘦漸成骨蒸
茯苓一錢　白朮六分　當歸六分　芍藥八分　柴胡一錢　甘草二分
右六味以水二合煎取一合頓服○正宗云治減食嗜臥及血熱相搏月水不調臍腹脹滿加牡丹皮山梔子名加味逍遙散○婦人良方云治肝脾血虛有熱遍身搔扒或口乾咽燥發熱盜汗食少嗜臥小便澁滯等證又治瘰癧流注虛熱等證
葶苧湯儒門事親　治諸風瘾疥癩病
葶苧八分　荊芥四分　麻黃六分　川芎四分　甘草二分或加防風大黃
右五味以水二合煮取一合頓服○經驗云治小兒病風瘙痒痛如疥搔之汁出偏身瘖瘰如麻豆者

透膿湯正宗　治癰疽諸毒膿已成不穿破者

黄蓍一錢　穿山甲五分　當歸七分　皂角刺八分　川芎五分

右五味以水二合煮取一合頓服

搜風解毒湯本草綱目　治楊梅瘡不犯輕粉病深者月餘淺者半月卽愈服輕粉藥筋骨痛癱瘓不能動履服之亦效

土茯苓四錢　薏苡仁　金銀花　防風

木瓜　木通　白蘚皮各五分　皂莢子四分

右八味以水三合煮取一合半〇外科纂要云治男婦一切下疳莖疳蝕疳內疳外疳爛疳無有不效下疳日久不瘥必生楊梅瘡此方預服可使不起已發可使速愈雖是結毒幷歷神效

赤小豆湯東岸山脇氏製方見于漫遊雜記　主治諸毒內攻腫滿者

赤小豆五錢　商陸二錢　大黄六分　麻黄八分　連翹四分

木通六分　猪苓六分　反鼻三分　鷄舌二分

右九味以水三合先煮赤小豆減一合去滓內諸藥煮取一合〇方意

赤小豆商陸木通皆利水之藥佐之以麻黄鷄舌反鼻者強通竅之力也其以大黄者厚通利之勢也此方之所發動運輸陷結之毒以奏神効也不知者乃曰此方且發且利且瀉一舉三得之良劑者妄也蓋此證毒內攻而結水氣水氣浸毒毒淫水氣於是乎毒與水混合皆毒豈有以此一方除之於三途之理哉

琥珀湯同上　治産后水腫或諸毒内攻生腫

琥珀一錢半　鷄舌二分　反鼻三分　大黄六分

猪苓六分　木通六分　商陸二錢

右七味以水二盞煮取一盞

赤小豆煎　脚氣疝脹産後腫滿水腫脹滿不論虚實喫之皆有驗實濟世奇劑

芫花　大戟各八分　桑白皮一錢　葶藶子一錢二分

商陸二十錢　生薑五錢　赤小豆一合

右七味以水八合先煮六物取四合二勺去滓内赤小豆更煮合熟一日一夜喫盡○禁忌千金方云喪孝産乳音樂喧戲并一切魚肉生冷醋滑蒜粘食米豆油并須戒忌三年愼之永不復發不爾者雖愈必復發不可更治也○余友橘春菴阿波勝瑞村人善醫特善治腫滿起死回生歳以百數余所親耳目也乃懇請受其奇方乃赤小豆煎也後周遊四方過尾州名古屋時一男子患腫滿命懸旦夕諸醫袖手余欲與往昔所受于橘氏之方以救之失其方書蓋爲人所奪也深以爲憾苦思終日遂作此方與之十有餘日病脫然復故爾後活幾十人皆用此方凡病水

腫者喫之如法則無不有神效者若不可起者則必不能喫之也文化某年余歸舊里偶會春菴言及此話質以此方則與其所傳大同小異後數旬書報曰以兄方試諸數十人十舉十全比之舊方效最速矣

抵當丸　婦人經水不利

水蛭二十個　蝱蟲二十五個　桃仁二十個　大黃三兩

右四味杵分爲四丸〇傷寒有熱少腹滿應小便不利今反利者爲有血也當下之不可餘藥（壽曰抵當湯證而緩者主之本有煎法今不取）

大陷胸丸　結胸者項亦強如柔痓狀下之則和（說具于系傳）

大黃半斤　葶藶半升　芒硝半斤　杏仁半升

右四味擣篩二味內杏仁芒硝合研如脂和散取如彈丸一枚別擣甘遂末一錢七煉蜜丸

麻子仁丸　大便堅其脾爲約

麻子仁二升　芍藥半斤　枳實一斤　大黃一斤　厚朴一尺　杏仁一升

右六味末之煉蜜和丸梧子大飲服十丸日三〇試效（腸胃枯燥大便不通者）

八味丸　脚氣上入少腹不仁〇虛勞腰痛少腹拘急小便不利者〇夫短氣有微飲當從小便去之苓桂朮甘湯主之腎氣丸亦主之〇男子

消渴小便不利以飲一斗小便一斗〇婦人病飲食如故煩熱不得臥而反倚息者何也曰此名轉胞不得溺也以胞系了戾故致此病但利小便則愈

乾地黃八兩　山茱萸　薯蕷各四兩　澤瀉
茯苓各三兩　牡丹皮三兩　桂枝　附子各一兩

右八味末之煉蜜和丸梧子大酒下十五丸日再服〇千金方云治虛不足大渴欲飲水腰痛小腹拘急小便不利又云腎氣不足羸瘦日劇吸吸少氣體重耳聾目暗百病方中有半夏無附子山茱萸

栝蔞瞿麥丸　小便不利者有水氣其人苦渴

栝蔞根二兩　茯苓　薯蕷各三兩　附子一枚　瞿麥一兩

右五味末之煉蜜丸梧子大飲服三丸日三服

赤丸　寒氣厥逆

茯苓四兩　半夏四兩一方用桂　烏頭二兩　細辛一兩

右四味末之內眞朱爲色煉蜜丸如麻子大先食酒飲下三丸日再夜一服心胸滿微痛或吐水飲或寒疝胸腹痛者皆主之

乾薑人參半夏丸　妊娠嘔吐不止惡阻不入水藥者

乾薑　人參各一兩　半夏二兩

右三味末之以生薑汁糊爲丸如梧子大飲服十丸日三服

桂枝茯苓丸　婦人宿有癥病經斷未及三月而得漏下不止胎動在臍上者爲癥痼害姙娠六月動者前三月經水利時胎下血者後斷三月不血也所以血不止者其癥不去故也當下其癥

桂枝　牡丹皮　茯苓　桃仁　芍藥各等分

右五味末之煉蜜和丸如兔屎大每日食前服一丸不知加至三丸○大全良方云專療婦人小產下血至多子死腹中其人憎寒手指唇爪甲青白面色黃黑或胎上搶心則悶絕欲死冷汗自汗喘滿不食或食毒物胎尚未投服之可安已死服之可下○萬病回春云候產母腹痛腰痛見漿水下服方○經驗云小產瘀血心腹疼痛而發熱惡寒者以上三條皆爲湯液用爲 按曰子死腹中曰胎上衝心曰腹痛腰痛曰當下其癥皆當加大黃

大黃䗪蟲丸　五勞虛極羸瘦腹滿不能飲食食傷憂傷飲傷房室傷饑傷勞傷經絡榮衛氣傷內有乾血肌膚甲錯面目黯黑緩中補虛

大黃十分蒸　黃芩二兩　甘草三兩　桃仁一升　杏仁一升　乾地黃十兩

芍藥四兩　乾漆一兩　虻蟲一升　水蛭百枚　蠐螬一升　䗪蟲半升

右十二味末之煉蜜丸小豆大酒服五丸日三服○壽曰藥品多味恐非古意不如以桃仁大黄乾漆水蛭蝱蟲蠐螬六味末之蜜丸酒服取効之速也又曰所謂緩中補虛者言去乾血則腹中緩舒氣血精液漸復也

己椒藶黄丸　腹滿口舌乾燥此腸間有水氣

防己　椒目　葶藶　大黄各一兩

右四味末之蜜丸如梧子大先食飲服一丸日三服稍增口中有津液渴者加芒硝半兩

備急圓　主心腹諸卒暴百病若中惡客忤心腹滿卒如錐刺氣急口禁停死卒死者

大黄一兩　乾薑一兩　巴豆一兩

右藥各須精新先擣大黄乾薑爲末研巴豆内中合治一千杵用爲散蜜和丸亦佳密器中貯之莫令歇氣○用法以煖水若酒服大豆許三四丸或不下捧頭起灌令下咽須臾當差如未差更與三丸當腹中鳴卽吐下便差若口禁亦須折齒灌之○外臺云乾霍亂大小便不通煩寃欲死又云乾霍亂腹脹滿攪刺疼痛煩悶不可忍手足逆冷甚者流汗如水大小便不通求吐不出求下不下須臾不救便有性命之慮急與云云○錄驗云療人卒上氣呼吸氣不得下喘逆差後已爲常用○

肘后云治大熱行極及食熱餅竟飲冷水過多衝咽不即消仍以發氣腸內一切卒暴百病〇醫通云下利差後至其年月復發者〇得效方云姙婦熱而大便祕脈實死胎不知人溫水下七圓即活〇宋王碩曰巴豆治垂死之病藥至病差其效如神眞衞生代病之妙劑參朮雖號爲善良卻能爲害每見尊貴之人服藥只參朮平穩而於有瞑眩之功者不敢輙服醫雖知其當用亦深慮其相信之不篤稍有變證恐歸咎於己姑以參朮等藥迎合其意倘有不虞亦得以籍口而不知養病喪身莫不由此〇方意心痛大便秘或手足厥冷六脈沈伏者及赤白痢疾臍腹疞痛多由腸胃間積滯之所致先以此圓下之又主惡心嘔吐不納食物而大便閉者又治痃癖奔豚腳氣攻刺入腹者

礬石丸　婦人經水閉不利藏堅僻不止中有乾血下白物

礬石三分　杏仁一分

右二味末之煉蜜和丸棗核大內藏中劇者再內之

歸母苦參丸　姙娠小便難飲食如故

當歸　貝母　苦參各四兩

右二味末之煉蜜和丸如小豆大飲服三丸加至十丸

紫圓千金　治小兒身熱頭痛飲食不消小兒無異疾唯飲食過度不知止

哺乳失節或驚悸寒熱又云紫圓無所不療雖下不虛人又云小兒變蒸發熱不解并挾傷寒濕熱汗後熱不歇及腹中有痰癖哺乳不進乳則吐哯食癇先寒後熱又云食癇當下乃愈

巴豆三錢　代赭石　赤石脂各二錢半　杏仁四錢半

右先擣代赭石赤石脂爲末研巴豆杏仁內中合治糊丸○千金方芒硝紫圓條云治小兒宿食癖氣痰飲往來寒熱不欲食消瘦者又雙紫圓條云夜啼不眠是腹內不調又順流紫圓條云治心腹積聚兩脇脹滿留飲痰癖大小便不利切痛又牛黃紫圓條云治小兒結實乳食不消心腹痛又治小兒宿乳不消腹痛驚啼以上四章皆用此丸藥佳○嬰兒指要云凡有臍風撮口胎風撮口鎖肚撮口癥腸撮口卵疝撮口皆出結欝于腸胃閉不得通腹中滿脹肚上靑筋撮口不乳最爲惡候一臟內見之尤急用紫圓子利之纔通疾去兒和○經驗云療纏喉風及喉痺卒然倒仆失音不語或牙關緊急不省人事

硝石大圓千金　治十二癥瘕及婦人帶下絕産無嗣

硝石七錢　大黃九錢　人參三錢　當歸三錢　甘草二錢

右五味爲末和煉蜜糊丸○試效腹中有堅塊者勿論男子婦人皆用之

平水丸千金　治水腫通身洪腫或脚氣脚弱悸動升逆者

呉茱萸　芫花　芒硝各三錢　商陸四錢　甘遂二錢

右五味爲細末糊丸

滚痰丸本草附方　治痰爲百病唯水瀉胎前產後不可服又云溫水吞下卽臥勿動候藥逐痰滯次日先下糟粕次下痰涎

大黄　黄芩各五錢　硝石二錢半　青礞石二錢燒金色爲度　沈香五錢

右五味爲末糊丸每服自三五分至一錢〇養生主論云治濕熱痰積變生百病〇試效諸喘欬上氣胸心痛梅核氣痰核及諸肩背縛痛者皆主之　〇辨誤近世醫家有去沈香加甘遂者是銳意欲奪病之弊也按此方降痰氣化粘液取之穀道去若加甘遂則藥性走而急反薄降氣化痰之能不可不察焉

控涎丹三因方　治痰留在胸膈上下變爲諸病或頸項胸背腰脇手足胯髀隱痛不可忍筋骨牽引釣痛走易及皮膚麻痺似乎癱瘓又治頭痛不可舉或睡中流涎或欬唾喘息或痰迷心竅幷宜此藥數服痰涎自失諸疾尋愈

甘遂　大戟　白芥子各等分

右三味爲末和煉蜜爲丹〇得效方云凡人忽患胸背手足腰胯隱痛不可忍乃是痰涎伏在心膈上宜此藥〇經驗云暴喘俗傳馬脾風大

小便難宜急下之又云小兒心下痞痰癖結聚腹大脹滿身體壯熱不欲哺乳者〇醫通云及乎五旬内外氣血向衰漸至食少體倦或肢體煩悶嘔逆甚至上下不通者須乘初起元氣未衰急投控涎丹十餘粒不下少頃再服當此危急之時不下必死下之庶幾可生〇李時珍曰痰涎之爲病隨氣升降無處不到入于心則逆竅而成癲癎妄言妄見入于肺則塞竅而成欬唾稠粘喘急背冷入于肝則留伏蓄聚而成胸痛乾嘔寒熱往來入于經絡則麻痺疼痛入于骨節則頸項胸背腰脇手足攣引隱痛陳無擇三因方幷以控涎丹主之殊有奇效

左經丸蘇沈良方　治筋骨諸疾手足不隨不能行步運動

木鼈子　草烏頭　白膠香

五靈子各三兩　當歸一兩　斑蝥一百個去翅足

右爲細末用黑豆去皮生杵粉一斤醋煮糊爲圓如雞實大每服一丸酒磨下筋骨疾但不曾針灸傷經絡者四五丸必效云云又曰此藥能通榮衛導經絡又曰服後小便少淋瀝乃其驗也

十棗丸丹溪心法　治水氣四肢浮腫上氣喘急大小便不利

甘遂　大戟　芫花各等分

右爲末煮棗肉爲丸桐子大清心熱湯下二十丸

五苓散　霍亂頭痛發熱身疼痛熱多欲飲水者○男子消渴小便反多以飲一斗小便一斗腎氣丸主之脈浮小便不利微熱消渴者五苓散主之○假令瘦人臍下有悸吐涎沫而顛眩○渴欲飲水水入則吐者名曰水逆五苓散主之

猪苓十八銖　澤瀉一兩六銖半　茯苓十八銖　桂枝半兩　白朮十八銖

右五味爲末以白飲和服方寸七日三服○太陽病發汗後大汗出胃中乾煩躁不得眠欲得飲水者少少與飲之令胃氣和則愈若脈浮小便不利微熱消渴者○發汗已脈浮數微熱消渴者○本以下之故心下痞與瀉心湯痞不解其人渴而口燥煩小便不利者

茵蔯五苓散　黄疸病當有小便不利渴證

茵蔯蒿末十分　五苓散五分

右二物和先食飲服方寸七日三服

猪苓散　嘔吐而病在膈上後思水者解急與之後思水者

猪苓　茯苓　白朮各等分

右三物和先食飲服方寸七日三服

牡蠣澤瀉散

牡蠣　澤瀉　栝蔞根　蜀漆

葶藶　海藻　商陸根各等分

右七味異擣下篩爲散入臼中治之白飲服方寸匕〇大病差後從腰以下有水氣者說具于系傳

葵子茯苓散　姙娠有水氣身重小便不利洒淅惡寒起卽頭眩

葵子一斤　茯苓三兩

右二味杵爲散飲服方寸匕日三服

土瓜根散　帶下經水不利少腹滿經一月再見者〇陰㾖腫壽曰婦人陰門㾖腫是瘀血所致

土瓜根　芍藥　桂枝　䗪蟲各三兩

右四味杵爲散酒服方寸匕日三服

瓜蔕散　病如桂枝證頭不痛項不強「寸」脈微浮胸中痞鞕氣上衝咽喉不得息者此爲胸有寒也當吐之〇病人手足厥冷脈乍緊者邪結在胸中當須吐之〇宿食在上脘者當吐之

瓜蔕一分　赤小豆一分

右二味各别擣篩爲散已合治之取一錢七以香豉一合用熱湯七合煑作稀糜去滓取汁和散溫頓服之不吐者少少加得快吐乃止〇外臺云療急黃心下堅鞕渴欲得水喫氣息喘粗但有一候相當卽須服之吐則差〇辨正錄云人有食河豚舌麻心悶腹脹氣難舒口鬬聲不出療法宜吐其肉〇證治大還云痰厥者因氣逆痰壅故忽然昏迷卒倒咽中涎潮如拽鋸聲宜先以瓜蒂散吐之〇儒門事親云凡婦人頭風眩暈登車乘船眼澁手足麻髮脫健忘皆胸中宿痰所致又云一切沈積或有水不能食使頭目昏眩不能清利涕唾欬嗽喘滿時發潮熱〇金匱鉤玄云痰在經絡中者非吐不可出吐方中就有發散之義也又云氣實痰熱結在上者則吐又云膠固者必用吐之又云哮喘必用薄滋味專主於痰宜大吐云云亦有虛而不可吐者又云喉中有物咯不出嚥不下此是老痰重者吐之又云痰壅盛者口眼喎斜者不能言者皆當吐〇明醫指掌云吐痰之聖藥治在膈上〇丹溪心法云小兒急慢驚風發熱口禁手心伏熱痰熱欬嗽痰喘此證類幷用湧法吐之重劑瓜蒂散輕劑用苦參赤小豆末云云又云驚有二證一者痰熱主急驚當吐瀉之一者脾虛乃爲慢驚所以多死云云又云用吐方必緊

勤於無風之處行之〇丹溪心法附錄獨聖散條云治中風痰迷心竅顛狂煩亂人事昏沈又治五癇心風

薏苡附子敗漿散　腸癰之爲病其身甲錯腹皮急按之濡如腫狀腹無積聚身無熱脈數此爲腸內有癰膿

薏苡仁十分　附子二枚　敗漿五分

右三味杵爲末飲服方寸匕本有煎法今不取

天雄散　失精者下部冷結衝逆而失精者

天雄三兩　朮八兩　桂枝六兩　龍骨三兩

右二味杵爲末服方寸匕日三服幷主癰膿以麥汁下之

排膿散諸毒腫有膿者宜服之以排膿

枳實十六枚　芍藥六分　桔梗二分

右三味杵爲散取鷄子黃一枚以藥散與鷄子黃相等揉和令得飲和服之日三服

當歸芍藥散　婦人姙娠腹中㽲痛

當歸三兩　芍藥一斤　茯苓四兩　蒼朮四兩　澤瀉四兩　芎藭半斤一作三兩

右六味杵爲散取方寸匕酒和日三服〇經驗云姙娠身體浮腫四肢脹

急小便不利者又姙娠胎間有水氣而身微腫者

蜀漆散　瘧寒多者名曰牡瘧

蜀漆　雲母　龍骨各等分

右三味擣爲散未發前以漿水服半錢

桔梗白散　欬而胸滿振寒脈數咽乾不渴時出濁唾腥臭久久吐膿如米粥者爲肺癰○寒實結胸無熱證者與三物小陷胸湯白散亦可服

桔梗　貝母各三兩　巴豆一分

右三味爲散強人服半錢匕羸者減之病在膈上者吐膿血在膈下者瀉出若下多不止飲冷粥一盃則止

四逆散　少陰病四逆其人或欬或悸或小便不利或腹中痛或泄利下重者

柴胡　芍藥　枳實　甘草

右四味各十分擣篩白飲服方寸匕日三○按此大柴胡湯方內去半夏黃芩大棗則大柴胡湯證中無結實嘔吐證者宜用之說具于系傳○明醫指掌云寒邪變熱傳裏腹痛便祕而厥者

消礬散　黃家日晡所發熱而惡寒「此爲女勞得之」膀胱急少腹滿身黃額上黑足下熱因作黑疸其腹脹如水狀大便必黑時溏「此女勞

之病非水也」

滑石　礬石各等分

右二味爲末以大麥粥汁和服方寸匕日三服病隨大小便去小便正黄大便黑是其候也

蛇床子散　溫陰中坐藥

蛇床子

右一味末以白粉少許和令相得如大棗綿裹內之自然溫

刻奇正方小引

公山賀古先生志存濟恤業執醫療療藥驗諸今而方書稽諸古潛研之久不覺成書數編矣已而自歎曰著述收名以售其術世固有之吾豈尤而效之乎乃悉焚其編稿矣而易竊騰寫奇正方及傷寒論系傳二書於未焚之前巾箱珍襲先生曾不之知也有一老翁與先生相親善翁謂先生曰人生此世飽食暖衣無報天恤物之心者所謂馬牛而襟裾意者草木之微尚著華結實以供人人而徒同其腐朽可乎我齒既垂八旬室廬足以安一族饘粟足以給數口而耳不聞道義蠢蠕逸居實愧草木之不如也我聞先生有著述數編請給費以梓之亦報天濟世之一端吾儻以免馬牛襟裾之譏先生搔首曰嘗有之而今則無矣翁爲之悵然易仄聞此言也乃奉嚮所騰寫奇正方於先生曰有有不終無也先生莞爾而笑曰著述之傳否亦有數乎翁亦聞而喜之速授工以公于世云於戲先生之無求於名也固矣而翁之忠告實有不可默默者蓋天之未喪斯文也竊寫幸免火勸刻又有人子夏子有言雖曰未學吾必謂之學矣翁之敦篤斯其人歟翁陰德不欲稱其名姓此并先生皆無求於名之舉也

門人　阿波　春塘易楊亭謹撰

奇正方跋

紙鳶者兒戲也當其木德顓令風塵四起也童子十數人爭放之於彼東郊也夫風勁而狂也與線而制其顚衰而慢也奪線以提其墜扶搖戾天而後巳以供竟日之觀昏至乃還蓋日日然也一日忽遭檢官巡部道出於此狼狽失措托線草木而去既而反至鳶乃皆落矣於是始見醫理之寓於微物也夫紙鳶之戾天也者人之有平常也風勁而顚衰而墜也者六淫之爲六疾也因而施與奪之權也者醫之應機變也以供竟日之觀日昏乃還也者人之盡天年也而昨之如彼而今之如此者豈非失與奪之權乎論至於此固信醫之有補於生而不可以一日闕也然徒握其權一錯其施則誤人之百年也必矣其責將誰歸此賀古君之所以爲奇正方也賀古氏者州人也家世祿食於藩至乃祖了齋君坐事罷官乃考柳阿君白屋僻處嗜學好方遂使君從事於此君少好游適京如尾中或在於阿今又徙居於阪其勉學不倦蓋四十年一日矣君多著書此特其小小耳而首公之世者將使知與奪之權之所在也遂使余亦贅紙鳶說于

時文政庚寅冬至後一日　　　　阿波江藝君樹撰

陳存仁編校

皇漢醫學叢書

丹方之研究

岡西爲人著

丹方之研究

提要

醫之療疾。唯賴乎藥。藥之施用。又循乎方。方者倣也。爲用藥之模範。治病之關鍵也。中醫經方配制。有君臣佐使。時方適應效用。分緩急剛柔散見諸書。不勝枚舉。其中關於丹方。數亦至巨。欲檢一方。殊苦麻煩。非博及羣書。綜之要領。日本岡西爲人博士。對於漢醫方藥。已有相當研究。因知中醫經驗。頗具理論與實際。漢方內容。殊有價值與趣味。此其所以精究丹方之種類。及其來歷。窮搜博攷。得其要旨。遂編丹方一覽。貢獻醫林。表格體例。以丹名首字筆劃之多寡。列爲先後。並示丹方之出處。以便檢閱。觀其表以檢方。即得要領。可免遍閱諸家之麻煩矣。此書原作。分爲二次發表。今爲之混合編纂成爲一書。故其例言。略有更改。

丹方之研究

岡西爲人編

一　例言

一、滿洲醫科大學中國醫學研究室所藏之漢籍約一千六百餘種中。本書乃選其記載丹方之醫書三百二十二種。一一錄其丹方之名目。有一方載於數書者。有數方載於一書者。按其方名之筆劃。依辭典排列之式。記其出處。共得二千四百〇五方。

一、本一覽表。爲便宜上。專採其方名爲本表之基礎。

一、排列處方之次序。依辭典方式。視其首字筆劃多少爲定。字劃少者置於前。字劃多者列於後。如逢首字相同時。以其第二字之筆劃多寡而定之。

一、本書一覽表之表格。分爲三欄。第一欄乃處方番號。第二欄乃處方名。第三欄表其所出之處。其下連之數字。乃表明由同一書籍中收載丹方之番號。

一、引用書目之表格。成爲四欄。第一欄乃醫書之番號。第二欄書名。第三欄乃引用書之「中國醫學書目」之分類番號。第四欄乃由同書所取的丹方數。(存仁按第三欄因無關係故刪去)

一、本表中未備之處甚多。對於活用上本擬連載卷數。惟余近來毫無餘暇。且余就一覽表觀之。亦未覺如何不便。故此先付印。後來如覺不滿。將漸次改訂。

二　引用書目

引用書番號	書名	收載丹方數
一	備急千金要方	一
二	類證普濟本事方	一三
三	蘇沈內翰良方	一〇
四	三因極一病證方論	四七
五	重訂方藥合編	九
六	利濟局方	七一
七	證治要訣類方	三一
八	攝生衆妙方	七六
九	醫方考	一〇
一〇	扶壽精方	三一
一一	衆妙仙方	三六
一二	鷄峯普濟方	一六六
一三	治法彙	四〇
一四	醫方彙解	一三
一五	湯頭歌訣	一
一六	經驗丹方彙編	二三一

引用書番號	書名	收載丹方數
一七	良朋彙集神方	五三
一八	醫方一盤珠	一六
一九	經驗廣集良方	六九
二〇	種福堂公選良方	二三
二一	洪氏集驗方	七
二二	驗方萃編	二三
二三	沈氏尊生書	一九〇
二四A	證治準繩類方	一一七
二四B	證治準繩寒科	六
二四C	證治準繩外科	三七
二四D	證治準繩幼科	一四六
二四E	證治準繩女科	二九
二五	外科正宗	一六
二六	瘍醫大全	一四一
二七	應驗簡便良方	一〇
二八	萬方類纂	三五

六三	玉機微義	六三
六四	醫學正傳	三九
六五	古今醫統大全	二〇二
六六	薛氏內科醫案	四
六七	赤水玄珠	一一八
六八	醫學入門	五
六九	醫林繩墨	一四
七〇	仁術便覽	三二
七一	古今醫鑑	八八
七二	萬病回春	六〇
七三	壽世保元	八八
七四	明醫指掌	二三
七五	先醒齋廣筆記	七
七六	明醫選要	五八
七七	濟陽綱目	三一五
七八	醫宗必讀全書	二一
七九	醫學綱目	八六

八〇	普門醫品	八五
八一	醫學入門丹臺玉案	五〇
八二	醫門法律	一一
八三	醫學啓蒙彙編	三七
八四	證治彙補	三〇
八五	名醫方論	二
八六	醫學集要	三〇
八七	會篇紀略	四四
八八	蘭臺軌範	二三
八九	活人錄彙編	四五
九〇	仙拈集	六九
九一	醫林纂要探源	一二
九二	串雅內編	三八
九三	成方切用	三二
九四	同壽錄	三六
九五	臨證指南醫案	三八
九六	三家醫案	一

九七	寶級寶鑑	五〇
九八	回生集正續	七
九九	醫學金鍼	七
一〇〇	齊氏醫案	四
一〇一	紅爐點雪	二
一〇二	大生要旨	一一
一〇三	醫門棒喝	二
一〇四	醫鈔類篇	一二七
一〇五	壽身小補	五
一〇六	楊氏提綱全書	一七
一〇七	救生全集	三八
一〇八	類證治裁	八〇
一〇九	衛生鴻寶	七〇
一一〇	醫醇賸義	八
一一一	醫宗損益	三九
一一二	人子須知	三
一一三	醫學集成	六
一一四	醫學心悟	八
一一五	醫學叢話	一
一一六	柳選四家醫案	一一
一一七	古歡堂醫學篇	二
一一八	痢證匯參	三
一一九	中風簡要	三
一二〇	鼠疫約編	四
一二一	錢氏小兒藥證直訣	五
一二二	小兒直訣	二
一二三	保幼新編	六
一二四	幼幼新書	一一三
一二五	全幼心鑑	二九
一二六	嬰童百問	二四
一二七	保嬰撮要	二〇
一二八	幼科發揮大全	三
一二九	龔氏保赤全書	二一
一三〇	毛氏保赤全書	二

一三一	懷少集	三九
一三二	幼幼集成	一〇
一三三	幼科心法保赤存真	七
一三四	小兒推拿廣意	七
一三五	幼科三種	一一
一三六	臨證醫案筆記	一七
一三七	黄氏醫緒	三五
一三八	醫學匯海	一七二
一三九	痘治理辨	五
一四〇	痘疹心法痘疹玉髓	六
一四一	痘疹傳心錄	九
一四二	痘科彙編	一
一四三	治痘全書	一五
一四四	痘科鍵	五
一四五	活幼心法	一
一四六	痧痘集解	一九
一四七	種痘新書	三二
一四八	痘科温故集	二
一四九	痘疹專門秘授	六
一五〇	痘疹會通	一一
一五一	天花精言	二
一五二	痘疹集成	六
一五三	痘疹大成	一八
一五四	天花八陣編	六
一五五	類證活人方書	二
一五六	醫痘金丹	一
一五七	痘疹簡明編合	一
一五八	痘症秘書	二
一五九	痘疹秘鑰	一
一六〇	痘疹輯要	三
一六一	麻證全書	九
一六二	痧脹玉衡書	三
一六三	痧書	三
一六四	麻科活人書	八

一六五	疫痧草	一六
一六六	女科百問	一五
一六七	女科良方	二三
一六八	濟陰綱目	二六
一六九	傅氏男女科	一〇
一七〇	胎產心法	一四
一七一	廣嗣五種備要	四
一七二	產孕集	一
一七三	竹林女科秘傳	八
一七四	竹林女科	一六
一七五	竇氏瘍科	一七
一七六	口齒類要	四
一七七	瘍科機要	二
一七八	外科理例	二
一七九	外科集驗方	一〇
一八〇	外科啓玄	九
一八一	溫病條辨	七
一八二	外科大成	三〇
一八三	外科秘錄	七〇
一八四	外科證治全生集	七
一八五	湯頭歌訣	一
一八六	外科心法	一九
一八七	外科百効全書	一七
一八八	外科心法真驗指掌	一八
一八九	瘍科心得集	三五
一九〇	瘍科捷徑	一三
一九一	治疔彙要	九
一九二	徽瘡秘錄	二
一九三	銀海精微	八
一九四	眼科大全	二二
一九五	目科正宗	七
一九六	眼科秘書	四
一九七	眼科全書	一八
一九八	重樓玉鑰	一四

一九九	喉科方論	二
二〇〇	脾胃論	一
二〇一	蘭室秘藏	四
二〇二	外科精義	三
二〇三	醫學發明方	七
二〇四	證治要訣類方	三一
二〇五	類證活人書	二一
二〇六	宣明論方	二三
二〇七	傷寒標本	一
二〇八	素問病機氣宜保命集	二
二〇九	醫壘元戌	二
二一〇	新方八陣	六
二一一	古方八陣	四七
二一二	婦人規古方	六
二一三	小兒則古方	四
二一四	痘疹詮古方	八
二一五	外科鈐古方	一三
二一六	內科摘要	二
二一七	明醫雜著	五
二一八	立齋外科發揮	四
二一九	外科心法	五
二二〇	外科樞要	三
二二一	外科精要	二
二二二	癰疽神秘驗方	四
二二三	外科經驗方	七
二二四	正體類要	二
二二五	口齒類要	四
二二六	癘瘍機要	二
二二七	陳氏小兒痘疹	一
二二八	保嬰金鏡	二
二二九	女科撮要	一
二三〇	醫學近編	五九
二三一	幼幼近編	一五
二三二	濟陰近編	六

二三三	雜症大小合纂	三七
二三四	痘疹全集	九
二三五	張氏醫通	三八
二三六	傷寒緒論	四
二三七	醫宗金鑑	四九
二三八	元和紀用經	二
二三九	十藥神書	一
二四〇	四聖心源	二
二四一	四聖懸樞	七
二四二	傳信適用方	八
二四三	衛濟寶書	一
二四四	產育寶慶集方	四
二四五	濟生方	七
二四六	產寶諸方	二
二四七	急救仙方	三
二四八	瑞竹堂經驗方	一八
二四九	急救奇痧方	七

二五〇	醫學三字經	三
二五一	時方妙用歌括	五
二五二	醫學實在易	六
二五三	醫學從衆錄	六
二五四	女科要旨	二
二五五	景岳新方砭	六
二五六	十藥神書注解	一
二五七	瘟疫明辨	一
二五八	經驗百病內外方	五
二五九	救迷良方	一
二六〇	喉痧正的	三
二六一	眼科捷經	一
二六二	養生鏡	一
二六三	達生編	五
二六四	春温三字訣	二
二六五	醫述	一
二六六	醫學切要	一

二六七	眼科切要	七
二六八	幼科切要	九
二六九	痘科切要	七
二七〇	外科切要	一三
二七一	奇方纂要	二五
二七二	慈航集	五
二七三	隨息居重訂霍亂論	一三
二七四	女科要略	一
二七五	理瀹外治方要	七
二七六	廣温熱論	一
二七七	理虛元鑑	一
二七八	中藏經附方	一五
二七九	脈困證治	一三
二八〇	閻氏小兒方論	二
二八一	金匱鉤玄	一
二八二	絳囊撮要	七
二八三	痘科類編釋意	二

二八四	傷寒全生集	二
二八五	金匱翼	一四
二八六	傷寒太白	二
二八七	傷寒正醫解	二
二八八	廣瘟疫論	一
二八九	傷寒撮要	一
二九〇	瘟疫傳症彙編	一
二九一	温病條辨	三
二九二	温病指南	三
二九三	温證羊毛論	四
二九四	温熱經緯	六
二九五	温熱暑疫全書	一
二九六	本草綱目	八二
二九七	御藥院方	六九
二九八	大觀本草	二一
二九九	攝生總要	三四
三〇〇	痘疹金鏡錄	八

三〇一	軒轅逸典	二
三〇二	痧症度鍼	四
三〇三	咽喉脈症通論	一
三〇四	道藏鍊丹雜抄	二一
三〇五	串雅外編	一六
三〇六	嶺南衛生方	一
三〇七	鼠疫良方彙編	一
三〇八	辨證冰鑑	一〇一
三〇九	瘍科選粹	七三
三一〇	保嬰易知錄	二
三一一	驗方續編	一
三一二	救急新編	三
三一三	廣嗣紀要	六
三一四	重慶堂隨筆	七
三一五	費伯雄醫案醫方論	一一
三一六	四時病機	五
三一七	温毒病論	三
三一八	女科歌訣	四
三一九	經驗方	二
三二〇	中西痘科全書	三二
三二一	喉科指掌	一二
三二二	眼科百問	二

三丹方一覽

一畫

一	一九丹	證治準繩類方—九七
二	一仙丹	瘍醫大全—五三
		古今醫鑑—四三
三	一炁丹	成方切用—二八
		臨證指南醫案—一四
		臨證醫案筆記—一
		瘍科心得集—三三
		景岳新方砭—四
四	一氣丹	瘍醫大全—六三
		古今醫鑑—四七
五	一粒丹	濟陽綱目—二九三
		瘍科選粹—七
六	一釐丹	普門醫品—三六
七	一捻丹	攝生總要—一三
八	一字金丹	證治準繩幼科—六五
		幼科三種—六
		種痘新書—二
		幼幼近編—七
		痘疹金鏡錄—三
		中西痘科全書—二
九	一粒金丹	艮朋彙集神方—四
		艮朋彙集神方—三五
		洪氏集驗方—四
		沈氏尊生書—一二一
		沈氏尊生書—一二二
		沈氏尊生書—一二三
		沈氏尊生書—一二四
		沈氏尊生書—一二五
		沈氏尊生書—一二六
		證治準繩類方—四七
		證治準繩外科—六

		證治準繩幼科—三九
		瘍醫大全—八一
		萬方類纂—三四
		見症知醫—五
		上池秘錄—一
		醫學正傳—九
		古今醫統大全—三三
		古今醫鑑—六七
		古今醫鑑—八七
		萬病回春—一七
		濟陽綱目—一九
		醫宗必讀全書—一六
		普門醫品—一〇
		普門醫品—二六
		醫鈔類篇—一二五
		全幼心鑑—三
		幼科三種—八

		醫學匯海—三
		醫學匯海—一〇〇
		種痘新書—三
		天花八陣編—四
		外科心法—一五
		外科心法真驗指掌—一
		宣明論方—一五
		幼幼近編—八
		醫宗金鑑—一九
		痘科切要—五
		奇方纂要—一七
		傷寒太白—一〇
		傷寒太白—二
		本草綱目—五六
		痘疹金鏡錄—五
		瘍科選粹—六九
		中西痘科全書—三

二四	七賢仙丹	良朋彙集神方—五
二五	七仙奪命丹	經驗廣集良方—一四
		仙拈集—一四
二六	七珍至寶丹	扶壽精方—一
		古今醫統大全—九七
		醫學啓蒙彙編—九
		古方八陣—五
二七	七寶如意丹	同壽錄—一三
		奇方纂要—二五
二八	七寶至珍丹	濟陽綱目—一〇〇
二九	七寶辰砂丹	證治準繩幼科—一六
		保嬰攝要—五
三〇	七寶妙砂丹	嬰童百問—八
三一	七寶美髯丹	攝生衆妙方—一四
		醫方集解—一
		經驗廣集良方—四〇
		證治準繩類方—一二四

		萬方類纂—二六
		蘭臺軌範—二
		仙拈集—四一
		成方切用—三
		同壽錄—二
		醫鈔類篇—一三
		類證治裁—五六
		人子須知—一
		臨證醫案筆記—七
		黃氏醫緒—二〇
		醫學匯海—六〇
		古方八陣—四六
		雜症大小合纂—一八
		張氏醫通—一五
		本草綱目—五四
		費伯雄醫案醫方論—一

三二	七寶輕青丹	幼幼新書—四九
		幼幼新書—六一
三三	七轉靈應丹	瘍醫大全—五九
		醫學啓蒙彙編—一四
		醫學匯海—九〇
		雜症大小合纂—三
三四	九一丹	外科正宗—一七
		濟世良方—二六
		醫鈔類篇—一三
		類證治裁—七九
		醫宗金鑑—二七
三五	九金丹	眼科大全—五
三六	九仙丹	古今醫鑑—一三
		眼科全書—一
三七	九烝丹	成方切用—二九
		瘍科心得集—一四
		新方八陣—五

		景岳新方砭—五
三八	九龍丹	醫方考—九
		醫方一盤珠—七
		沈氏尊生書—五〇
		證治準繩類方—八八
		外科正宗—八
		濟世良方—二七
		丹臺玉案—五
		醫學正傳—二〇
		濟陽綱目—一五五
		醫學入門丹臺玉案—一五
		醫鈔類篇—一一七
		楊氏提綱全書—七
		類證治裁—七
		類證治裁—七四
		醫學心悟—八
		醫學匯海—八四

		醫學匯海—一五五
		醫學匯海—一五七
		外科心法—一三
		瘍科心得集—二八
		瘍科捷徑—一三
		張氏醫通—一三
		醫宗金鑑—一三
		外科切要—四
		攝生總要—七
三九	九陽丹	雞峯普濟方—一五八
四〇	九熏丹	串雅內編—二九
四一	九轉丹	醫悟—一三
		目科正宗—四
四二	九子丹	醫學近編—二九
四三	九光丹	大觀本草—一〇
四四	九寶丹	古方八陣—二七
		醫學近編—四七

四五	九轉神丹	外科祕錄—七
四六	九仙奪命丹	攝生衆妙方—四四
		經驗丹方彙編—二〇
		經驗廣集良方—一五
		古今醫鑑—一七
		濟陽綱目—一一四
		仙拈集—一五
四七	九物金鍊丹	聖濟總錄—七三
四八	九傳奪命丹	竹林女科祕傳—一
		竹林女科—一
四九	九製草靈丹	外科大成—一七
五〇	九還金液丹	救生全集—二五
		小兒則古方—三
五一	九轉靈砂丹	本草綱目—一三
五二	二七丹	古今醫統大全—一二七
五三	二八丹	證治準繩類方—九六
五四	二丹丹	醫學正傳—二

五五	二化丹	古今醫統大全—二九
五六	二白丹	古今醫統大全—四
五七	二仙丹	瘍醫大全—一
		丹臺玉案—一〇
		濟陽綱目—八七
		醫學入門丹臺玉案—二〇
		醫學集要—一三
		懷少集—一六
		外科大成—六
五八	二妙丹	衛生鴻寶—四五
		痧症集解—一
		痘疹會通—五
		瘟疫傳症彙編—一九
五九	二肝丹	證治準繩幼科—二二
六〇	二虎丹	外科百効全書—四
		中藏經附方—二
六一	二花丹	赤水玄珠—九五

六二	二草丹	沈氏尊生書—九九
六三	二神丹	治法彙—一三
		醫林繩墨—三
		濟陽綱目—五四
		醫學近編—一五
六四	二槐丹	明醫要選—三四
		濟陽綱目—二九四
六五	二參丹	沈氏尊生書—七四
六六	二陽丹	鷄峯普濟方—三四
六七	二益丹	古今醫鑑—五〇
		攝生總要—三五
六八	二豕丹	會篇紀略—三
		會篇紀略—二六
		會篇紀略—二八
		會篇紀略—二九
		活人錄彙編—三
		活人錄彙編—二七

		活人錄彙編—二九
		活人錄彙編—三〇
		類證活人書—二
		新方八陣—四
六九	二氣丹	和劑局方—二九
		證治要訣類方—八
		攝生衆妙方—四〇
		雞峯普濟方—八
		雞峯普濟方—四三
		證治準繩類方—三
		聖濟總錄—八〇
		衛生寶鑑—三
		證治要訣—八
		名方類醫書大全—七
		名方類醫書大全—七七
		古今醫統大全—三五
		古今醫統大全—一四八

		赤水玄珠—四
		赤水玄珠—七
		赤水玄珠—五八
		濟陽綱目—四三
		醫學綱目—九
		蘭臺軌範—六
		成方切用—三
		醫鈔類篇—六四
		懷少集—二八
		證治要訣類方—八
		宣明論方—九
		古方八陣—二九
		張氏醫通—三四
		濟生方—四
		本草綱目—二四
七〇	二寶丹	經驗廣集良方—五三
		瘍醫大全—一三一

		仙拈集—五三
七一	二聖丹	聖濟總錄—三三
		仙拈集—九
七二	二命丹	中西痘科全書—二四
七三	二靈丹	御藥院方—四九
七四	二荳靈丹	丹臺玉案—三
七五	二八通玄丹	攝生衆妙方—三
七六	二丑奪命丹	丹臺玉案—二四
		醫學入門丹臺玉案—三
七七	二豆回生丹	萬病回春—一四
		醫學滙海—三六
七八	二神交濟丹	重訂方藥合編—三
		濟陽綱目—一九二
七九	二黃殺鬼丹	古今醫統大全—二〇二
八〇	二益胤嗣丹	明醫要選—五二
八一	二聖不老丹	外科大全—二三
八二	二聖救苦丹	經驗廣集良方—四

		普門醫品—四
		仙拈集—四
		醫學金鍼—一
		救生全集—六
		醫學滙海—一四
		醫宗金鑑—三
		醫學從衆錄—六
		傷寒撮要—一
八三	二仙十八宿延年益壽神丹	萬壽丹書—三
八四	二天同補丹	辨證冰鑑—一三
八五	人參太乙丹	聖濟總錄—一五
八六	人參半夏丹	證治準繩幼科—一三
八七	人參化癭丹	沈氏尊生書—一五九
		古今醫統大全—一三〇
		赤水玄珠—一一五
		醫學綱目—四二
		類證治裁—七一

八八	人参紫金丹	醫宗金鑑—三五
八九	八木丹	眼科大全—六
九〇	八仙丹	類證普濟本事方—五
		證治準繩類方—八〇
		壽親養老新書—二
		古今醫統大全—一八〇
		醫學綱目—七八
		串雅內編—三
		幼幼新書—一〇五
		外科祕錄—四
		銀海精微—八
		理瀹外治方要—四
		御藥院方—一四
九一	八神丹	證治準繩類方—四六
九二	八風丹	和劑局方—八
		證治準繩類方—二九
		扁鵲心書—一四
九三	八珍丹	和劑局方—五六
		衛生鴻寶—一一
九四	八將丹	瘍科心得集—二四
		治疔彙要—四
九五	八寶丹	攝生衆妙方—九
		衆妙仙方—三
		種福堂公選良方—一八
		瘍醫大全—二九
		瘍醫大全—三〇
		應驗簡便良方—一〇
		壽世保元—七一
		濟陽綱目—三〇一
		普門醫品—八〇
		臨證指南醫案—三一
		臨證指南醫案—三八
		救生全集—三七
		醫學匯海—一四八

		瘍科心得集—三五
		瘍科捷徑—三
		目科正宗—七
		眼科全書—九
		絳囊撮要—二
九六	八瓊丹	聖濟總錄—三
九七	八仙妙應丹	治法彙—三七
		濟陽綱目—一三五
九八	八仙長爵丹	醫方一盤珠—五
九九	八仙長壽丹	醫方一盤珠—一
		醫鈔類篇—五一
一〇〇	八仙滋補丹	良朋彙集神方—一八
一〇一	八仙添壽丹	攝生衆妙方—一七
		濟陽綱目—一七〇
一〇二	八仙聚會丹	增補遵生八牋—三六
一〇三	八神來復丹	證治要訣類方—二〇
		證治準繩類方—二八
		證治要訣—三
一〇四	八聖種子丹	同壽錄—一〇
一〇五	八寶拱辰丹	鼠疫約編—三
一〇六	八寶紅靈丹	衛生鴻寶—四八
		外科心法真驗指掌—三
		隨息居重訂霍亂論—八
一〇七	八神來服丹	證治要訣類方—二〇
一〇八	十水丹	鷄峯普濟方—八五
一〇九	十全丹	證治準繩幼科—一三五
		聖濟總錄—五三
		聖濟總錄—五七
		名方類醫書大全—六三
		名方類醫書大全—六九
		古今醫統大全—一八四
		赤水玄珠—九〇
		壽世保元—七三
		濟陽綱目—二四九

		醫方集解—七
		良朋彙集神方—一四
		證治準繩類方—三九
		春脚集—三〇
		濟世良方—一四
		壽親養老新書—一
		證治要訣—一九
		古今醫統大全—一七九
		萬病回春—三八
		同壽錄—二九
		醫鈔類篇—一八
		醫鈔類篇—一〇六
		救生全集—三八
		衛生鴻寶—三八
		醫學匯海—四五
		外科百効全書—五
		證治要訣類方—一八

		幼科切要—九
		費伯雄醫案醫方論—七
一三一	三妙丹	和劑局方—七一
		證治準繩類方—三三
		赤水玄珠—三四
一三二	三炒丹	證治要訣類方—一四
		證治要訣—一五
		證治要訣類方—一四
一三三	三花丹	衆妙仙方—九
		大生要旨—一一
		龔氏保赤全書—一五
		種痘新書—一一
		麻痘活人書—八
		中西痘科全書—一〇
一三四	三豆丹	瘍醫大全—一〇四
一三五	三倍丹	鷄峯普濟方—九五
一三六	三和丹	證治要訣類方—六

			證治要訣—六
			證治要訣類方—五
			張氏醫通—三八
一二七	三	物丹	醫學滙海—一三五
一二八	三	黃丹	瘍醫大全—一二〇
			扁鵲心書—五
一二九	三	陽丹	鷄峯普濟方—九三
一三〇	三	健丹	和劑局方—二四
			證治準繩女科—一六
一三一	三	稜丹	幼幼新書—七一
一三二	三	癎丹	沈氏尊生書—一八四
			上池祕錄—一三
一三三	三	樞丹	寶氏瘍科—二
一三四	三	聖丹	治法彙—三三
			經驗廣集良方—九
			濟陽綱目—一〇〇
			隨息居重訂霍亂論—一一
一三五	三	靈丹	聖濟總錄—一一
一三六	三	白丹	張氏醫通—一九
一三七	三	汁丹	脈因證治—三
一三八	三	光丹	眼科切要—三
一三九	三	蛇丹	瘍科選粹—四四
一四〇	三	才却病丹	良朋彙集神方—一三
一四一	三	才封髓丹	醫方集解—三
			證治準繩類方—一五
			丹溪心法—一四
			衛生寶鑑—二
			古今醫統大全—八九
			赤水玄珠—二五
			濟陽綱目—一七六
			醫宗必讀全書—五
			醫學綱目—二
			醫門法律—一〇
			蘭臺軌範—一

		醫林纂要探源—三
		成方切用—五
		臨證指南醫案—一三
		寶級寶鑑—三
		醫鈔類篇—五二
		類證治裁—五三
		醫醇賸義—四
		柳選四家醫案—二
		黃氏醫緒—一九
		醫學發明方—四
		古方八陣—二四
		費伯雄醫案醫方論—三
一四二	三仙種芝丹	醫方辨難會纂大成—一二
一四三	三因六珍丹	證治準繩類方—一九
		玉機微義—四六
		赤水玄珠—五四
		醫學近編—九

一四四	三因千金丹	赤水玄珠—四一
一四五	三因控延丹	玉機微義—三
		玉機微義—五〇
		古今醫統大全—二八
一四六	三因復元丹	玉機微義—三〇
一四七	三治神異丹	良朋彙集神方—三
一四八	三神交濟丹	醫宗損益—一九
一四九	三清救苦丹	沈氏尊生書—一二〇
一五〇	三蛇愈風丹	萬方類纂—九
		本草綱目—六八
一五一	三因神應養真丹	玉機微義—三三
一五二	三聖救苦丹	醫宗金鑑—九
一五三	上丹	三因極一病證方論—一六
		和劑局方—二六
		沈氏尊生書—一四
		證治準繩類方—五〇
		名方類醫書大全—三八

		重慶堂隨筆—一
一五四	上樞丹	醫學入門丹臺玉案—四
一五五	下血丹	脈困證治—八
一五六	丸薰丹	臨證指南醫案—三
一五七	千金丹	集驗簡易良方—八
		蘭臺軌範—一六
		隨息居重訂霍亂論—七
一五八	千轉丹	古今醫統大全—四八
		瑞竹堂經驗方—七
一五九	千遍日丹	幼幼新書—一〇八
一六〇	千金不易丹	古今醫鑑—八八
一六一	千金至寶丹	良朋彙集神方—四三
一六二	千金延壽丹	醫學正傳—六
一六三	千金保命丹	名方類醫書大全—一
		古今醫統大全—七
		壽世保元—二五
		濟陽綱目—一六

		醫學滙海—六九
		醫學滙海—一三三
一六四	千金活命丹	廣嗣五種備要—四
一六五	千金保孕丹	壽世保元—五〇
		醫學啓蒙彙編—一三
一六六	千金種子丹	醫方一盤珠—八
		證治準繩女科—一九
		普門醫品—六八
		大生要旨—四
		黄氏醫緒—三
		張氏醫通—一四
一六七	千金停耳丹	仙拈集—三
一六八	千金備急丹	證治準繩女科—二八
		濟陰綱目—二
一六九	千金護孕丹	醫學滙海—一二三
一七〇	千金化毒丹	外科詮古方—四
一七一	千金托裏丹	幼幼近編—一〇

一七二	口　　丹	古今醫鑑—三九
		古今醫鑑—四〇
一七三	口元丹	醫宗必讀全書—六
一七四	口靈丹	會篇紀略—二四
一七五	口音救苦丹	仙拈集—六三
一七六	大　　丹	扁鵲心書—三
一七七	大白丹	濟陽綱目—九七
一七八	大青丹	幼幼新書—一二三
一七九	大金丹	增補遵生八牋—三九
一八〇	大通丹	聖濟總錄—八
一八一	大寶丹	全幼心鑑—三三
一八二	大靈丹	證治準繩幼科—五一
		丹臺玉案—一九
		赤水玄珠—九九
		醫學入門丹臺玉案—三三
		龔氏保赤全書—一
		種痘新書—二〇
		幼幼近編—九
		中西痘科全書—一九
一八三	大真丹	醫學發明方—二
一八四	大還丹	奇方纂要—四
一八五	大四神丹	鷄峯普濟方—一一三
一八六	大交泰丹	洪氏集驗方—一
一八七	大活血丹	古今醫統大全—一五三
一八八	大活絡丹	醫　悟—二
		蘭臺軌範—九
		柳選四家醫案—一
一八九	大愈風丹	鷄峯普濟方—八三
一九〇	大温白丹	鷄峯普濟方—二〇
一九一	大鳳髓丹	沈氏尊生書—五三
		證治準繩類方—八三
		赤水玄珠—四三
		濟陽綱目—一六二
		醫學綱目—一七九

		醫鈔類篇—六八
一九二	大歸神丹	古今醫統大全—一〇五
一九三	大玉容丹	串雅外編—一〇
一九四	大辟瘟丹	温證羊毛論—四
一九五	大全黑虎丹	赤水玄珠—一〇
一九六	大通清金丹	聖濟總錄—二
一九七	大造固真丹	類證治裁—五五
一九八	大造保童丹	天花八陣編—二
一九九	大補保命丹	種痘新書—二八
		中西痘科全書—二八
二〇〇	大聖金珍丹	痢證滙參—二
二〇一	大聖保命丹	和劑局方—三
二〇二	大聖救苦丹	明醫要選—一
二〇三	大聖寧心丹	全幼心鑑—二
二〇四	六鳳髓骨丹	沈氏尊生書—五四
二〇五	大神效活絡丹	攝生衆妙方—五
		攝生衆妙方—三六
		衆妙仙方—一七
		古今醫統大全—五
		衛生鴻寶—九
		醫宗金鑑—三七
二〇六	大聖一粒金丹	和劑局方—一〇
		名方類醫書大全—九四
		濟陽綱目—一
		女科百問—一〇
		傳信適用方—一
二〇七	大聖奪命金丹	萬病回春—四七
		全幼心鑑—一九
二〇八	大效神功救生丹	沈氏尊生書—一八八
		證治準繩幼科—九六
二〇九	女金丹	經驗廣集良方—二八
		韓氏醫通—二
		萬病回春—四四
		醫學啓蒙彙編—一九

		仙拈集—二九
		醫鈔類篇—九六
		醫學滙海—二〇
		婦人規古方—四
二〇	女貞丹	萬方類纂—三
		濟陽綱目—二七
二一	女真丹	攝生衆妙方—三〇
		扶壽精方—九
		衆妙仙方—二
二二	女寶丹	醫宗說約—五
		濟陽近編—一
二三	子和人參化癭丹	證治準繩外科—二八
二四	寸金丹	經驗廣集良方—五九
		沈氏尊生書—一六三
		證治準繩外科—二
		醫方易簡新編—一六
		急救奇方—一

		集驗簡易良方—一
		仙拈集—五九
		同壽錄—一八
		衛生鴻寶—五
		醫學集成—一
		外科集驗方—二
		外科精義—三
		絳囊撮要—五
		瘍科選粹—六
		瘍科選粹—七一
二五	小丹	三因極一病證方論—一七
		證治準繩類方—五三
		壽親養老新書—四
		名方類醫書大全—三〇
		證治彙補—二五
二六	小金丹	鷄峯普濟方—一五三
		濟世良方—三

		古今醫鑑—四一
		明醫要選—四二
		濟陽綱目—三一
		衛生鴻寶—一八
		古歡堂醫學篇—二
		黃氏醫緒—一五
		黃氏醫緒—一六
		外科證治全生集—一
		醫述—一
二七	小昇丹	瘍醫大全—一四
二八	小神丹	萬方類纂—二〇
		濟陽綱目—三五
二九	小胃丹	醫方考—七
		治法彙—六
		沈氏尊生書—一五
		證治準繩類方—二〇
		丹溪心法—五

		丹溪心法—三
		醫學正傳—三
		古今醫統大全—七四
		仁術便覽—八
		明醫指掌—三
		濟陽綱目—八八
		濟陽綱目—一〇四
		濟陽綱目—三八
		醫宗必讀大全—七
		醫學綱目—五一
		醫門法律—七
		醫學啓蒙彙編—六
		證治彙補—七
		蘭臺軌範—一八
		成方切用—三
		寶級寶鑑—六
		醫鈔類篇—三

		類證治裁—一三
		類證治裁—五〇
		濟陽綱目，二
		古方八陣—三
		醫學近編—二八
		雜症大小合纂—二〇
		金匱鉤玄—一
		四時病機—三
		女科歌訣—二
二三〇	小陽丹	類證普濟本事方—二八
		扁鵲心書—一七
		萬壽丹書—六
		同壽錄—五
二三一	小東丹	瘍醫大全—八四
二三二	小經丹	古今醫鑑—三〇
二三三	小還丹	蘇沈內翰良方—八
		增補遵生八牋—一〇

		聖濟總錄—七八
二三四	小靈丹	經驗廣集良方—三五
		沈氏尊生方—四
		瘍醫大全—六四
		赤水玄珠—一〇六
		仁術便覽—三三
		壽世保元—六五
		仙拈集—二六
		龔氏保赤全書—三二
		種痘新書—三
		痘疹大成—一六
		天花八陣編—一
		中西痘科全書—三
		中西痘科全書—二〇
二三五	小三生丹	雞峯普濟方—一三九
二三六	小阿魏丹	古今醫統大全—六〇
二三七	小活血丹	雞峯普濟方—六六

二二八	小青龍丹	竹林女科祕傳—三
二二九	小奪命丹	良朋彙集神方—五三
二三〇	小活絡丹	費伯雄醫案醫方論—六
二三一	小兒至寶丹	達生編—五
		攝生總要—八
二三二	小兒解顱丹	本草綱目—七一
二三三	小林寺奪命丹	外科切要—一〇
二三四	山海丹	外科祕錄—九
二三五	己風丹	證治準繩幼科—二
	四畫	
二三六	不老丹	萬方類纂—五
		儒門事親—一三
		本草綱目—三三
二三七	不醉丹	濟陽綱目—五一
二三八	不餓丹	經驗廣集良方—六五
		仙拈集—六五
二三九	不驚丹	證治準繩幼科—一二

二四〇	不換金丹	古今醫統大全—八
		濟陽綱目—一〇
		醫門法律—二
		成方切用—一八
		御藥院方—四
二四一	不換金捲雲丹	古今醫統大全—一二六
		眼科大全—一〇
二四二	丑午丹	瘍醫大全—一三
二四三	中丹	三因極一病證方論—一五
		證治準繩類方—五一
		扁鵲心書—四
		名方類醫書大全—三九
二四四	中金丹	鷄峯普濟方—二六
二四五	中風丹	醫方一盤珠—一
二四六	丹砂斂毒丹	外科祕錄—一五
二四七	丹溪小胃丹	玉機微義—一二
		赤水玄珠—五〇

二四八	丹溪控涎丹	醫鈔類篇—三
二四九	丹溪龍虎丹	赤水玄珠—四五
		醫學近編—一六
二五〇	五仙丹	赤水玄珠—七六
二五一	五虎丹	瘍醫大全—六三
		同書錄—三〇
二五二	五毒丹	串雅內編—三、
二五三	五神丹	救生全集—一四
		瘍科選粹—五七
二五四	五傷丹	鷄峯普濟方—九七
二五五	五雷丹	全幼心鑑—四
二五六	五福丹	扁鵲心書—八
二五七	五聖丹	救生全集—一六
		醫學叢話—一
二五八	五氳丹	類證治裁—三三
二五九	五嗽丹	鷄峯普濟方—二〇
二六〇	五瘟丹	良朋彙集神方—二
		沈氏尊生書—九四
		韓氏醫通—四
		古今醫統大全—四七
		萬病回春—六
		濟陽綱目—四五
		醫學集要—一
		醫鈔類篇—八五
		救生全集—四
		醫學滙海—一三
		痘疹傳心錄—九
		古方八陣—三三
		瘟疫傳症彙編—二
二六一	五龍丹	會篇紀略—一七
		活人錄彙編—一八
		類證活人書—一四
二六二	五寶丹	經驗廣集良方—五五
		瘍醫大全—一〇九

		瘍醫大全—一二〇
		信驗方續錄—四
		醫學集要—二
		仙拈集—五五
		衞生鴻寶—三〇
		瘍科心得集—八
		外科詮古方—八
		張氏醫通—三
		眼科切要—六
		喉科指掌—一〇
二六三	五靈丹	醫故—四
		瘍科選粹—四二
二六四	五黃丹	溫證羊毛論—一
二六五	五積丹	宣明論方—七
二六七	五疸神丹	古今醫鑑—三
		明醫要選—九
二六八	五福靈丹	鷄峯普濟方—一四七

二六九	五靈脂丹	證治準繩幼科—一〇六
二七〇	五煙神丹	瘍科選粹—一四
二七一	五方化毒丹	聖濟總錄—四三
二七二	五仙助腎丹	扶壽精方—一四
		濟陽綱目—一二八
二七三	五老還童丹	艮朋彙集神方—二七
		沈氏尊生書—一三五
		萬病回春—三〇
		濟陽綱目—一二五
二七四	五味五寶丹	幼科發揮大全—三〇
二七五	五行妙化丹	濟世良方—三一
二七六	五香奪命丹	同壽錄—三六
二七七	五神還童丹	古今醫統大全—一二八
		瑞竹堂經驗方—一三
二七八	五珠金鎖丹	經驗丹方彙編—一三
二七九	五種解毒丹	古今醫統大全—一五二
二八〇	五福化毒丹	重訂方藥合編—九

和劑局方	六三
攝生衆妙方	六九
經驗廣集良方	三六
證治準繩類方	二〇
證治準繩幼科	八
證治準繩幼科	九
證治準繩幼科	一〇
外科正宗	五
名方類醫書大全	九七
古今醫統大全	一八七
萬病回春	四九
萬病回春	五一
壽世保元	五七
壽世保元	六六
明醫指掌	二〇
濟陽綱目	三〇五
普門醫品	五九

普門醫品	六〇
醫學啓蒙彙編	二
醫學集要	三〇
仙拈集	三七
醫鈔類篇	四三
醫鈔類篇	一三六
救生全集	三
衛生鴻寶	三六
醫宗損益	二三
錢氏小兒藥證真訣	二
保幼新編	二
幼幼新書	一二
幼幼新書	一三
全幼心鑑	一六
全幼心鑑	一七
嬰童百問	二三
保嬰撮要	一八

		保嬰撮要—一九
		小兒推拿廣意—一
		幼科三種—二
		醫學滙海—一三〇
		醫學滙海—一三〇
		醫學滙海—一四三
		痘疹心法痘疹玉髓—五
		治痘全書—五
		治痘全書—一二
		痘疹大成—一
		痘疹簡明編合—一
		竹林女科秘傳—八
		外科心法—八
		瘍科心得集—二
		瘍科捷徑—一三
		醫學正傳—三八
		古今醫統大全—一三

		痘疹詮古方—一
		外科詮古方—二
		外科心法—三
		外科經驗方—三
		陳氏小兒痘疹—一
		醫學近編—一四
		幼幼近編—一三
		雜症大小合纂—一
		醫宗金鑑—一三
		幼科切要—一
		慈航集—三
二八一	五福延齡丹	名方類醫書大全—四三
		仁術便覽—一六
		濟陽綱目—一七三
二八二	五福還瞳丹	濟陽綱目—二九七
		醫學綱目—二八
二八三	五癇神應丹	古今醫統大全—二

二八四	五獸三匱丹	名方類醫書大全—六一
		濟陽綱目—二六一
		類證治裁—三八
		雜症大小合纂—三
二八五	五聖保命金丹	濟陽綱目—一四
二八六	元丹	沈氏尊生書—一三
二八七	元羊丹	痧痘集解—八
二八八	元武丹	醫學滙海—一六一
二八九	元兔丹	三因極一病證方論—二六
		證治準繩類方—七二
		證治準繩類方—七八
		類證治裁—五二
		醫學滙海—八九
		治痘全書—九
二九〇	元青丹	證治準繩類方—二四
二九一	元硃丹	治疔彙要—八
二九二	元門丹	經驗廣集良方—二三
		仙拈集—二四
		醫學滙海—五五
二九三	元精丹	證治準繩類方—一一五
		蘭臺軌範—五
		醫鈔類篇—四八
二九四	元霜丹	醫門八方—一
		醫鈔類篇—八三
		四聖縣樞—一
		瘟疫傳症彙編—三
二九五	元壽丹	瘍醫大全—五四
		瘍科心得集—七
二九六	元戎接骨丹	玉機微義—五三
		醫學正傳—二七
		濟陽綱目—二七二
二九七	元師草還丹	醫鈔類篇—四九
二九八	元戎小靈寶丹	證治準繩幼科—二八
		玉機微義—四八

		古今醫統大全—二七
二九九	內助丹	證治準繩幼科—六六
		赤水玄珠—一〇〇
		龔氏保赤全書—二
		治痘全書—二
		麻科活人書—七
三〇〇	內固丹	宣明論方—二
三〇一	內化丹	辨證冰鑑—八〇
三〇二	內消神丹	外科秘錄—四九
三〇三	內追毒丹	證治準繩外科—七
三〇四	內服蛡元丹	普門醫品—三九
三〇五	六火丹	眼科大全—八
三〇六	六星丹	外科秘錄—三六
三〇七	六珍丹	三因極一病證方論—一九
		沈氏尊生書—五八
		名方類醫書大全—六九
		古今醫統大全—三

		類證治裁—二七
三〇八	六神丹	和劑局方—六五
三〇九	六化丹	衛濟寶書—一
三一〇	六字金丹	衛生鴻寶—六六
三一一	六甲神丹	鷄峯普濟方—一八
三一二	六一上仙丹	見症知醫—七
三一三	六合回生丹	證治準繩外科—九
		衛生鴻寶—二〇
		竇氏瘍科—四
三一四	分標丹	痘疹秘書—二
		軒轅逸典—二
三一五	分水神丹	串雅內編—一四
		幼科切要—五
三一六	分經消毒丹	瘍醫大全—七一
三一七	化水丹	類證普濟本事方—一六
		證治準繩類方—七三
		赤水玄珠—四四

		醫學綱目—五二
		醫學近編—四二
		御藥院方—一七
三八	化狂丹	傅氏男女科—六
三九	化毒丹	攝生衆妙方—七二
		醫方一盤珠—一五
		沈氏尊生書—一三八
		瘍醫大全—五三
		玉機微義—五九
		萬病回春—一八
		救生全集—二九
		衛生鴻寶—三
		小兒直訣—二
		痧痘集解—二
		痘科溫故集—一
		麻證全書—九
		痧脹玉衡書—一

		竇氏瘍科—一
		外科集驗方—一
		外科百効全書—三
		外科精義—一
		明醫雜著—五
		瘍科選粹—五
三〇	化風丹	證治準繩幼科—二
		赤水玄珠—九二
		古今醫鑑—一
		明醫指掌—三
		濟陽綱目—六
		全幼心鑑—二
		嬰童百問—一四
		嬰童百問—二四
		保嬰攝要—八
		臨證醫案筆記—一六
		醫學滙海—一二七

		醫學近編—八
三二一	化胎丹	醫學集要—二七
三二二	化痞丹	萬病回春—一九
		醫學滙海—二五
三二三	化癒丹	外科秘錄—六二
三二四	化鍼丹	眼科秘書—四
三二五	化癖丹	鷄峯普濟方—一二
三二六	化瘕丹	鷄峯普濟方—一〇一
三二七	化虫丹	幼幼新書—一〇〇
三二八	化瘕丹	沈氏尊生書—一五八
		儒門事親—一三
		類證治裁—七
		外科秘錄—三〇
三二九	化龍丹	醫學滙海—三九
三三〇	化鐵丹	鷄峯普濟方—一〇八
		古今醫統大全—五八
		古今醫統大全—一八五

		仁術便見—三
		普門醫品—五七
		古方八陣—三〇
		御藥院方—二四
三三一	化骨丹	瘍科選粹—四九
三三二	化精丹	辨證冰鑑—三〇
三三三	化嬰丹	瘍科選粹—四五
三三四	化骨神丹	醫學入門丹臺玉案—八
三三五	化癖金丹	壽世保元—五六
		醫學滙海—一二九
三三六	化癘仙丹	外科秘錄—五七
三三七	化鐵金丹	萬病回春—三〇
		醫學滙海—二六
三三八	化癖神丹	外科秘錄—六四
		辨證冰鑑—四五
三三九	化毒神丹	辨證冰鑑—三六
三四〇	化痘仙丹	辨證冰鑑—九九

三四一	化毒活幼丹	醫方辨難會纂大成—一二
三四二	化毒救生丹	外科祕錄—六五
三四三	化骨至神丹	瘍醫大全—六八
三四四	化痰延壽丹	儒門事親—一〇
三四五	化蟲定痛丹	醫方辨難會纂大成—二
三四六	化水種玉丹	辨證冰鑑—七三
三四七	化癥回生丹	溫病條辨—三
三四八	升三仙丹	廣嗣五種備要—三
三四九	升廣砂丹	醫鈔類篇—三八
三五〇	反魂丹	上池祕錄—二
		女科良方—一五
三五一	天麻丹	濟陽綱目—三五一
三五二	天真丹	證治準繩類方—一六
		衛生寶鑑—五
		赤水玄珠—九
		醫學綱目—一〇
		醫學近編—一三

三五三	天開丹	眼科全書—一二
三五四	天靈丹	證治準繩幼科—一三
三五五	天竺黃丹	證治準繩幼科—一〇〇
三五六	天鎮心丹	三因極一病證方論—三
三五七	天一補真丹	醫宗損益—三
三五八	天心補心丹	仁術便覽—一五
三五九	天元二仙丹	證治準繩幼科—六三
三六〇	天元接髓丹	證治準繩幼科—五八
		痧痘集解—一八
三六一	天王補心丹	攝生衆妙方—五八
		醫方考—三
		扶壽精方—一四
		治法彙—三
		醫方集解—四
		良朋彙集神方—二〇
		經驗廣集良方—二〇
		驗方萃編—二

		沈氏尊生書—一六
		沈氏尊生書—一七
		沈氏尊生書—一八
		證治準繩類方—七四
		古今名醫方論—一
		醫門八方—三
		丹臺玉案—一
		古今醫統大全—九一
		赤水玄珠—三〇
		醫林繩墨—五
		古今醫鑑—二五
		萬病回春—二七
		壽世保元—二六
		明醫指掌—七
		先醒齋廣筆記—二
		明醫要選—一〇
		明醫要選—一一

		濟陽綱目—一五四
		濟陽綱目—一九一
		濟陽綱目—一九七
		醫宗必讀全書—一九
		醫學入門丹臺玉案—二
		醫學啓蒙彙編—四
		醫學啓蒙彙編—八
		證治彙補—三
		證治彙補—一九
		證治彙補—三
		名醫方論—一
		會篇紀略—五
		會篇紀略—七
		會篇紀略—一三
		會篇紀略—二七
		蘭臺軌範—四
		活人錄彙編—六

		活人錄彙編—八
		活人錄彙編—一〇
		活人錄彙編—一六
		仙拈集—二〇
		成方切用—七
		寶級寶鑑—一三
		醫學金鍼—五
		醫鈔類篇—五六
		類證治裁—五
		醫醇賸義—五
		臨證醫案筆記—九
		醫學滙海—六四
		女科良方—五
		眼科大全—二
		類證活人書—五
		類證活人書—七
		古方八陣—一

		醫學近編—二七
		張氏醫通—三〇
		醫宗金鑑—一
		時方妙用歌括—一
		醫學從衆錄—一
		瘟疫明辨—一
		眼科切要—五
		廣温熱論—一
		廣瘟疫論—一
		攝生總要—一
		費伯雄醫案醫方論—四
		眼科百問—一
		眼科百問—二
三六二	天馬奪命丹	證治準繩外科—一九
三六三	天真接命丹	治法彙—四
		古今醫鑑—二六
三六四	天靈明月丹	濟陽綱目—一九八

三六五	天保採薇丹	幼科切要—三
三六六	太一丹	和劑局方—六六
		傳信適用方—二
		大觀本草—一九
三六七	太乙丹	瘍醫大全—六一
		聖濟總錄—一六
		普門醫品—五六
		全幼心鑑—三〇
		保嬰攝要—一
		保嬰攝要—一五
		瘍科心得集—三〇
三六八	太白丹	三因極一病證方論—三〇
		扁鵲心書—一三
		衛生寶鑑—一三
		醫學綱目—六四
		御藥院方—一五
三六九	太府丹	鷄峯普濟方—九九
三七〇	太陽丹	和劑局方—一六
		證治要訣類方—一六
		沈氏尊生書—六七
		沈氏尊生書—六八
		聖濟總錄—七五
		證治要訣—一七
		會篇紀略—二
		會篇紀略—一六
		活人錄彙編—二
		活人錄彙編—一七
		證治要訣類方—一六
		類證活人書—一
三七一	太靈丹	治痘全書—四
三七二	太一神丹	鷄峯普濟方—六二
三七三	太一銀朱丹	和劑局方—五七
三七四	太一精神丹	鷄峯普濟方—八六
三七五	太一小還丹	道藏鍊丹雜抄—一二

三七六	太一守中丹	御藥院方—四八
三七七	太一銀珠丹	御藥院方—六七
三七八	太乙金丹	痘科切要—二
三七九	太乙神精丹	備急千金要方—一
		沈氏尊生書—一〇九
		證治準繩類方—六六
		醫學滙海—一七〇
		傷寒太白—六
三八〇	太乙精神丹	醫學綱目—三三
三八一	太乙神明丹	醫宗損益—三九
三八二	太乙金鍊丹	聖濟總錄—七一
三八三	太乙金鎖丹	普門醫品—一七
		本草綱目—五三
三八四	太乙保生丹	證治準繩幼科—一四
		赤水玄珠—七九
		普門醫品—五三
		衛生鴻寶—三九

		全幼心鑑—一五
		嬰童百問—三
		保嬰撮要—三
三八五	太乙紫金丹	驗方萃編—三
		外科正宗—一〇
		瘍醫大全—三
		普門醫品—八五
		醫宗損益—二七
		醫宗損益—二八
		外科切要—二
		隨息居重訂霍亂論—六
		絳囊撮要—六
		本草綱目—三五
		重慶堂隨筆—五
三八六	太乙明月丹	醫學綱目—八
三八七	太乙明目丹	醫學滙海—九二
三八八	太乙混元丹	壽世保元—六三

		醫學滙海—九四
三八九	太乙救苦丹	濟世良方—三〇
		衛生鴻寶—一
		喉痧正的—三
三九〇	太乙萬金丹	全幼心鑑—一三
三九一	太乙種子丹	經驗廣集良方—三八
		仙拈集—三九
三九一	太乙還元丹	沈氏尊生書—八七
三九二	太乙護命丹	聖濟總錄—二二
三九三	太乙玉樞丹	喉痧正的—二
		隨息居重訂霍亂論—五
		四時病機—二
三九四	太上混元丹	古今醫統大全—八三
		傳信適用方—四
		雜症大小合纂—一七
三九五	太陽紫粉丹	鷄峯普濟方—一二三
三九六	太陽流珠丹	鷄峯普濟方—一二四

三九七	太嶽活血丹	三因極一病證方論—二五
		和劑局方—四五
		古今醫統大全—一五五
三九八	太乙救苦神丹	扶壽精方—二五
三九九	太倉公避瘟丹	沈氏尊生書—一〇七
		萬病回春—八
		壽世保元—八七
		濟陽綱目—四八
		醫鈔類篇—八七
		醫學滙海—一七二
四〇〇	太倉公邪瘟丹	醫學滙海—一六
四〇一	太聖奪命金丹	醫學滙海—一二四
四〇二	太倉公辟瘟丹	瘟疫傳症彙編—一〇
四〇三	太乙救苦全生丹	救生全集—三〇
四〇四	太乙救苦辟瘟丹	絳囊撮要—一七
四〇五	孔氏黃丹	幼幼新書—一〇九
四〇六	孔聖枕中丹	醫方集解—五

		沈氏尊生書—三〇
		醫林纂要探源—一
		成方切用—九
		臨證指南醫案—一
		醫鈔類篇—五七
		人子須知—三
		黃氏醫緒—二三
		麻證全書—五
		攝生總要—四
		費伯雄醫案醫方論—五
四〇七	少陽丹	扶壽精方—二
		良朋彙集神方—三五
		萬方類纂—三五
		聖濟總錄—七六
		濟陽綱目—二二二
		串雅外編—二
四〇八	少林奪命丹	醫方擇要—一〇

		急救應驗良方—二
四〇九	少林截血丹	應驗簡便良方—九
		醫方擇要—九
四一〇	心丹	名方類醫書大全—四九
四一一	引氣丹	蘇沈內翰良方—四
		鷄峯普濟方—九一
四一二	引神歸舍丹	沈氏尊生書—二七
		沈氏尊生書—二八
		證治準繩類方—六三
		名方類醫書大全—五〇
		名方類醫書大全—七一
		古今醫統大全—九八
		仁術便覽—一三
		濟陽綱目—一三四
		類證治裁—二六
四一三	手握丹	衛生鴻寶—八
		衛生鴻寶—二四

		胎產心法—六
四一四	手陽丹	衛生寶鑑—三
四一五	方解毒丹	古今醫鑑—八二
四一六	方芙元辟穀丹	古今醫鑑—八四
四一七	方傳孔聖枕中丹	人子須知—三
四一八	日精丹	證治準繩類方—一〇三
四一九	日應丹	嬰童百問—三
四二〇	日用仙酥丹	扶壽精方—三
四二一	月華丹	證治準繩類方—一〇四
四二二	木香丹	幼幼新書—六九
四二三	木瓜丹	傳信適用方—八
四二四	木香半夏丹	證治準繩幼科—一三一
		懷少集—一四
四二五	木香保命丹	重訂方藥合編—一
		醫宗損益—一三
		御藥院方—一六
四二六	止淚丹	眼科全書—三
四二七	止痛丹	眼科全書—一〇
四二八	止痘丹	急救應驗良方—六
		辨證冰鑑—一〇一
四二九	止喧丹	瘍醫大全—二八
四三〇	止痒丹	衛生鴻寶—一三
四三一	止癢丹	眼科全書—五
四三二	止衄丹	沈氏尊生書—一九一
四三三	止瘧丹	筆花醫鏡—一
		醫學心悟—三
四三四	止笑丹	辨證冰鑑—六四
四三五	止漏神丹	醫鈔類篇—九〇
四三六	止血補傷丹	急救應驗良方—五
四三七	止痛太陽丹	衆妙仙方—一六
		證治準繩類方—三七
		古今醫統大全—一〇九
		濟陽綱目—一三〇
		蘭臺軌範—一九

		衛生鴻寶—一〇
		臨證醫案筆記—二
		醫學從衆錄—四
四三八	止痛減瘢丹	古今醫統大全—一五八
四三九	止痛絕神丹	衛生鴻寶—五〇
		胎產心法—二
四四〇	比金丹	證治準繩幼科—三
四四一	水府丹	鷄峯普濟方—七五
		醫學正傳—二九
		蘭室祕藏—二
四四二	水沈丹	全幼心鑑—二六
四四三	水精丹	幼幼新書—六三
		幼幼新書—七八
四四四	水陸丹	萬方類纂—三
		大觀本草—一六
		大觀本草—二〇
四四五	水晶丹	沈氏尊生書—一八九
		證治準繩幼科—二七
四四六	水蛭丹	眼科祕書—二
四四七	水浸丹	三因極一病證方論—二八
		和劑局方—一七
		證治準繩幼科—八一
		名方類醫書大全—一五
		名方類醫書大全—一六
		普門醫品—五
		嬰童百問—一九
		本草綱目—六四
四四八	水銀丹	鷄峯普濟方—八九
四四九	水芝丹	本草綱目—六一
四五〇	水陽丹	本草綱目—三一
四五一	水中金丹	證治準繩類方—八六
		宣明方論—一三
		名方類醫書大全—三四
四五二	水沃雪丹	鷄峯普濟方—二七

四五三 水陸二仙丹

四五四 火府丹

四六五	牛黃八寶丹	沈氏尊生書—一三
		醫方擇要—六
		信驗方續錄—八
		重訂救偏瑣言—二
		天花精言—一
		痘疹集成—四
		痘疹大成—一八
		痧脹玉衡書—三
		驗方續編—二
四六六	牛黃化毒丹	醫悟—一五
		寶氏瘍科—一六
		徽瘡秘錄—一
四六七	牛黃至寶丹	醫林繩墨—一
		外科秘錄—三四
四六八	牛黃保命丹	懷少集—三
四六九	牛黃紫金丹	良朋彙集神方—四四
		壽世保元—一

		醫學滙海—二
四七〇	牛黃金虎丹	和劑局方—九
		證治準繩外科—二七
		外科大成—九
四七一	牛黃黑舌丹	外科大成—一四
四七二	牛黃解毒丹	重訂方藥合編—七
		醫宗損益—三六
四七三	牛黃鐵粉丹	御藥院方—一
四七四	王氏辰砂丹	幼幼新書—一六
四七五	王先生靈砂丹	證治準繩幼科—一〇五
	五畫	
四七六	平安丹	鷄峯普濟方—七一
四七七	平補正心丹	和劑局方—七三
四七八	平喘仙丹	辨證冰鑑—一五
四七九	平補固真丹	萬方類纂—一八
		本草綱目—二九
四八〇	平安如意丹	奇方纂要—三

四八一	平補鎮心丹	和劑局方—二〇
		和劑局方—七一
		良朋彙集神方—三
		沈氏尊生書—一七七
		證治準繩類方—六七
		醫悟—三
		名方類醫書大全—四七
		古今醫統大全—九二
		醫林繩墨—四
		濟陽綱目—一五三
		濟陽綱目—一九四
		醫鈔類篇—五四
		古方八陣—二
		張氏醫通—九
		奇方纂要—五
四八二	平秃還肥丹	醫方辨難會纂大成—一九
四八三	平胃鎮心丹	古今醫統大全—一二〇
		女科良方—三
四八四	本事火府丹	玉機微義—三五
		傷寒太白—一四
四八五	本事保命丹	沈氏尊生書—一八二
四八六	本事方靈砂丹	玉機微義—七
四八七	正一丹	鷄峰普濟方—一一二
四八八	正元丹	鷄峰普濟方—四九
		證治準繩女科—一八
		聖濟總錄—六九
		寶級寶鑑—二四
		大生要旨—一
		醫學三字經—二
		時方妙用歌括—三
四八九	正金丹	鷄峰普濟方—三六
四九〇	正氣丹	鷄峰普濟方—四一
		聖濟總錄—三
		治痘全書—七

四九一	正顏丹	經驗廣集良方—一
		壽世保元—二
		仙拈集—一
		醫學匯海—四
四九二	正陽丹	三因極一病證方論—三六
		鷄峰普濟方—三
		證治準繩寒科—二
		瘍醫大全—八三
		萬方類纂—一
		聖濟總錄—一九
		醫學綱目—八一
		醫鈔類篇—二七
		本草綱目—一六
		大觀本草—八
四九三	正誠丹	重慶堂隨筆—四
四九四	正骨紫金丹	醫宗金鑑—三四
四九五	玄武丹	外科正宗—七

四九六	玄兔丹	證治要訣類方—三
		治法彙—三
		丹溪心法—七
		證治要訣—三
		名方類醫書大全—二五
		名方類醫書大全—六四
		赤水玄珠—六一
		赤水玄珠—九四
		濟陽綱目—一〇八
		濟陽綱目—一八八
		醫宗必讀全書—一三
		醫學集要—一四
		大生要旨—一〇
		龔氏保赤全書—一三
		醫學近編—四四
		痘疹全集—四
四九七	玄菟丹	和劑局方—二七

四九八	玄門丹	壽世保元—三八
四九九	玄清丹	赤水玄珠—一六
五〇〇	玄精丹	證治準繩女科—三〇
		寶級寶鑑—一八
五〇一	玄黄丹	醫方考—一〇
五〇二	玄鬼丹	證治要訣類方—三
五〇三	玄龜丹	外科切要—一
五〇四	玄珠耘苗丹	濟陽綱目—二六二
五〇五	玉丹	沈氏尊生書—一三〇
		瘍醫大全—一三
五〇六	玉芝丹	鷄峰普濟方—二六
五〇七	玉命丹	證治準繩幼科—八八
五〇八	玉紅丹	急救應驗良方—一
		同壽錄—二八
五〇九	玉華丹	醫學集要—八
		全幼心鑑—二五
		本草綱目—二六

五一〇	玉倪丹	鷄峰普濟方—一五九
五一一	玉壺丹	臨證指南醫案—七
		寶級寶鑑—三五
		類證治裁—五八
五一二	玉液丹	瘍醫大全—四五
五一三	玉乳丹	普門醫品—五八
		保嬰撮要—一二
五一四	玉粉丹	鷄峰普濟方—五四
		鷄峰普濟方—一五一
		證治準繩女科—一五
		衛生寶鑑—三四
		女科良方—九
		本草綱目—三
		大觀本草—四
五一五	玉真丹	證治彙補—一二
		寶級寶鑑—一六
五一六	玉瘟丹	普門醫品—三

五一七	玉龍丹	眼科大全—一一
五一八	玉瑣丹	攝生衆妙方—五三
五一九	玉鎖丹	萬方類纂—一五
		古今醫統大全—一三四
		古今醫統大全—一四〇
		明醫要選—三一
		濟陽綱目—一五八
		醫鈔類篇—七一
		壽身小補—二
		醫學匯海—八二
		古方八陣—三六
		傷寒太白—一三
		本草綱目—六二
		本草綱目—六七
		御藥院方—五〇
五二〇	玉銷丹	名方類醫書大全—三六
五二一	玉鎮丹	攝生衆妙方—五五

五二二	玉鑠丹	鷄峰普濟方—五七
五二三	玉環丹	壽世保元—三三
		醫學匯海—七九
五二四	玉樞丹	扶壽精方—二七
		沈氏尊生書—一二
		沈氏尊生書—一三
		瘍醫大全—九一
		醫方辨難會纂大成—一
		醫方辨難會纂大成—三
		醫方辨難會纂大成—四
		醫方辨難會纂大成—一三
		醫宗說約—一三
		會篇紀略—二五
		會篇紀略—三〇
		會篇紀略—四三
		會篇紀略—四四
		活人錄彙編—二六

		活人錄彙編—三
		活人錄彙編—四四
		活人錄彙編—四五
		醫林纂要探源—五
		寶級寶鑑—一七
		醫鈔類篇—一〇一
		黃氏醫緒—五
		黃氏醫緒—一七
		黃氏醫緒—一三
		醫學滙海—九三
		醫學滙海—九五
		麻證全書—八
		痧書—一
		麻科活人書—五
		瘍科心得集—一七
		類證活人書—五
		醫學近編—一一

		張氏醫通—一三
		温病條辨—一
		温病條辨—三
		驗方續編—一
		驗方續編—五
五二五	玉靈丹	外科大成—二七
五二六	玉髓丹	扶壽精方—一八
		濟陽綱目—八六
五二七	玉龍丹	春脚集—一
五二八	玉蕊丹	御藥院方—五三
五二九	玉華白丹	和劑局方—三五
		證治要訣類方—一三
		治法彙—二七
		證治準繩類方—八五
		證治要訣—一四
		濟陽綱目—六一
		醫宗必讀全書—一二

		醫鈔類篇—七三
		類證治裁—五四
五三〇	玉萃白丹	證治要訣類方—三
		醫學近編—四九
		雜症大小合纂—二六
五三一	玉補鎮心丹	和劑局方—二〇
五三二	玉樞正氣丹	證治準繩幼科—五五
五三三	玉環來笑丹	普門醫品—八三
		串雅內編—三四
		本草綱目—六〇
五三四	玉鎖匙吹口丹	痘疹會通—九
五三五	玉女長春不老丹	醫學綱目—五
五三六	甘靈丹	經驗廣集良方—五三
		仙拈集—五三
五三七	甘露丹	溫毒病論—三
五三八	甘露消毒丹	隨息居重訂霍亂論—四
		溫熱經緯—五

五三九	生靈丹	經驗廣集良方—一三
		仙拈集—一三
五四〇	生朱丹	名方類醫書大全—四
		御藥院方—三
五四一	生硃丹	濟陽綱目—三三
五四二	生胃丹	證治準繩類方—七一
		名方類醫書大全—二四
		濟生方—二
五四三	生薑丹	雞峰普濟方—二〇
五四四	生勢丹	辨證冰鑑—八六
五四五	生舌仙丹	瘍醫大全—四三
五四六	生肌八寶丹	醫方易簡新編—一九
		濟世良方—三
五四七	生髓育麟丹	辨證冰鑑—六六
五四八	白丹	壽親養老新書—八
五四九	白玉丹	三因極一病證方論—三七
		增補遵生八牋—二六

		名方類醫書大全—七六
		楊氏提綱全書—一〇
五五〇	白沙丹	經驗廣集良方—三七
		仙拈集—三八
五五一	白砂丹	攝生衆妙方—二六
五五二	白金丹	鷄峰普濟方—一一八
五五三	白附丹	證治準繩外科—三
		古今醫統大全—一一三
		醫學綱目—四四
五五四	白虎丹	串雅內編—三六
		外科詮古方—一三
五五五	白英丹	醫鈔類篇—七九
		四聖懸樞—四
		瘟疫傳症彙編—六
五五六	白降丹	經驗廣集良方—四六
		種福堂公選良方—一六
		瘍醫大全—一六

		醫方辨難會纂大成—一六
		濟世良方—一九
		仙拈集—四七
		串雅內編—二四
		臨證指南醫案—二九
		醫鈔類編—一一三
		醫學滙海—一四六
		外科心法—四
		外科心法真驗指掌—一三
		瘍科心得集—一六
		醫宗金鑑—一六
		外科切要—一三
五五七	白聖丹	三因極一病證方論—四九
		和劑局方—五二
		證治準繩女科—三
五五八	白雪丹	鷄峰普濟方—一四四
五五九	白綠丹	外科祕錄—三三

五六〇	白銀丹	證治準繩幼科—一三〇
五六一	白龍丹	證治準繩類方—一〇六
		濟陽綱目—三一
		普門醫品—七
		懷少集—三五
		眼科全書—二
		本草綱目—二七
五六二	白鳳丹	驗方萃編—一三
		驗方萃編—一四
		壽世保元—四二
		壽世保元—四六
		寶級寶鑑—四一
		醫學滙海—一〇五
五六三	白獅丹	喉科指掌—二
五六四	白降雪丹	瘍醫大全—四九
五六五	白朮八寶丹	古今醫鑑—七
五六六	白沙草靈丹	良朋彙集神方—一六

五六七	石燕丹	醫方辨難會纂大成—一四
		醫鈔類篇—三九
		類證治裁—四六
		衛生鴻寶—二四
		張氏醫通—一三
		醫宗金鑑—三三
五六八	石鷲丹	證治準繩幼科—三五
五六九	石室神丹	幼科切要—六
五七〇	石室至神丹	醫學切要—一
五七一	石脂神砂丹	濟陽綱目—七〇
		醫學綱目—五七
五七二	立消丹	眼科全書—一三
五七三	立聖丹	證治準繩女科—一四
		濟陽綱目—一六
五七四	立救丹	瘍醫大全—一三〇
五七五	立患丹	萬病回春—四〇
五七六	立生丹	溫病條辨—五

五七七	立效丹	隨息居重訂霍亂論—二
五七八	立止靈丹	衛生鴻寶—一五
五七九	立馬回疔丹	證治準繩外科—一〇
		外科正宗—二
		春腳集—三
		醫方易簡新編—三
		濟世良方—三五
		醫學啓蒙彙編—三
		醫鈔類篇—二〇
		類證治裁—七
		衛生鴻寶—三五
		黃氏醫緒—二
		外科集驗方—七
		醫宗金鑑—二六
		瑞竹堂經驗方—一六
		瘍科選粹—三
五八〇	立馬回生丹	外科心法真驗指掌—七

五八一	立效濟衆丹	重訂方藥合編—二
		醫宗損益—一六
五八二	立應紺珠丹	外科大成—一
		治疔彙要—五
五八三	丙化丹	外科秘錄—五
五八四	仙靈丹	四聖心源—二
五八五	仙方回真丹	古今醫統大全—一三七
五八六	仙方鈞骨丹	明醫要選—四五
五八七	仙傳生牙丹	經驗廣集良方—二四
		仙拈集—三五
五八八	仙傳至寶丹	明醫要選—二七
五八九	仙傳延壽丹	瘍醫大全—九五
五九〇	仙傳草還丹	良朋彙集神方—一九
五九一	仙傳保命丹	胎產心法—九
五九二	仙傳接骨丹	扶壽精方—二〇
五九三	仙傳黑虎丹	壽世保元—四
		濟陽綱目—二八

		醫學滙海—八
五九四	仙傳奪命丹	同壽錄—三〇
五九五	仙傳避瘟丹	扶壽精方—三
五九六	仙傳救苦丹	痧症度鍼—一
五九七	仙傳四急保生丹	衛生鴻寶—五一
五九八	仙傳回急保生丹	達生編—一
五九九	仙傳保產回生丹	衛生鴻寶—五三
六〇〇	仙授立刻回生丹	醫學入門丹臺玉案—一
六〇一	仙傳通津救命至靈丹	達生編—二
六〇二	代毛丹	串雅內編—三七
六〇三	代杖丹	醫鈔類篇—一二七
		外科大成—二九
		外科心法—七
		醫宗金鑑—三一
六〇四	充隨丹	辨證冰鑑—四二
六〇五	加味七寶丹	濟陽綱目—一八一
六〇六	加味八寶丹	萬病回春—三八

六〇七	加味小胃丹	沈氏尊生書—一五七
		瘍科選粹—三
六〇八	加味控涎丹	濟陽綱目—二六〇
六〇九	加味清金丹	古今醫統大全—四九
六一〇	加味草金丹	仁術便覽—一九
六一一	加味愈風丹	明醫要選—一五
六一二	加味鎮心丹	沈氏尊生書—一〇八
六一三	加味三白丹	張氏醫通—三〇
六一四	加減正元丹	先醒齋廣筆記—五
		濟陰近編—二
六一五	加減至寶丹	濟陽綱目—二四三
六一六	加減地仙丹	證治要訣—二
		名方類醫書大全—五六
		濟陽綱目—二四四
六一七	加減鎮心丹	沈氏尊生書—一九四
六一八	加減皆金丹	醫宗金鑑—三九
六一九	加味通元二八丹	濟陽綱目—七三

六三〇	加味黑虎保安丹	扶壽精方—二
六三一	加減天王補心丹	醫鈔類篇—三四
六三二	加減神仙既濟丹	驗方萃編—一
		壽世保元—一八
六三三	加減南岳魏夫人濟陰丹	明醫要選—五三
六三四	北庭丹	醫方辨難會纂大成—三
		濟世良方—三
		衛生鴻寶—二八
		瘍科心得集—三
六三五	北棗丹	古今醫統大全—一三
		寶級寶鑑—一四
		醫鈔類篇—一三
		古方八陣—四三A
六三六	半夏丹	聖濟總錄—五九
六三七	半夏正氣丹	鷄峰普濟方—五三
六三八	去毒丹	三因極一病證方論—四〇
六三九	去風丹	萬方類纂—七
		名方類醫書大全—二
六四〇	去膜丹	眼科全書—七
六四一	去腐丹	醫悟—一三
六四二	去老膜丹	眼科全書—一四
六四三	去翳膜丹	眼科全書—八
六四四	去刺全目丹	瘍醫大全—三
六四五	古龍虎丹	濟陽綱目—二五五
六四六	四六丹	證治準繩類方—一〇〇
六四七	四仙丹	瘍醫大全—七八
		儒門事親—一四
		醫學滙海—一三七
六四八	四白丹	沈氏尊生書—七五
		證治準繩類方—一
		衛生寶鑑—七
		名方類醫書大全—三
		醫學正傳—一
		古今醫統大全—三

		赤水玄珠—一
		濟陽綱目—五
		醫學綱目—一四
		醫門法律—三
		醫鈔類篇—六
		素問病機氣宜保命集—一
		古方八陣—九
六三九	四為丹	丹溪心法—二
六四〇	四神丹	蘇沈內翰良方—一
		和劑局方—三
		證治準繩外科—一七
		扁鵲心書—六
		聖濟總錄—六七
		古今醫統大全—一八
		明醫要選—五一
		濟陽綱目—七
		醫門法律—六

		痘疹心法痘疹玉髓—九
六四一	四脫丹	赤水玄珠—九三
		龔氏保赤全書—一三
		治痘全書—一〇
		種痘新書—九
		痘疹全集—三
		中西痘科全書—八
六四二	四季丹	齊氏醫案—三
六四三	四聖丹	衆妙仙方—三
		良朋彙集神方—四五
		瘍醫大全—一〇三
		丹臺玉案—三
		古今醫鑑—六一
		濟陽綱目—一三六
		濟陽綱目—一三〇
		濟陽綱目—一三三
		普門醫品—六二

		醫學入門丹臺玉案—四一
		全幼心鑑—二九
		幼科三種—一一
		治痘全書—六
		痘科鍵—四
		痘疹輯要—二
		竇氏瘍科—一〇
		外科啓玄—八
		外科祕錄—一六
		痘疹詮古方—六
		瘟疫傳症彙編—一七
		本草綱目—五七
		痘疹金鏡錄—八
六四四	四　蟲　丹	種福堂公選良方—一四
		臨證指南醫案—二七
六四五	四　磨　丹	瘍醫大全—八八
六四六	四　寶　丹	經驗丹方彙編—五

		沈氏尊生書—九六
		瘍醫大全—四〇
		萬病回春—三
		濟陽綱目—一〇九
		救生全集—一八
		類證治裁—三
		醫宗損益—三
		醫學滙海—四一
		本草綱目—三四
		保嬰易知錄—一
六四七	四　靈　丹	鷄峰普濟方—一二五
		鷄峰普濟方—一二六
六四八	四聖金丹	攝生衆妙方—三八
六四九	四砂固鎮丹	醫學滙海—七八
六五〇	四神固真丹	濟陽綱目—一六四
六五一	四聖不老丹	攝生衆妙方—二五
		扶壽精方—八

		普門醫品—九
		普門醫品—一八
		串雅內編—八
		醫鈔類篇—三二
		救生全集—一三
		醫宗損益—三
		外科大成—一〇
		本草綱目—三三
		本草綱目—三七
六六〇	伏虎丹	和劑局方—一五
		證治要訣類方—五
		證治準繩類方—七
		證治要訣—五
		濟陽綱目—三三
		寶級寶鑑—一
		證治要訣類方—四
		醫學近編—一

六六一	伏兔丹	醫林纂要探源—四
六六二	伏火二氣丹	和劑局方—二五
六六三	伏火四神丹	鷄峰普濟方—四〇
六六四	伏火硃砂丹	鷄峰普濟方—一四五
		鷄峰普濟方—一四六
六六五	伏火四神玉粉丹	鷄峰普濟方—一三八
六六六	伏火立石櫃雲砂丹	鷄峰普濟方—一三七
六六七	伏火水銀硫黃紫粉丹	鷄峰普濟方—一三〇
六六八	先天真一丹	增補遵生八牋—一三
		明醫要選—三八
		濟陽綱目—二〇四
六六九	先天服食陰煉龍虎金丹	增補遵生八牋—八
六七〇	光明丹	證治準繩類方—一〇五
		古今醫統大全—一一七
		同壽錄—一九
		眼科全書—一七
		古方八陣—四三

		元和紀用經—二
六七一	光門丹	濟陽綱目—二九九
六七二	全真丹	扁鵲心書—九
		濟陽綱目—九四
六七三	再生丹	增補遵生八牋—三四
		聖濟總錄—四一
		普門醫品—一
		外科秘錄—一八
		本草綱目—三九
六七四	再造丹	外科大成—三
六七五	再甦丹	傅氏男女科—五
		中藏經附方—一五
六七六	再造至寶丹	瘍醫大全—七七
六七七	冲虛至寶丹	濟陽綱目—一〇二
六七八	合光丹	鷄峰普濟方—四五
六七九	吊賢丹	醫林繩墨—七
		衛生鴻寶—一三

六八〇	回生丹	攝生衆妙方—四七
		衆妙仙方—一〇
		衆妙仙方—二七
		經驗丹方彙編—七
		良朋彙集神方—三
		醫方一盤珠—一〇
		經驗廣集良方—三
		沈氏尊生書—一四
		瘍醫大全—三三
		春脚集—二
		醫方易簡新編—七
		濟世良方—九
		古今醫鑑—二〇
		萬病回春—一
		萬病回春—四六
		普門醫品—二
		醫學集要—六

		醫學集要—二九
		蘭臺軌範—二〇
		仙拈集—三
		臨證指南醫案—八
		寶級寶鑑—四三
		醫鈔類篇—九五
		醫鈔類篇—一一九
		類證治裁—六四
		醫學集成—六
		黃氏醫緒—三三
		醫學滙海—一
		醫學滙海—一一七
		活幼心法—一
		種痘新書—六
		痘疹大成—八
		竹林女科祕傳—四
		竹林女科—四

		外科祕錄—一一九
		外科心法—六
		治疔彙要—二
		重樓玉鑰—一
		外科詮古方—五
		癰疽神祕驗方—一
		醫宗金鑑—三〇
		温證羊毛論—二
		辨證冰鑑—二
		中西痘科全書—六
六八一	回疔丹	經驗廣集良方—四九
		仙拈集—五〇
六八二	回應丹	救生全集—三三
六八三	回陽丹	治法彙—二八
		證治準繩類方—三八
		證治準繩寒科—一
		證治準繩女科—九

		南陽活人書—一
		聖濟總錄—一七
		赤水玄珠—六六
		明醫指掌—三
		醫學綱目—八〇
		醫學綱目—八六
		濟陰綱目—五
		類證活人書—一
六八四	回生至聖丹	經驗廣集良方—六二
		瘍醫大全—一三四
		醫方擇要—四
		信驗方續錄—七
		丹臺玉案—二
		醫學入門丹臺玉案—三五
		仙拈集—六二
		同壽錄—三
		辨證冰鑑—八一

六八五	回生八寶丹	痘疹大成—三
六八六	回生保命丹	古今醫鑑—六八
六八七	回生產寶丹	救生全集—三四
六八八	回生起死丹	證治準繩幼科—六六
		赤水玄珠—一〇三
		龔氏保赤全書—四
		懷少集—三八
		治痘全書—三
		種痘新書—二六
		中西痘科全書—二六
		痘科切要—七
六八九	回生養胃丹	古今醫鑑—一六
六九〇	回生養腎丹	濟陽綱目—一一三
六九一	回生續命丹	外科百効全書—一四
六九二	回生至寶丹	奇方纂要—一
六九三	回春辟邪丹	沈氏尊生書—四三
		沈氏尊生書—四五

		醫學滙海—一六八
六九四	回陽玉龍丹	瘍科選粹—一〇
六九五	回陽救陰丹	辨證冰鑑—四四
六九六	回生第一仙丹	濟世良方—三三
六九七	回生奪命神丹	瘍醫大全—七五
六九八	回生保命黑龍丹	救生全集—一九
		達生編—四
六九九	回生救苦止清丹	瘍醫大全—四八
七〇〇	回陽無價至寶丹	增補遵生八牋—三五
		明醫要選—三〇
七〇一	因嗽成痞靈妙丹	幼幼新書—八一
七〇二	地仙丹	丹溪心法—三
		濟陽綱目—二四八
		普門醫品—一五
		奇方纂要—三
七〇三	地榆丹	證治準繩幼料—八九
七〇四	地龍粉霜丹	外科秘錄—二四

七〇五	多黃丹	幼幼新書—一〇六
七〇六	如神丹	醫學正傳—三
		古今醫鑑—五三
		明醫要選—五八
		普門醫品—二五
		本草綱目—二五
		串雅外編—八
七〇七	如聖丹	攝生衆妙方—六七
		良朋彙集神方—三
		驗方萃編—一六
		證治準繩類方—一一九
		儒門事親—九
		壽世保元—四四
		壽世保元—七五
		醫學滙海—一〇三
		醫學滙海—一六三
		濟陰綱目—六

七〇八	如意丹	鷄峰普濟方—三五
		丹臺玉案—九
		醫學入門丹臺玉案—一九
		外科心法真驗指掌—四
		瘟疫傳症彙編—一
七〇九	如意金丹	玉機微義—二〇
七一〇	如意仙丹	良明彙集神方—三
七一一	如聖青金丹	幼幼新書—二六
七一二	如聖保安丹	衛生鴻寶—六八
七一三	如虛兄傳水火丹	外科百効全書—九
七一四	安寐丹	串雅內編—二
七一五	安神丹	名方類醫書大全—六二
		濟陽綱目—一三六
		雜症大小合纂—七
		御藥院方—六九
七一六	安豚丹	辨證冰鑑—一一
七一七	安神鎮液丹	明醫要選—一四

七一八	安喘至聖丹	醫鈔類篇—三
七一九	安胎如聖丹	攝生衆妙方—六六
		衆妙仙方—二八
七二〇	安魂定魄丹	鷄峰普濟方—一三四
七二一	安魂琥珀丹	攝生衆妙方—六
		濟陽綱目—二九
七二二	戌骨丹	重樓玉鑰—一一
七二三	托痘丹	治痘全書—一五
七二四	托膿剷肥丹	醫方辨難會纂大成—五
		醫方辨難會纂大成—一八
七二五	收汗丹	類證治裁—一六
		辨證冰鑑—三四
七二六	朱沈丹	證治準繩幼科—七三
		懷少集—二四
七二七	朱砂丹	鷄峰普濟方—八〇
		鷄峰普濟方—二〇九
		鷄峰普濟方—一一五

七四七	至寶丹	蘇沈內翰良方—七
		和劑局方—一
		經驗廣集良方—一六
		驗方萃編—六
		沈氏尊生書—七八
		沈氏尊生書—七九
		沈氏尊生書—八〇
		沈氏尊生書—八一
		證治準繩類方—二
		證治準繩幼科—四一
		瘍醫大全—一一
		瘍醫大全—四七
		醫方辨難會纂大成—九
		醫悟—一
		聖濟總錄—一三
		聖濟總錄—一八
		衛生寶鑑—一〇

		名方類醫書大全—九五
		醫宗必讀全書—二
		醫學啓蒙彙編—二七
		會篇紀略—四一
		蘭臺軌範—八
		活人錄彙編—四三
		仙拈集—一六
		臨證指南醫案—九
		寶級寶鑑—二八
		醫門棒喝—一
		類證治裁—一
		衛生鴻寶—三
		錢氏小兒藥證直訣—四
		幼幼新書—七
		嬰童百門—一五
		保嬰撮要—九
		懷少集—四

		幼科三種—七
		痘疹傳心錄—五
		種痘新書—三
		天花八陣編—三
		麻科活人書—三
		瘍科心得集—四
		眼科秘書—三
		類證活人書—一九
		雜症大小合纂—三
		張氏醫通—一
		張氏醫通—二八
		醫宗金鑑—五
		春温三字訣—二
		奇方纂要—一〇
		慈航集—四
		閻氏小兒方論—一
		傷寒太白—一

		温熱經緯—一
		本草綱目—五一
		痘疹金鏡錄—四
		痧症度鍼—四
		鼠疫良方彙編—一
		四時病機—一
		温毒病論—一
		中西痘科全書—三
七四八	至聖青金丹	幼幼新書—二〇
七四九	至聖來服丹	沈氏尊生書—九一
		醫宗損益—四
		幼幼新書—二九
		醫學滙海—一七
七五〇	至聖保命丹	和劑局方—六八
		沈氏尊生書—七一
		證治準繩類方—六
		證治準繩幼科—七六

七六八	佛寶丹	喉科指掌—六
七六九	冷水金丹	瘍醫大全—七
七七〇	利氣丹	丹臺玉案—六
		醫學入門丹臺玉案—一六
七七一	利瘋丹	瘍醫大全—八〇
七七二	助仙丹	傅氏男女科—八
		辨證冰鑑—七一
七七三	助胃丹	醫學滙海—一三
		竹林女科秘傳—七
七七四	助陽丹	鷄峰普濟方—三九
		證治準繩幼科—六七
		赤水玄珠—一〇一
		龔氏保赤全書—三
		懷少集—三七
		種痘新書—一〇
		痘疹全集—六
		濟生方—三

		痘科切要—六
		攝生總要—一一
		中西痘科全書—一〇
七七五	助氣仙丹	閻氏小兒方論—六五
七七六	助腎辟邪丹	辨證冰鑑—一三
七七七	助心丹	辨證冰鑑—五四
七七八	却暑丹	幼幼集成—二
七七九	含化丹	沈氏尊生書—一五六
		普門醫品—五〇
		瘍科選粹—一三
七八〇	含金丹	鷄峰普濟方—一五七
七八一	含化朱砂丹	鷄峰普濟方—一三九
七八二	吳仙丹	名方類醫書大全—一九
		赤水玄珠—一〇
		寶級寶鑑—七
七八三	吳仙丹方	本草綱目—六六
七八四	吳氏蛔疳七寶丹	幼幼新書—八七

七八五	吸藥仙丹	古今醫鑑—二
		萬病回春—二
七八六	吹口丹	赤水玄珠—一○三
		龔氏保赤全書—五
		毛氏保赤全書—二
		懷少集—三六
		醫學滙海—一四○
		痘科彙編—一
		種痘新書—一九
		痘疹專門祕授—四
		痘疹會通—一○
		醫痘全丹—一
		痘疹輯要—三
		痘疹詮古方—八
		痘疹全集—七
		痘科類編釋意—一
		中西痘科全書—一八

七八七	吹耳丹	衆妙仙方—三
		證治準繩幼科—六一
		赤水玄珠—一○五
		懷少集—三九
		種痘新書—三
		痘科溫故集—二
		痘疹專門祕授—五
		痘疹全集—八
		痘科切要—四
		中西痘科全書—三
七八八	吹雲丹	銀海精微—四
七八九	吹喉丹	種痘新書—一
		中西痘科全書—一
七九○	呂祖塞鼻丹	艮朋彙集神方—三六
七九一	坎炁丹	寶級寶鑑—三七
七九二	坎離丹	女科百問—四
七九三	坎離既濟丹	沈氏尊生書—四二

		類證治裁—八
七九四	坐馬丹	醫鈔類篇—九七
七九五	坐藥勝陰丹	玉機微義—五五
七九六	壯本丹	沈氏尊生書—一九三
		古今醫鑑—四三
		濟陽綱目—二三九
		醫學滙海—四九
七九七	壯陽丹	赤水玄珠—二九
		濟陽綱目—一七九
		濟陽綱目—一八七
		醫學滙海—四九
		傷寒標本—一
		廣嗣紀要—二
七九八	壯陽固本丹	醫學集要—二〇
七九九	壯膽星殊丹	古今醫鑑—三五
八〇〇	壯陽益腎丹	攝生總要—二九
八〇一	妙化丹	萬病回春—五七

		濟陽綱目—二八七
		醫學滙海—一六七
八〇二	妙聖丹	證治準繩幼科—三三
		聖濟總錄—六五
		壽身小補—四
		嬰童百問—一二
		保嬰攝要—六
		懷少集—九
		臨證醫案筆記—一七
		醫學滙海—一二六
		小兒則古方—四
		醫宗金鑑—七
八〇三	妙應丹	三因極一病證方論—七
		三因極一病證方論—八
		和劑局方—五四
		證治準繩女科—四
八〇四	妙靈丹	攝生衆妙方—四六

八〇五	完膚丹	外科秘錄—三八
八〇六	尾靈丹	痘疹會通—七
八〇七	局方二氣丹	玉機微義—三六
八〇八	局方八風丹	濟陽綱目—一〇
八〇九	局方水浸丹	玉機微義—六三
八一〇	局方至寶丹	玉機微義—二
		玉機微義—一三
		玉機微義—五七
		濟陽綱目—一七
		麻證全書—三
		温病條辨—二
		温病指南—二
八一一	局方來復丹	玉機微義—八
八一二	局方黑錫丹	玉機微義—四二
八一三	局方催生丹	玉機微義—五六
八一四	局方奪命丹	玉機微義—三三
		赤水玄珠—六三
八一五	局方碧靈丹	玉機微義—四九
八一六	局方養氣丹	玉機微義—二三
八一七	局方平補鎮心丹	楊氏提綱全書—五
八一八	局方金鎖正元丹	玉機微義—九
八一九	延齡丹	三因極一病證方論—五〇
		上池秘錄—六
		丹溪心法—二〇
		御藥院方—四一
八二〇	延壽丹	攝生衆妙方—一三
		扶壽精方—二
		聖濟總錄—四
		丹溪心法—一七
		衛生寶鑑—二
		醫學綱目—六五
		古今醫統大全—九四
		古今醫統大全—一九七
		壽世保元—一九

		濟陽綱目—九八
		瘍科心得集—一三
		御藥院方—五四
八一二	延生丹	御藥院方—三五
八一三	延生益嗣丹	古今醫統大全—一七三
八一三	延生護寶丹	丹溪心法—一九
		御藥院方—三〇
八一四	延年益嗣丹	攝生衆妙方—一一
		大生要旨—五
		竹林女科—一一
		婦人規古方—五
八一五	延年草還丹	聖濟總錄—七七
八一六	延年固本丹	經驗廣集良方—四三
		經驗廣集良方—四三
		萬病回春—三三
		醫學滙海—六三
八一七	延齡益壽丹	攝生衆妙方—一六

八一八	延齡聚寶丹	攝生衆妙方—一三
		扶壽精方—一五
八一九	延齡護寶丹	御藥院方—六四
八二〇	延壽固本丹	仙拈集—四三
八二一	延年益壽不老丹	攝生衆妙方—一〇
		良朋彙集神方—一八
		沈氏尊生書—一三
		萬壽丹書—四
		濟陽綱目—三〇
		同壽錄—四
八二二	快毒丹	古今醫統大全—一八九
		痘治理辨—一
		痘治理辨—二
八二三	快痘丹	外科啓玄—九
八二四	快女丹	女科撮要—二七
八二五	扶桑至寶丹	驗方萃編—四
		驗方萃編—五

		壽世保元—三三
		攝生總要—三
八二六	扶桑清肺丹	外科秘錄—五四
		辨證冰鑑—七九
八二七	扶羸黑白丹	壽親養老新書—六
八二八	扶命生火丹	辨證冰鑑—一四
八二九	抑火制陽丹	外科秘錄—二九
八三〇	李八伯杏金丹	增補遵生八牋—四
		聖濟總錄—八二
八三一	杏金丹	萬方類纂—三三
		本草綱目—五九
		大觀本草—二
八三二	杏霜丹	外科秘錄—五五—一
八三三	杖瘡丹	證治準繩外科—三七
		赤水玄珠—一一三
		濟陽綱目—二八五
		醫學綱目—四九

		雜症大小合纂—三五
八三四	沆瀣丹	春脚集—一九
		衛生鴻寶—三七
		幼科切要—八
		奇方纂要—二四
八三五	沈香鼈甲丹	證治準繩幼科—四三
		證治準繩女科—三一
八三六	沈香降氣丹	古今醫鑑—一八
		濟陽綱目—一二六
八三七	沈香不二丹	古今醫統大全—五〇
八三八	沈香化氣丹	壽世保元—一六
八三九	沈文泰紅泉丹	醫故—一
八四〇	沒藥丹	宣明論方—一〇
八四一	沒藥降聖丹	和劑局方—四六
		治法彙—三九
		證治準繩外科—三〇
		名方類醫書大全—八二

		古今醫統大全—一五四
		濟陽綱目—二七四
		瘍科心得集—一一
		外科證古方—一〇
		外科心法—二
		正體類要—二
		醫學近編—一五四
八四二	沙靈丹	丹臺玉案—四〇
八四三	牡礬丹	沈氏尊生書—四〇
		上池秘錄—一〇
		濟陽綱目—二九五
		類證治裁—一四
		瘍科選粹—二九
八四四	牡鼠丹	瘍科選粹—五三
八四五	皂倍丹	衛生鴻寶—三
八四六	艮方奪命丹	胎產心法—一一
八四七	芎朮丹	瘍醫大全—八七

八四八	見晛丹	沈氏尊生書—一七八
		濟陽綱目—一二四
		醫學綱目—六一
		濟陰綱目—一〇
八四九	豆蔻四神丹	鷄峰普濟方—四四
八五〇	赤金丹	經驗廣集艮方—六〇
		仙拈集—六〇
八五一	赤遊丹	種福堂公選艮方—三
八五二	赤龍丹	證治準繩女科—五
		痘疹會通—二
		女科百問—三
八五三	赤麟丹	瘍醫大全—五〇
八五四	走馬丹	普門醫品—三
八五五	走黃丹	瘍科選粹—一九
八五六	走馬回疔丹	瘍醫大全—一〇五
八五七	走馬赴筵丹	證治準繩外科—一四
		赤水玄珠—二〇

		外科集驗方—八
八五八	卂補丹	鷄峰普濟方—四七
八五九	辰砂丹	儒門事親—二
		衛生寶鑑—三五
		玉機微義—一〇
八六〇	辰砂一粒丹	上池秘錄—二
		濟陽綱目—一四二
		濟陰綱目—九
		宣明論方—一四
八六一	辰砂奪命丹	儒門事親—一二
八六二	辰砂聚寶丹	女科百問—一
八六三	阮氏辟穢丹	全幼心鑑—二八
八六四	防風丹	嬰童百問—九
八六五	防飢救生回果丹	衛生鴻寶—五七
八六六	欬嗽丹	醫學發明方—一四
八六七	宋徽宗素女丹	攝生總要—一四
八六八	希夷八卦安神延壽丹	攝生總要—一〇

八畫

八六九	並祛丹	辨證冰鑑—五六
八七〇	並濟消毒丹	萬病回春—七
八七一	乳升丹	醫方擇要—五
		增補遵生八牋—三
八七二	乳珠丹	證治準繩女科—二
八七三	乳硃丹	赤水玄珠—五一
		胎產心法—五
八七四	乳香黑虎丹	仁術便覽—四
		濟陽綱目—一五三
		濟陽綱目—一五四
八七五	來復丹	和劑局方—三
		證治要訣類方—七
		治法彙—一七
		沈氏尊生書—七
		沈氏尊生書—八
		沈氏尊生書—九

沈氏尊生書	二〇
沈氏尊生書	一二
沈氏尊生書	一三
證治準繩類方	二〇
證治準繩類方	一一
急救應驗良方	四
扁鵲心書	一〇
時病論	一
醫悟	四
聖濟總錄	一八
證治要訣	七
名方類醫書大全	八
玉機微義	一四
古今醫統大全	二四
古今醫統大全	四五
赤水玄珠	三
濟陽綱目	四二

濟陽綱目	六三
濟陽綱目	二四八
醫宗必讀全書	八
證治彙補	一四
會篇紀略	三
活人錄彙編	三三
成方切用	二〇
成方切用	三〇
臨證指南醫案	二
醫門棒喝	二
醫鈔類篇	一〇
衛生鴻寶	七〇
嬰童百問	六
醫學滙海	七五
女科百問	九
女科良方	一七
濟陰綱目	二四

		胎產心法—二三
		證治要訣類方—七
		溫病條辨—六
		張氏醫通—三六
		隨息居重訂霍亂論—一三
		御藥院方—一九
		四時病機—五
八七六	來服丹	古方八陣—一六
		傷寒緒論—三
		溫病指南—三
八七七	來腹丹	溫熱經緯—四
八七八	來蘇丹	證治準繩寒科—三
八七九	來靈丹	醫方辨難會纂大成—二三
八八〇	制津丹	外科祕錄—四二
八八一	刻歡丹	重樓玉鑰—八
八八二	取積丹	古今醫統大全—五七
		濟陽綱目—一二八

八八三	取齒丹	外科證治全生集—六
八八四	取黍米金丹	增補遵生八牋—七
八八五	和傷粘痛丹	會篇紀略—六
		會篇紀略—一三
		會篇紀略—三一
		會篇紀略—三六
		活人錄彙編—七
		活人錄彙編—一一
		活人錄彙編—三三
		活人錄彙編—三七
		類證活人書—六
		類證活人書—九
八八六	和濟震靈丹	證治準繩女科—六
八八七	岷山丹	醫故—五
八八八	回元丹	萬方類纂—一六
		古方八陣—四〇
		本草綱目—三〇

編號	丹名	出處
八八九	固命丹	類證治裁—二四
八九〇	固陽丹	雞峰普濟方—二四
		名方類醫書大全—三
		御藥院方—四五
		大觀本草—二
八九一	固精丹	普門醫品—七
八九二	固真丹	雞峰普濟方—七
		證治準繩類方—八二
		萬方類纂—二
		增補遵生八牋—二四
		名方類醫書大全—六六
		古今醫統大全—九〇
		古今醫統大全—一四六
		濟陽綱目—一五九
		濟陽綱目—一八六
		醫學綱目—七七
		寶級寶鑑—二六

編號	丹名	出處
		本草綱目—二八
		御藥院方—五一
八九三	固脬丹	雞峰普濟方—七七
八九四	固齒丹	萬病回春—二四
		濟陽綱目—三二
八九五	固本丹	攝生總要—一六
八九六	固本壯陽丹	攝生總要—一〇
八九七	固本健陽丹	萬病回春—四五
		濟陽綱目—二〇三
		醫學集要—一八
		醫學滙海—一〇九
		竹林女科—八
八九八	固體健陽丹	醫宗損益—二九
八九九	固體保元丹	衛生鴻寶—六九
九〇〇	固精還元丹	萬壽丹書—七
九〇一	固齒烏髮返老還童丹	古今醫統大全—一九三
九〇二	奇效桃靈丹	醫學滙海—四七

九〇三	孤鳳丹	醫學綱目—七〇
九〇四	定生丹	古今醫鑑—一九
		濟陽綱目—一一七
九〇五	定命丹	和劑局方—五五
		證治準繩幼科—三
		證治準繩幼科—五
		醫方易簡新編—五
		聖濟總錄—二〇
		赤水玄珠—七六
		大生要旨—七
		幼幼新書—三三
		幼幼新書—三八
		幼幼新書—八四
		嬰童百問—一
		保嬰撮要—一
		小兒則古方—二
九〇六	定喘丹	古今醫統大全—七七

		濟陽綱目—一〇三
九〇七	定魂丹	類證治裁—一五
九〇八	定癇丹	醫方辨難會纂大成—一〇
		懷少集—六
		醫學滙海—一三五
		醫宗金鑑—六
九〇九	定驚神丹	慈航集—五
九一〇	定吐救生丹	和劑局方—六二
		鷄峰普濟方—一〇〇
九一一	定神至寶丹	醫學滙海—六七
九一二	定痛塞耳丹	外科大成—二
九一三	定痛接骨紫金丹	證治準繩外科—三四
		赤水玄珠—一一七
		醫學綱目—四六
九一四	定喘瑞應丹	和劑局方—一八
九一五	定喘紫金丹	幼科三種—三
九一六	定痛紫金丹	瘍科選粹—六八

九一七	定喘神奇丹	辨證冰鑑—一六
九一八	抱甕丹	醫學滙海—一〇三
九一九	抵聖丹	證治準繩幼科—三
九二〇	抽胎換骨丹	丹臺玉案—四
		醫學入門丹臺玉案—一四
九二一	拒風丹	類證普濟本事方—一
		和劑局方—二
九二二	拔疔丹	瘍醫大全—一〇〇
		瘍醫大全—一〇一
		醫方擇要—七
		信驗方續錄—九
		衛生鴻寶—四六
		痘科鍵—三
		痧痘集解—二
		痧痘集解—一四
		痘疹專門祕授—二
		天花精言—二

		痘疹集成—六
		痘疹大成—三
		痘疹大成—四
九二三	拔毒丹	丹臺玉案—三七
		醫學入門丹臺玉案—四七
		痘疹專門祕授—三
九二四	拔華丹	瘍醫大全—三
九二五	拔毒仙丹	瘍科選粹—二
九二六	拔疔至寶丹	類證治裁—七六
九二七	拔毒七寶丹	類證普濟本事方—一三
九二八	拔萃聖靈丹	赤水玄珠—一七
九二九	拔萃方結陰丹	玉機微義—二五
九三〇	明日丹	紅爐點雪—二
九三一	明月丹	蘇沈內翰良方—五
		普門醫品—三
		中藏經附方—二
		本草綱目—七六

九三二	明目化癖丹	壽世保元—五五
		醫學滙海—一二八
九三三	明砂止爐丹	胎產心法—三
九三四	東坡四神丹	丹溪心法—一三
		玉機微義—四四
		濟陽綱目—二六六
九三五	松蓝丹	赤水玄珠—八九
		醫鈔類編—一〇三
		醫宗金鑑—一一
九三六	松蘂丹	醫宗損益—三四
		保幼新編—四
		保嬰撮要—一三
		幼科發揮大全—三
		懷少集—一八
		幼幼集成—七
		竹林女科—一三
九三七	松黃頤壽丹	增補遵生八牋—一一七

九三八	枕中丹	類證治裁—二〇
		類證治裁—三
九三九	治黃丹	懷少集—一三
		外科秘錄—四八
九四〇	治魂丹	外科啓玄—一
		外科秘錄—四八
九四一	治蟲丹	辨證冰鑑—九六
九四二	治黃神丹	經驗廣集良方—一九
		仙拈集—一九
九四三	治牙仙丹	辨證冰鑑—四六
九四四	治哮積丹	脈困證治—一七
九四五	治五痔神丹	驗方萃編—七
九四六	治疔破棺丹	外科心法—一九
九四七	治疽雙連丹	衆妙仙方—三六
九四八	治痒子道丹	集驗簡易良方—四
九四九	治黃疸丹	古歡堂醫學篇—一
九五〇	治痢疾丹	醫方易簡新編—二

九五一	治瘧神聖丹	大觀本草—九
九五二	治產難滑胎丹	鷄峰普濟方—一三
九五三	治下疳腐爛銀粉丹	蘇沈内翰良方—一〇
		春脚集—一〇
九五四	治驚癇悶亂犀角丹	幼幼新書—四〇
九五五	治傳尸癆追尸蟲明目丹	古今醫統大全—八二
九五六	法製清金丹	增補遵生八牋—二七
九五七	疝疾靈丹	丹臺玉案—二五
		醫學入門丹臺玉案—三
九五八	直指方不老地仙丹	名方類醫書大全—五七
九五九	育魂丹	古今醫鑑—三
九六〇	育嬰丹	扁鵲心書—一九
九六一	肺寧丹	痧症集解—九
九六二	臥龍丹	濟世良方—三
		同壽錄—一四
		衛生鴻寶—六
		外科心法真驗指掌—二

		喉痧正的—一
		養生鏡—一
		隨息居重訂霍亂論—一
		痧症度鍼—三
九六三	芙蓉海馬丹	寶級寶鑑—四九
九六四	芥靈丹	瘍科心得集—一〇
九六五	虎骨丹	懷少集—三
九六六	虎睛丹	幼幼新書—二六
九六七	虎犀丹	丹臺玉案—四
		醫學入門丹臺玉案—四
九六八	虎肚同生丹	丹臺玉案—二
		醫學入門丹臺玉案—二
九六九	返少丹	急救奇方—二
九七〇	返陰丹	三因極一病證方論—五
		證治要訣類方—九
		證治準繩寒科—四
		南陽活人書—二

	證治要訣—一〇
	醫學綱目—八二
	證治彙補—四
	成方切用—一三
	醫鈔類篇—二八
	痧痘集解—一三
	類證活人書—二
	證治要訣類方—九
九七二返魂丹	和劑局方—五九
	鷄峰普濟方—一三
	鷄峰普濟方—一三五
	醫方集解—一〇
	沈氏尊生書—五六
	證治準繩外科—一三
	證治準繩女科—一〇
	證治準繩女科—一三
	聖濟總錄—五

	聖濟總錄—三七
	醫學正傳—一三
	古今醫統大全—二〇〇
	明醫指掌—一〇
	醫學綱目—四〇
	普門醫品—四六
	普門醫品—四八
	普門醫品—四九
	醫林纂要探源—八
	串雅內編—一五
	成方切用—一三
	寶級寶鑑—五〇
	醫鈔類篇—九四
	幼幼新書—四五
	胎產心法—一〇
	外科集驗方—六
	婦人規古方—一

		雜症大小合纂—三〇
		瑞竹堂經驗方—一五
		奇方纂要—一九
		本草綱目—三八
		本草綱目—七三
		費伯雄醫案醫方論—二
九七二	返本還元丹	扶壽精方—六
九七三	返魂奪命丹	外科百効全書—一三
九七四	金丹	沈氏尊生書—一二八
		瘍醫大全—一三五
		春脚集—七
		濟陽綱目—一三
		醫鈔類篇—四三
		類證治裁—四九
		黃氏醫緒—二
		雜症大小合纂—一四
九七五	金朱丹	證治準繩幼科—七三

		證治準繩幼科—一二九
		幼幼新書—六四
		全幼心鑑—一四
九七六	金硃丹	懷少集—一三
九七七	金屑丹	三因極一病證方論—一八
九七八	金素丹	春脚集—一三
		濟世良方—二〇
九七九	金虎丹	聖濟總錄—六
		聖濟總錄—七
九八〇	金液丹	蘇沈內翰良方—三
		三因極一病證方論—一三
		和劑局方—三〇
		鷄峰普濟方—五五
		沈氏尊生書—八八
		沈氏尊生書—八九
		沈氏尊生書—九〇
		證治準繩寒科—六

		證治準繩幼科—一七
		萬方類纂—二四
		醫心方—三
		扁鵲心書—一
		聖濟總錄—六八
		聖濟總錄—七四
		聖濟總錄—八一
		玉機微義—六二
		濟陽綱目—一五〇
		成方切用—一九
		醫鈔類篇—六三
		衛生鴻寶—四三
		醫宗損益—一四
		錢氏小兒藥證直訣—五
		幼幼新書—八八
		懷少集—二五
		張氏醫通—三二

		傷寒緒論—一
		閻氏小兒方論—二
		本草綱目—二〇
九八一	金条丹	醫心方—五
九八二	金陽丹	醫心方—四
九八三	金華丹	鷄峰普濟方—九六
九八四	金棗丹	攝生衆妙方—四
		赤水玄珠—四九
		濟陽綱目—二五六
		醫學啓蒙彙編—一六
		醫學近編—一九
		幼幼近編—一五
九八五	金粟丹	春脚集—一八
		衛生鴻寶—四一
九八六	金瘡丹	壽世保元—八四
		醫學滙海—六五
		外科百効全書—一五

九八七	金鎗丹	古今醫鑑—八〇
九八八	金銀丹	見症知醫—三
九八九	金鳳丹	聖濟總錄—一〇
九九〇	金匱丹	幼幼新書—九六
九九一	金濟丹	嬰童百問—七
九九二	金樓丹	名方類醫書大全—三
		御藥院方—一六
九九三	金蟾丹	攝生衆妙方—七〇
		救生全集—三
九九四	金鎖丹	類證普濟本事方—八
		經驗廣集良方—二
		證治準繩類方—八一
		古今醫統大全—一三八
		醫學綱目—七六
		蘭臺軌範—一四
		仙拈集—二
		竇級寶鑑—三

		醫鈔類篇—七〇
		壽身小補—一
		臨證醫案筆記—二
		古方八陣—三
		瑞竹堂經驗方—三
		御藥院方—三
九九五	金砂丹	御藥院方—六
		御藥院方—六八
九九六	金粟丹	幼科切要—七
九九七	金鑠丹	宣明論方—二
九九八	金鎖匙丹	古今醫統大全—一三
		普門醫品—四
		醫學啓蒙彙編—二
		類證治裁—六六
		古方八陣—三五
九九九	金寶神丹	本草綱目—一四
一〇〇〇	金水濟生丹	醫醇賸義—七

一〇〇一	金星追涎丹	喉科方論—二
一〇〇二	金箔鉛粉丹	鷄峰普濟方—七八
一〇〇三	金箔鎮心丹	攝生衆妙方—七一
		醫學啓蒙彙編—二〇
		全幼心鑑—一
一〇〇四	金陵種子丹	同壽錄—九
一〇〇五	金液戊土丹	外科正宗—三
		瘍醫大全—七三
		醫方辨難會纂大成—二六
		外科心法—一〇
		瘍科捷徑—二
		醫宗金鑑—二五
一〇〇六	金蓮種子丹	古今醫鑑—四九
一〇〇七	金鎖正元丹	和劑局方—三六
		沈氏尊生書—一〇三
		驗方萃編—一〇四
		證治準繩類方—七六

		醫宗撮要—二
		名方類醫書大全—一四
		名方類醫書大全—三五
		薛氏內科醫案—二
		赤水玄珠—三
		濟陽綱目—六四
		濟陽綱目—一四四
		濟陽綱目—一五七
		蘭臺軌範—一五
		醫鈔類篇—六六
		臨證醫案筆記—一
		女科良方—二
		濟陰綱目—七
		古方八陣—三
		明醫雜著—二
		瑞竹堂經驗方—五
		奇方纂要—六

一〇〇八	金鎖思仙丹	衆妙仙方—六
		沈氏尊生書—一九四
		濟陽綱目—二〇三
		醫宗損益—一
		醫學滙海—八〇
		古方八陣—三四
一〇〇九	金鎖固精丹	濟陽綱目—一五六
一〇一〇	金屋得春丹	攝生總要—三三
一〇一一	金線却毒丹	瘍科選粹—五六
一〇一二	金不換接骨丹	驗方萃編—三三
一〇一三	金液含化靈丹	鷄峰普濟方—一三八
一〇一四	長春丹	外科心法真驗指掌—一八
一〇一五	長思丹	外科百效全書—一六
一〇一六	長生不老丹	經驗廣集良方—四四
		古今醫鑑—八五
		仙拈集—四五
一〇一七	長生保命丹	攝生衆妙方—一九

一〇一八	長生活命丹	傅氏男女科—一三
		胎產心法—一三
		濟陰近編—六
一〇一九	長春廣嗣丹	醫方考—九
		萬壽丹書—二
		濟陽綱目—二〇一
一〇二〇	長春不老仙丹	壽世保元—二〇
一〇二一	長生不老辟穀丹	壽世保元—八八
一〇二二	長生班龍飛步丹	集驗簡易良方—一五
		明醫要選—四〇
一〇二三	長春真人保命丹	攝生衆妙方—二四
一〇二四	却老烏鬚健陽丹	濟陽綱目—二〇九
一〇二五	青金丹	類證普濟本事方—九
	—	蘇沈內翰良方—一〇
	—	三因極一病證方論—一三
	—	鷄峰普濟方—二二九
	—	證治準繩女科—一四

		聖濟總錄—九
		聖濟總錄—一三八
		聖濟總錄—一四三
		證治要訣—二〇
		名方類醫書大全—一三
		古今醫統大全—五一
		赤水玄珠—一三
		赤水玄珠—六三
		赤水玄珠—七七
		會篇紀略—三七
		活人錄彙編—三八
		錢氏小兒藥證直訣—三
		幼幼新書—七五
		幼幼新書—八二
		幼幼新書—八三
		幼幼新書—九二
		幼幼新書—一一三
		嬰童百問—一〇
		痘治理辨—五
		濟陰綱目—二六
		御藥院方—二〇
一〇二六	青橘丹	證治準繩幼科—八七
一〇二七	青龍丹	鷄峰普濟方—八八
一〇二八	青寶丹	醫悟—七
一〇二九	青靈丹	證治要訣—二九
一〇三〇	青獅丹	喉科指掌—五
一〇三一	青附金丹	重慶堂隨筆—六
一〇三二	青靈獨步丹	壽世保元—三六
一〇三三	兩消丹	辨證冰鑑—一
一〇三四	兩收丹	辨證冰鑑—七七
一〇三五	兩通丹	辨證冰鑑—五三
一〇三六	兩祛丹	辨證冰鑑—四〇
一〇三七	周王百子丹	攝生總要—二
一〇三八	始皇童女丹	攝生總要—一七

一〇三九	宜男化育丹	辨證冰鑑—六九
	九畫	
一〇四〇	保元丹	濟陽綱目—一四三
		活幼心法—一四
一〇四一	保生丹	鷄峰普濟方—六七
		春脚集—九
		萬病回春—二九
		醫學滙海—八六
一〇四二	保安丹	鷄峰普濟方—五一
一〇四三	保身丹	扶壽精方—二〇
一〇四四	保命丹	類證普濟本事方—七
		鷄峰普濟方—一二〇
		良朋彙集神方—四九
		醫方一盤珠—一六
		證治準繩幼科—一八
		丹臺玉案—二九
		儒門事親—一八
		古今醫統大全—五四
		赤水玄珠—一四
		濟陽綱目—二六八
		醫學入門丹臺玉案—三九
		幼幼新書—二
		幼幼新書—三九
		龔氏保赤全書—六
		懷少集—三四
		種痘新書—一八
		痘疹會通—一一
		竹林女科秘傳—五
		治疔彙要—七
		咽喉脈證通論—一
		中西痘科全書—一七
一〇四五	保神丹	鷄峰普濟方—一三
		御藥院方—三一
一〇四六	保真丹	明醫要選—三三

一〇四七	保寧丹	古今醫統大全—一五〇
一〇四八	保嬰丹	證治準繩幼科—五三
		古今醫統大全—一八八
		赤水玄珠—九七
		古今醫鑑—五九
		痘疹詮古方—五
一〇四九	保靈丹	雞峰普濟方—一〇六
		證治準繩類方—一一七
		串雅內編—七
		救生全集—三一
		黃氏醫緒—三五
		竇氏瘍科—一五
一〇五〇	保命金丹	醫學綱目—一六
		醫學入門丹臺玉案—二
一〇五一	保產金丹	集驗簡易良方—五
一〇五二	保嬰靈丹	經驗丹方彙編—一〇
一〇五三	保生救苦丹	瘍醫大全—一二七
一〇五四	保安萬靈丹	經驗廣集良方—四五
		外科正宗—一
		瘍醫大全—二
		仙拈集—四六
		醫鈔類篇—一二
		衛生鴻寶—一七
		外科心法—三
		瘍科捷徑—一
		醫宗金鑑—一五
		外科切要—五
一〇五五	保命延壽丹	扶壽精方—一七
		扁鵲心書—二
一〇五六	保赤定驚丹	辨證冰鑑—九五
一〇五七	保命勝金丹	良朋彙集神方—三九
一〇五八	保幼化風丹	古今醫鑑—五五
		保幼新編—一
		醫學滙海—一三

一〇五九	保肺濟生丹	醫醇賸義—六
一〇六〇	保壽太陽丹	聖濟總錄—七〇
一〇六一	保壽助陽丹	明醫要選—二六
一〇六二	保真廣嗣丹	經驗廣集頁方—三九
		仙拈集—四〇
一〇六三	保長壽命椒丹	鷄峰普濟方—一五三
一〇六四	南岳魏夫人濟陰丹	和劑局方—五一
		證治準繩女科—二
		名方類醫書大全—八三
		古今醫統大全—一六四
		赤水玄珠—六四
一〇六五	厚腸丹	幼幼新書—九八
一〇六六	咽喉備急丹	證治準繩類方—一二三
		濟陽綱目—三〇九
		醫學綱目—三
一〇六七	品雪丹	見症知醫—八
一〇六八	宣聖丹	古今醫鑑—六〇

一〇六九	宣熱丹	沈氏尊生書—一六〇
		瘍科選粹—二四
一〇七〇	宣明積氣丹	玉機微義—二八
一〇七一	宣聖辟瘟丹	古今醫鑑—四
		明醫要選—二
一〇七二	宣朝辟邪丹	玉機微義—一
一〇七三	宣明神砂一粒丹	玉機微義—四一
一〇七四	封髓丹	攝生衆妙方—二七
		證治準繩類方—四〇
		古今名醫方論—二
		名醫方論—二
		醫學金鍼—四
		醫學金鍼—六
		黄氏醫緒—一八
		醫宗金鑑—二
		時方妙用歌括—五
		醫學實在易—四

		御藥院方—四〇
一〇七五	度世丹	增補遵生八牋—一六
		濟陽綱目—二〇六
一〇七六	建中丹	證治準繩幼科—九二
一〇七七	迴陽丹	證治準繩幼科—五六
		衛生寶鑑—三
		玉機微義—四〇
		蘭室秘藏—四
一〇七八	迴生丹	婦人規古方—三
一〇七九	思仙丹	種福堂公選良方—一
		臨證指南醫案—一六
		寶級寶鑑—二五
		醫學實在易—五
		醫學從衆錄—三
一〇八〇	急風丹	和劑局方—六九
一〇八一	急喉丹	喉科指掌—七
一〇八二	扁金丹	幼幼新書—三九

一〇八三	扁鵲玉壺丹	中藏經附方—五
		經驗方—二
一〇八四	拯濟換骨丹	醫學綱目—三
		醫壘元戎—二
一〇八五	拱辰丹	醫宗損益—一八
		女科百問—一
一〇八六	柏子養心丹	證治彙補—二〇
一〇八七	柳花丹	鷄峰普濟方—一三七
一〇八八	洞陽丹	鷄峰普濟方—四八
		名方類醫書大全—七三
		濟生方—五
一〇八九	洞陽金丹	鷄峰普濟方—一六五
一〇九〇	洞天救苦丹	濟世良方—一〇
		外科證治全生集—三
		瘍科心得集—二七
一〇九一	洪寶丹	衆妙仙方—三
		證治準繩外科—八

		醫　悟—六
		古今醫鑑—七一
		萬病回春—五六
		濟陽綱目—二八四
		竇氏瘍科—三
		喉科方論—一
		正體類要—一
一〇九二	洪氏寸金丹	醫方一盤珠—三
		幼科切要—四
一〇九三	活火丹	串雅內編—二七
一〇九四	活血丹	鷄峰普濟方—二
		經驗廣集良方—八
		沈氏尊生書—一六八
		證治準繩類方—四四
		證治準繩外科—三三
		瘍醫大全—一三
		衛生寶鑑—三七

		赤水玄珠—四六
		醫林繩墨—八
		濟陽綱目—二五三
		醫學綱目—二五
		仙拈集—八
		類證治裁—三六
		痘疹大成—一〇
		麻科活人書—六
		女科百問—八
		瘍科選粹—六七
		雜症大小合纂—一六
一〇九五	活虎丹	沈氏尊生書—三五
		濟陽綱目—一三九
一〇九六	活絡丹	和劑局方—二三
		證治要訣類方—三
		醫方考—一
		鷄峰普濟方—一〇五

書名	數
醫方集解	六
醫方一盤珠	三
沈氏尊生書	八三
證治準繩類方	五六
濟世良方	五
增補遵生八牋	二九
丹溪心法	四
證治要訣	三
名方類醫書大全	五八
古今醫統大全	三〇
赤水玄珠	四七
明醫指掌	一
明醫要選	二
濟陽綱目	二五
濟陽綱目	二五〇
普門醫品	二七
證治彙補	一
會篇紀略	一
會篇紀略	四〇
活人錄彙編	一
活人錄彙編	四一
臨證指南醫案	四
寶級寶鑑	三
醫鈔類篇	四
楊氏提綱全書	二
類證治裁	三五
臨證醫案筆記	四
黄氏醫緒	一四
外科理例	二
外科心法真驗指掌	二
證治要訣類方	二
古方八陣	二二
醫學近編	一七
雜症大小合纂	一三

		張氏醫通—五
		急救仙方—三
		傷寒太白—二
一〇九七	活絳丹	成方切用—一五
一〇九八	活痢丹	濟世良方—七
一〇九九	活魂丹	醫學正傳—二五
一一〇〇	活兒丹	辨證冰鑑—九四
一一〇一	活神丹	瘍科選粹—三九
一一〇二	活命丹	醫學近編—六
一一〇三	活命仙丹	瘍醫大全—一三六
		外科秘錄—三九
		辨證冰鑑—九〇
一一〇四	活命金丹	治法彙—一四
		證治準繩類方—三
		衛生寶鑑—九
		古今醫統大全—九
		仁術便覽—三

		濟陽綱目—二三
		濟陽綱目—一五
		醫學綱目—一七
		黃氏醫緒—三
		黃氏醫緒—一〇
		御藥院方—二
一一〇五	活水止風丹	瘍醫大全—六〇
一一〇六	活水止蝨丹	串雅內編—三八
一一〇七	活血紫金丹	良朋彙集神方—四一
一一〇八	活血應痛丹	醫鈔類篇—二一
一一〇九	活腸散毒丹	瘍醫大全—五七
一一一〇	珍珠丹	醫方一盤珠—一四
		醫宗說約—四
一一一一	珍珀活命丹	丹臺玉案—三
		醫學入門丹臺玉案—三〇
一一一二	珍寶三生丹	瘍醫大全—八三
一一一三	疥靈丹	扶壽精方—二九

		經驗廣集良方—五六
		瘍醫大全—一一八
		古今醫鑑—七〇
		萬病回春—五五
		仙拈集—五六
		醫學滙海—一五四
		外科大成—二四
二一四	癸字補髓丹	十藥神書—一
		十藥神書注解—一
二一五	癸字號補髓丹	治法彙—五
		明醫要選—三
二一六	砂鬱丹	醫宗損益—一七
二一七	秋石丹	洪氏集驗方—七
		醫學入門—一
二一八	秋石交感丹	萬方類纂—一七
		普門醫品—三
		醫學集要—一五

		本草綱目—七九
二一九	秋石還元丹	萬方類纂—二九
		濟陽綱目—一九六
		本草綱目—七七
		大觀本草—一七
二二〇	妙聖丹	普門醫品—五四
二二一	紅升丹	經驗廣集良方—四七
		醫方辨難會纂大成—一七
		仙拈集—四八
		醫鈔類篇—一二四
		黃氏醫緒—七
		醫學滙海—一四七
		外科心法—五
		外科心法真驗指掌—一四
		醫宗金鑑—一七
		外科切要—一二
二二二	紅昇丹	種福堂公選良方—一五

		瘍醫大全—一二
		串雅內編—一三
		臨證指南醫案—二六
		瘍科心得集—一五
一二三	紅英丹	鷄峰普濟方—五九
一二四	紅雨丹	醫鈔類篇—七七
		醫鈔類篇—七八
		四聖縣樞—三
		瘟疫傳症彙編—五
一二五	紅粉丹	古今醫統大全—一九〇
		痘治理辨—三
一二六	紅勝丹	瘍科捷徑—二
一二七	紅龍丹	救生全集—二七
一二八	紅燕丹	醫方一盤珠—一三
		醫宗說約—二
一二九	紅靈丹	齊氏醫案—二
		醫學集成—三

一三〇	紅獅丹	喉科指掌—一
一三一	紅棗金丹	眼科祕書—一
一三二	紅鉛造化丹	外科正宗—一三
		瘍醫大全—二六
		外科大成—三
一三三	美髯丹	寶級寶鑑—二七
一三四	胃丹	名方類醫書大全—一二
		濟生方—一
一三五	胃靈丹	幼幼近編—二
一三六	胎產金丹	經驗廣集良方—一三
		普門醫品—七二
		仙拈集—三三
		外科心法真驗指掌—九
一三七	胡粉丹	古今醫統大全—一二四
一三八	胡荽丹	脈困證治—二〇
一三九	胡氏孤鳳丹	醫學近編—三七
一四〇	胡麻延壽丹	扶壽精方—三

一二四一	胡尚書壯陽丹	扶壽精方—二二
		濟陽綱目—一八九
		濟陽綱目—二三三
一二四二	苣勝丹	醫鈔類篇—一〇三
		幼幼新書—四
		懷少集—一五
		醫宗金鑑—二三
一二四三	茅先生青金丹	證治準繩幼科—一〇八
		幼幼新書—七二
一二四四	茅先生渾金丹	幼幼新書—五一
一二四五	茅先生睡驚丹	幼幼新書—三〇
一二四六	地黃紫金丹	鷄峰普濟方—八四
一二四七	述苦勝靈丹	醫方集解—二三
一二四八	軍門丹	衛生鴻寶—六二
一二四九	降靈丹	衛生鴻寶—二七
一二五〇	降心丹	名方類醫書大全—五一
		濟陽綱目—一九三

一二五一	降真丹	鷄峰普濟方—七九
		鷄峰普濟方—八一
一二五二	降龍丹	明醫指掌—六
		證治彙補—一七
		醫學集要—三
		類證治裁—二四
一二五三	風疽丹	幼幼新書—七七
一二五四	風寒雲子丹	醫故—七
一二五五	飛礬丹	證治準繩女科—三三
一二五六	飛熊丹	目科正宗—六
一二五七	飛黃丹	瑞竹堂經驗方—一二
一二五八	飛龍奪命丹	醫方集解—九
		良朋彙集神方—五一
		沈氏尊生書—一三七
		證治準繩外科—一三
		證治準繩幼科—四六
		外科正宗—一八

		濟陽綱目—二七
二七三	家藏坤順丹	醫學滙海—九九
二七四	家傳斬鬼丹	幼科發揮大全—二
二七五	家傳胎產金丹	胎產心法—四
二七六	射耳丹	懷少集—二
二七七	捉虎丹	攝生衆妙方—三四
		扶壽精方—三
		衆妙仙方—一六
		治法彙—一九
		沈氏尊生書—八四
		沈氏尊生書—八五
		濟陽綱目—二五九
		類證治裁—四一
		醫學近編—二
二七八	時疫急救靈丹	衛生鴻寶—七
二七九	桃仁丹	證治準繩幼科—三六
		懷少集—二六

二八〇	桃靈丹	萬病回春—三七
		壽世保元—二九
		濟陽綱目—二二九
		懷少集—二九
		醫學滙海—四四
二八一	桑粉丹	外科秘錄—一七
二八二	桑耳塞鼻丹	沈氏尊生書—九七
二八三	殊聖歸命丹	沈氏尊生書—一八六
		證治準繩幼科—七五
		幼幼新書—九一
二八四	浮萍一粒丹	經驗丹方彙編—二
		經驗廣集良方—二
		仙拈集—二
二八五	海藏返魂丹	證治準繩幼科—一三
二八六	海藏愈風丹	證治準繩類方—五七
		瘍科機要—二
		外科詮古方—二

		癘瘍機要—一
一一八七	消疝丹	瘍醫大全—六七
一一八八	消毒丹	醫悟—八
一一八九	消痞丹	醫學集要—五
一一九〇	消痘丹	衆妙仙方—七
一一九一	消暑丹	醫學綱目—八四
一一九二	消瘟丹	證治準繩幼科—四九
		瘟疫傳症彙編—三
一一九三	消腫丹	類證治裁—七三
一一九四	消渴丹	醫方易簡新編—八
		痧痘集解—一〇
一一九五	消瘤丹	外科秘錄—三
一一九六	消脹丹	辨證冰鑑—三
一一九七	消痔神丹	經驗廣集良方—三三
		仙拈集—三四
一一九八	消水神丹	奇方纂要—一四
一一九九	消痧神丹	慈航集—二

		辨證冰鑑—三九
一二〇〇	消肉化毒丹	瘍醫大全—一二九
		辨證冰鑑—六三
一二〇一	消毒保嬰丹	重訂方藥合編—八
		瘍醫大全—一〇三
		醫宗損益—三七
		麻證全書—一
		麻科活人書—一
一二〇二	消毒神効丹	醫方易簡新編—三
		濟世良方—一六
一二〇三	消毒神聖丹	外科秘錄—四六
一二〇四	消毒稀痘丹	衆妙仙方—八
一二〇五	消癰還陽丹	外科秘錄—八
		辨證冰鑑—八三
一二〇六	消陰止瀉丹	辨證冰鑑—三七
一二〇七	消塊止痛丹	辨證冰鑑—五七
一二〇八	烏金丹	沈氏尊生書—一一八

		黃氏醫緒—二
		張氏醫通—一六
		張氏醫通—一八
一三〇九	烏梅丹	幼幼新書—九九
		懷少集—三
一三一〇	烏龍丹	經驗廣集良方—三
		證治準繩女科—三
		醫悟—九
		仁術便覽—一
		仙拈集—三
		瘍科選粹—五三
一三一一	烏蟾丹	證治準繩幼科—九八
		聖濟總錄—四五
一三一二	烏鬚還少丹	萬病回春—三
一三一三	耎炷丹	鷄峯普濟方—九〇
一三一四	耎疰丹	鷄峯普濟方—九四
一三一五	珠珀丹	經驗廣集良方—五〇
一三一六	珠子辰砂丹	證治準繩類方—六五
		衞生寶鑑—一五
		濟陽綱目—一三
		醫學綱目—一九
一三一七	痦症遇仙丹	經驗丹方彙編—一二
		見症知醫—六
一三一八	益血丹	證治準繩類方—七七
		醫學綱目—五八
		證治彙補—三〇
		醫鈔類篇—六一
一三一九	益胃丹	證治準繩幼科—七一
		幼幼新書—七〇
		懷少集—三
一三二〇	益陰丹	和劑局方—五三
一三二一	益壽丹	外科心法真驗指掌—一五
一三二二	益母丹	古方八陣—七
一三二三	益肺丹	辨證冰鑑—四一

一二二四	益榮丹	瑞竹堂經驗方—一
一二二五	益容仙丹	增補遵生八牋—三
		明醫要選—三七
一二二六	益元七寶丹	增補遵生八牋—一八
一二二七	益母勝金丹	筆花醫鏡—二
		醫鈔類篇—八九
		醫學心悟—二
		醫學心悟—五
		醫學滙海—一〇二
一二二八	益母濟陰丹	女科歌訣—四
一二二九	益助陽氣丹	本草綱目—七〇
一二三〇	益衛養榮丹	普門醫品—六四
一二三一	益壽地仙丹	丹溪心法—二
		赤水玄珠—一八
一二三二	益壽健陽丹	普門醫品—六六
一二三三	益壽延年不老丹	萬壽丹書—五
一二三四	益府祕傳沖虛至寶丹	壽世保元—六八

一二三五	真丹	鷄峰普濟方—六三
一二三六	真功丹	春脚集—三
		重樓玉鑰—二
		急救奇痧方—五
		經驗百病內外方—三
一二三七	真元丹	醫學近編—二四
一二三八	真靈丹	仙拈集—五七
一二三九	真人附益丹	明醫要選—五四
一二四〇	真人靈應丹	明醫要選—四八
一二四一	真人保命丹	攝生總要—三一
一二四二	破血丹	沈氏尊生書—一九五
		衛生鴻寶—六三
		醫學滙海—五六
一二四三	破棺丹	證治準繩外科—四
		儒門事親—五
		丹溪心法—二四
		衛生寶鑑—二四

		玉機微義—一八
		古今醫統大全—三四
		萬病回春—三五
		濟陽綱目—三〇七
		醫學綱目—三七
		醫學綱目—四一
		醫學綱目—八三
		串雅內編—二八
		成方切用—一三
		口齒類要—四
		外科集驗方—五
		外科心法—一七
		治疔彙要—六
		外科詮古方—六
		立齋外科發揮—一
		外科樞要—一
		癰疽神祕驗方—三

		口齒類要—四
		瑞竹堂經驗方—一七
		外科切要—三
		中藏經附方—八
		廣瘟疫論—二
		本草綱目—一九
		瘍科選粹—四
		瘍科選粹—一一
一三四	破結丹	沈氏尊生書—一六二
一三五	破關丹	古今醫統大全—一六三
		古方八陣—四四
		外科經驗方—二
一三六	破陰丹	類證普濟本事方—一四
		類證普濟本事方—一五
		沈氏尊生書—一〇六
		證治準繩寒科—五
		成方切用—二四

編號	丹名	出處	卷
		醫鈔類篇	二九
		類證治裁	三〇
		黄氏醫緒	二六
一二四七	破靈丹	竹林女科祕傳	二
一二四八	破鬱丹	萬病回春	一五
		壽世保元	一五
		濟陽綱目	五八
		救生全集	二
		醫學滙海	二七
一二四九	破堅丹	瘍科選粹	三
一二五〇	破血金丹	古今醫鑑	四六
一二五一	破血紫金丹	仁術便覽	二八
一二五二	破棺急救丹	外科啓玄	三
一二五三	破黄七神丹	中藏經附方	九
一二五四	祖傳三聖丹	醫學正傳	五
一二五五	祖傳辟邪丹	醫學正傳	一九
一二五六	祖傳經驗祕眞丹	醫學正傳	三
一二五七	神水丹	醫學入門丹臺玉案	七
一二五八	神功丹	重樓玉鑰	一〇
一二五九	神穴丹	萬方類纂	二
		串雅內編	一七
		本草綱目	一五
一二六〇	神化丹	瘍醫大全	八
		增補遵生八牋	二八
		古今醫鑑	三
		萬病回春	三
		明醫要選	八
		會篇紀略	三
		活人錄彙編	四
		醫學滙海	四
		類證活人書	一六
一二六一	神朱丹	鷄峰普濟方	四二
一二六二	神珠丹	證治準繩類方	一九
		衛生寶鑑	一六

		萬病回春—五二
		懷少集—二七
		醫學滙海—一五三
一三六三	神奇丹	傅氏男女科—三
一三六四	神祕丹	醫學入門丹臺玉案—九
		會篇紀略—八
		會篇紀略—二〇
		會篇紀略—三
		會篇紀略—三八
		活人錄彙編—九
		活人錄彙編—二
		活人錄彙編—三
		活人錄彙編—三九
		類證活人書—八
一三六五	神異丹	竹林女科祕傳—六
		外科祕錄—一三
一三六六	神靈丹	攝生衆妙方—六〇

		濟陽綱目—一三七
		醫學滙海—四三
一三六七	神授丹	瘍醫大全—四四
		麻證全書—七
		麻科活人書—四
		古方八陣—四三
一三六八	神機丹	大生要旨—九
		竹林女科—一九
一三六九	神應丹	鷄峰普濟方—三
		治法彙—二〇
		良朋彙集神方—六
		證治準繩類方—六四
		證治準繩幼科—二四
		衛生寶鑑—一四
		衛生寶鑑—一六
		玉機微義—四五
		醫學正傳—一五

		古今醫統大全—二五
		古今醫統大全—三一
		古今醫統大全—七八
		古今醫鑑—四五
		醫學綱目—一八
		普門醫品—一一
		普門醫品—三五
		證治彙補—一六
		衛生鴻寶—五五
		胎產心法—八
一三七〇	神寶丹	幼幼新書—四三
		外科百効全書—一
一三七一	神驗丹	春脚集—八
		醫林繩墨—一〇
一三七二	神白丹	宣明論方—二
		本草綱目—七
一三七三	神保丹	御藥院方—一〇
一三七四	神助丹	御藥院方—二七
一三七五	神犀丹	溫熱經緯—六
		溫毒病論—二
一三七六	神效丹	大觀本草—二
一三七七	神應丹	古方八陣—一八
		本草綱目—五三
		本草綱目—七三
		御藥院方—九
		御藥院方—二五
		宣明論方—八
		瘍科選粹—四七
一三七八	神水金丹	奇方纂要—二三
一三七九	神山不醉丹	醫學滙海—一九
一三八〇	神山醒酒丹	醫學滙海—二
一三八一	神方姜附丹	扁鵲心書—一三
一三八二	神仙小聖丹	濟陽綱目—一八三
一三八三	神仙不老丹	濟陽綱目—一六九

		濟陽綱目—二〇七
一二八四	神仙不醉丹	萬病回春—九
一二八五	神仙四神丹	鷄峰普濟方—一五五
一二八六	神仙生牙丹	應騐簡便良方—一
一二八七	神仙玉粉丹	證治準繩幼科—七九
		幼幼新書—九四
一二八八	神仙活衆丹	信騐方續錄—二
一二八九	神仙附益丹	古今醫鑑—四八
		醫宗損益—三
		濟陰綱目—八
一二九〇	神仙延壽丹	攝生衆妙方—八
		古今醫統大全—一九二
		濟陽綱目—一七二
一二九一	神仙飛步丹	濟陽綱目—二〇
一二九二	神仙烏雪丹	醫宗損益—九
一二九三	神仙釣骨丹	古今醫鑑—八三
		萬病回春—五九

		濟陽綱目—三一
		醫學滙海—五七
		外科百効全書—一七
		瘍科選粹—五一
一二九四	神仙釣膏丹	集騐簡易良方—三
一二九五	神仙透骨丹	濟陽綱目—三六
一二九六	神仙救命丹	竇氏瘍科—五
一二九七	神仙辟瘟丹	醫宗損益—二六
一二九八	神仙接骨丹	瘍醫大全—八五
		古今醫鑑—七八
		瘍科選粹—六一
一二九九	神仙奪命丹	良朋彙集神方—八
		仁術便覽—九
		濟陽綱目—二一
一三〇〇	神仙退風丹	證治準繩類方—五八
一三〇一	神仙解語丹	沈氏尊生書—七〇
		證治準繩女科—二

		古今醫統大全—一六七
		濟陽綱目—二
		醫鈔類篇—五
		醫學心悟—一
		女科良方—一
一三〇二	神仙既濟丹	攝生衆妙方—七
		沈氏尊生書—五二
		古今醫鑑—二四
一三〇三	神仙碧霞丹	證治準繩類方—九二
		醫鈔類篇—一〇九
		衛生鴻寶—一四
		醫宗損益—二五
		銀海精微—三
		眼科大全—一三
		御藥院方—六一
一三〇四	神仙聚寶丹	和劑局方—四八
		證治要訣類方—三

		沈氏尊生書—一七九
		證治準繩女科—一〇
		名方類醫書大全—八四
		寶級寶鑑—四四
		女科百問—二
		濟陰綱目—三
		證治要訣類方—三
一三〇五	神仙醒酒丹	壽世保元—九
一三〇六	神仙養氣丹	傳信適用方—六
一三〇七	神仙解毒萬病丹	外科經驗方—四
		醫學近編—五八
一三〇八	神功紫霞丹	瘍醫大全—二〇
一三〇九	神効活絡丹	治法彙—二六
		古今醫統大全—一六三
		濟陽綱目—二六
一三一〇	神一救命丹	鷄峰普濟方—一一
一三一一	神効寸金丹	救生全集—二

一三一二	神効接骨丹	衛生寶鑑—二七
一三一三	神効換肌丹	聖濟總錄—四九
一三一四	神妙乳砂丹	赤水玄珠—七一
一三一五	神妙奪命丹	普門醫品—五五
		嬰童百問—一六
		保嬰撮要—一〇
一三一六	神砂一粒丹	名方類醫書大全—三
		醫學啓蒙彙編—一五
		本草綱目—四八
一三一七	神祕萬靈丹	壽世保元—五二
一三一八	神保既濟丹	嬰童百問—五
一三一九	神授目露丹	良朋彙集神方—九
一三二〇	神異温風丹	三因極一病證方論—一
一三二一	神聖接骨丹	治法彙—四〇
		濟陽綱目—二七八
		醫學近編—五五
一三二二	神聖辟瘟丹	重訂方藥合編—六

		種福堂公選良方—三
		古今醫鑑—五
		明醫要選—三
		濟陽綱目—四六
		臨證指南醫案—一七
		醫學三字經—三
一三二三	神醫七液丹	衛生鴻寶—四七
一三二四	神應八寶丹	扶壽精方—一九
一三二五	神應普濟丹	春脚集—二
一三二六	神應奪命丹	重訂救偏瑣言—一
		幼科三種—一
		痘疹心法痘疹玉髓—三
		痘疹集成—一
		痘疹詮古方—二
		張氏醫通—二七
一三二七	神應救苦丹	萬病回春—六〇
		醫學滙海—九八

一三二八	神應黑玉丹	和劑局方—四二
		沈氏尊生書—五
		沈氏尊生書—六
		類證治裁—六〇
一三二九	神應黑龍丹	同壽錄—三
一三三〇	神應養真丹	三因極一病證方論—三
		證治準繩類方—五四
		外科正宗—四
		古今醫統大全—一一三
		濟陽綱目—二四七
		成方切用—一
		醫鈔類篇—二〇
		醫鈔類篇—二四
		醫學滙海—一六〇
		外科大成—七
		外科心法—一六
		瘍科心得集—一四

		瘍科捷徑—六
		立齋外科發揮—三
一三三一	神應萬靈丹	醫學滙海—一五八
一三三二	神驗稀痘丹	瘍醫大全—九九
一三三三	神應養神丹	古方八陣—四一
		醫宗金鑑—一八
		外科切要—八
一三三四	神應烏玉丹	中藏經附方—一〇
一三三五	神應烏龍丹	本草綱目—四七
一三三六	神翁地仙丹	名方類醫書大全—五五
一三三七	神寶既濟丹	赤水玄珠—八一
一三三八	神明補心丹	御藥院方—二四
一三三九	神仙一粒金丹	經驗丹方彙編—九
一三四〇	神損接骨仙丹	濟陽綱目—二六九
一三四一	神效太一丹	本草綱目—一一
一三四二	神效七寶丹	御藥院方—四七
一三四三	神功消毒保嬰丹	醫方考—六八

		壽世保元—六三
		救生全集—二〇
		龔氏保赤全書—一一
		醫學匯海—一三八
		種痘新書—八
		竇氏瘍科—七
一三四四	神效消毒保嬰丹	痘疹全集—一
		中西痘科全書—七
一三四五	神仙土乘黃龍丹	增補遵生八牋—三
一三四六	神仙太乙紫金丹	攝生衆妙方—一
		衆妙仙方—三
		良朋彙集神方—三三
		古今醫鑑—八六
		壽世保元—八一
		明醫要選—四六
		楊氏提綱全書—一三
一三四七	神仙延壽藥酒	萬病回春—三

一三四八	神仙祛毒一掃丹	見症知醫—四
一三四九	神仙驅毒一掃丹	瘍醫大全—二四
一三五〇	神仙解毒萬病丹	證治準繩類方—一一六
一三五一	神仙萬病解毒丹	齊氏醫案—一
一三五二	神授奪命救急丹	救生全集—三五
一三五三	神仙六早飛伏雄黃丹	鷄峯普濟方—一六六
一三五四	祕丹	脈困證治—一
		脈困證治—三
		脈困證治—一九
一三五五	祕元丹	攝生衆妙方—五四
		衆妙仙方—一九
		沈氏尊生書—一〇一
		聖濟總錄—八三
		名方類醫書大全—七八
		古今醫統大全—四七
		古今醫統大全—一九四
		明醫指掌—八

		濟陽綱目—二六九
		普門醫品—一三
		類證治裁—五九
		醫學滙海—八三
		醫學滙海—八七
		女科良方—八
		古方八陣—四一
		脈困證治—四六
一三五六	秘神丹	證治準繩女科—一四
一三五七	秘真丹	證治準繩類方—八九
		古今醫統大全—一三
		證治彙補—二九
		類證治裁—六七
一三五八	秘靈丹	醫學入門丹臺玉案—五〇
一三五九	秘授木寶真丹	醫學入門丹臺玉案—六
一三六〇	秘傳地仙丹	良朋彙集神方—二六
一三六一	秘傳正骨丹	衛生鴻寶—五九

		外科詮古方—九
一三六二	秘傳玉鎖丹	和劑局方—三七
		名方類醫書大全—六五
一三六三	秘傳白犀丹	醫學滙海—一三
		醫學滙海—一四九
		新方八陣—二
		景岳新方砭—二
一三六四	秘傳至寶丹	救生全集—二六
一三六五	秘傳紫金丹	衛生鴻寶—六〇
一三六六	秘傳保嬰丹	證治準繩幼科—五〇
		瘟疫傳症彙編—一三
一三六七	秘傳返靈丹	冀氏保赤全書—九
		種痘新書—二七
		中西痘科全書—二七
一三六八	秘傳萬靈丹	丹臺玉案—二六
		醫學入門丹臺玉案—三六
一三六九	秘傳金鎖思仙丹	攝生衆妙方—七三

		古今醫統大全—一四二
一三七〇	秘傳除瘟救苦丹	經驗丹方彙編—一八
		回生集正續—一
		救生全集—三
一三七一	秘傳漆黃蟾酥丹	外科啓玄—六
		外科祕錄—六三
一三七二	秘傳龍骨鎖精丹	古今醫統大全—一三三
一三七三	秘方止痛太陽丹	名方類醫書大全—四六
一三七四	秘傳龍虎石煉小還丹	增補遵生八牋—五
一三七五	秘授萬靈一粒九轉還丹	瘍醫大全—一〇
一三七六	秦弄玉飛雲丹	醫故—二
一三七七	秦官朱后浴盆雙妙丹	攝生總要—三三
一三七八	粉艾丹	成方切用—三七
		衛生鴻寶—四四
一三七九	粉霜神丹	外科祕錄—三三
一三八〇	純陽救苦丹	驗方萃編—八
		春腳集—二

一三八一	純陽青蛾丹	急救奇痧方—七
		經驗百病內外方—五
一三八二	素雪丹	醫門八方—二
		醫鈔類篇—八四
		四聖懸樞—二
		瘟疫傳症彙編—四
一三八三	紫龍妙化丹	古今醫鑑—五六
一三八四	耘苗丹	醫學綱目—三五
		元和紀用經—一
		攝生總要—五
一三八五	耘苗小丹	醫鈔類篇—一六
一三八六	耘苗中丹	醫鈔類篇—一五
一三八七	耘苗上丹	醫鈔類篇—一四
一三八八	奧靈丹	經驗廣集良方—五七
		醫鈔類篇—一二五
		外科大成—二五
		外科大成—三〇

		醫宗金鑑—一九
一三八九	茯兔丹	醫鈔類編—七四
		費伯雄醫案醫方論—九
一三九〇	茯菟丹	和劑局方—七三
		醫方集解—二
		湯頭歌訣—一
		成方切用—一〇
		湯頭歌訣—一
一三九一	茸珠丹	名方類醫書大全—三
一三九二	茸硃丹	證治準繩類方—三六
		證治要訣—一八
		張氏醫通—四
		傷寒太白—八
一三八三	茸砂丹	證治要訣類方—二
一三八四	草神丹	扁鵲心書—二
一三八五	草還丹	扶壽精方—五
		鷄峯普濟方—二九

		艮朋彙集神方—一七
		艮朋彙集神方—三〇
		萬方類纂—一六
		醫方擇要—一
		增補遵生八牋—三
		壽親養老新書—三
		聖濟總錄—三〇
		聖濟總錄—七九
		赤水玄珠—三
		醫學入門—五
		濟陽綱目—一六七
		濟陽綱目—一九〇
		醫學綱目—七
		瑞竹堂經驗方—二
		傷寒太白—六五
		本草綱目—六五
一三八六	草靈丹	醫方擇要—二

		增補遵生八牋—三三
		古今醫統大全—一
		古今醫統大全—二〇
		赤水玄珠—一
		仁術便覽—一七
		明醫要選—一九
		普門醫品—七六
		仙拈集—一八
		御藥院方—三七
		重慶堂隨筆—二
一三八七	草還益元丹	仁術便覽—一八
一三八八	起迷丹	傅氏男女科—四
一三八九	起萎丹	名方類醫書大全—二六
		壽世保元—三二
		醫學匯海—七二
一三九〇	起痙神丹	外科秘錄—一
一三九一	起廢神丹	串雅內編—九

一三九二	起死回生丹	種痘新書—二
		中西痘科全書—二
一三九三	起死神應丹	儒門事親—一五
一三九四	起死救兒丹	辨證冰鑑—一〇〇
一三九五	起萎延生丹	外科秘錄—五五
一三九六	追風丹	攝生衆妙方—五三
		名方類醫書大全—六
		萬病回春—三九
		濟陽綱目—一二九
		濟陽綱目—二六七
		醫學匯海—七〇
		瑞竹堂經驗方—一八
一三九七	追毒丹	證治準繩外科—一〇
		名方類醫書大全—八一
		赤水玄珠—一〇七
		臨證指南醫案—三三
		外科集驗方—三

		濟生方—七
		瘍科選粹—一四
一三九八	追虫丹	明醫要選—三五
		濟陽綱目—二〇〇
一三九九	追魂丹	辨證冰鑑—三
一四〇〇	追疔丹	瘍科選粹—一六
一四〇一	追虫至寶丹	丹臺玉案—一七
		醫學入門丹臺玉案—二七
一四〇二	追疔奪命丹	經驗丹方彙編—一五
		赤水玄珠—一〇八
		瘍科選粹—一五
一四〇三	追膿化毒丹	瘍科選粹—三五
一四〇四	追疔飛龍奪命丹	竇氏瘍科—三
一四〇五	追風補腎十補大金丹	古今醫鑑—三六
		濟陽綱目—一九二
一四〇六	退火丹	衆妙仙方—三四
		證治準繩幼科—五四

		赤水玄珠—九八
		痘疹詮古方—四
一四〇七	退金丹	壽世保元—一七
一四〇八	退火回生丹	幼科三種—一〇
		痘疹心法痘疹玉髓—四
		痘疹傳心錄—三
		種痘新書—一七
		痘疹專門秘授—一
		痘疹會通—八
		痘疹大成—一五
		痘疹金鏡錄—七
		中西痘科全書—一六
一四〇九	退疔奪命丹	醫學匯海—一五一
一四一〇	退翳還晴丹	醫學匯海—五三
一四一一	送子丹	傅氏男女科—九
		辨證冰鑑—七四
一四一二	逆源丹	驗方萃編—一五

一四一三	却暑丹	幼科心法保赤存真—一
一四一四	却驚丹	辨證冰鑑—一八
一四一五	除邪丹	鷄峯普濟方—一〇七
一四一六	除毒丹	證治準繩幼科—一一四
一四一七	除濕丹	攝生衆妙方—四一
		治法彙—三
		證治準繩類方—一三
		證治準繩類方—四一
		儒門事親—一
		丹溪心法—八
		衛生寶鑑—三一
		玉機微義—一五
		玉機微義—三一
		醫學正傳—二一
		赤水玄珠—五
		赤水玄珠—一五
		濟陽綱目—四四
		濟陽綱目—一三七
		濟陽綱目—一四六
		醫學發明方—一
		宣明論方—五
		醫學近編—七
		醫學近編—五一
		脈困證治—一三
一四一八	除痙丹	脈困證治—一四
		瘍科選粹—四三
一四一九	除疫救苦丹	應驗簡便良方—七
一四二〇	除瘟救苦丹	經驗廣集良方—六
		醫方易簡新編—一〇
		濟世良方—三四
		仙拈集—六
一四二一	除穢靖瘟丹	醫鈔類篇—十六
一四二二	陣生丹	濟陽綱目—二八一
一四二三	馬兜鈴丹	聖濟總錄—六一

一四三九	婦寶丹	醫林纂要探源—七
		成方切用—二
一四四〇	寄杖神丹	壽世保元—七七
一四四一	寄枝神丹	醫學匯海—一六四
一四四二	將氏化毒丹	醫宗說約—一
一四四三	常器之大龍丹	鷄峰普濟方—七三
一四四四	張氏述丹	楊氏提綱全書—八
一四四五	張氏六神丹	幼幼新書—八九
一四四六	張氏百合丹	證治準繩幼科—一三五
一四四七	張氏松蘂丹	證治準繩幼科—一三六
一四四八	張氏香附丹	幼幼新書—三
一四四九	張氏阿膠丹	幼幼新書—九三
一四五〇	張氏奪命丹	幼幼新書—一〇
一四五一	張渙三香丹	沈氏尊生書—一八七
		證治準繩幼科—七四
		幼幼新書—九〇
一四五二	張渙已風丹	幼幼新書—一四
一四五三	張渙水蓼丹	證治準繩幼科—八二
一四五四	張渙四珍丹	證治準繩幼科—一〇
一四五五	張渙白玉丹	幼幼新書—四七
一四五六	張渙知母丹	證治準繩幼科—一四三
		幼幼新書—五四
一四五七	張渙妙聖丹	幼幼新書—四一
一四五八	張渙決明丹	幼幼新書—五八
一四五九	張渙虎骨丹	證治準繩幼科—一四五
一四六〇	張渙虎頭丹	幼幼新書—一〇
一四六一	張渙金朱丹	沈氏尊生書—一九〇
一四六二	張渙金粟丹	證治準繩幼科—一一七
一四六三	張渙必效丹	證治準繩幼科—八五
一四六四	張渙松蘂丹	幼幼新書—八
一四六五	張渙阿膠丹	證治準繩幼科—七八
一四六六	張渙夜明丹	證治準繩幼科—一〇九
一四六七	張渙厚腸丹	證治準繩幼科—八四
一四六八	張渙順胃丹	證治準繩幼科—九一

一四六九	張渙烏梅丹	證治準繩幼科—一四一
		幼幼新書—一五五
一四七〇	張渙黃連丹	證治準繩幼科—一八三
		幼幼新書—一九七
一四七一	張渙祛毒丹	證治準繩幼科—一四五
一四七二	張渙菖陽丹	幼幼新書—一七
一四七三	張渙溫脾丹	幼幼新書—一二
		嬰童百問—一一七
一四七四	張渙建胃丹	證治準繩幼科—一八六
一四七五	張渙雌黃丹	證治準繩幼科—一四六
一四七六	張渙蕪荑丹	證治準繩幼科—一三七
一四七七	張渙參黃丹	證治準繩幼科—一九九
一四七八	張渙聖星丹	證治準繩幼科—一一
		幼幼新書—一二
一四七九	張渙萬靈丹	證治準繩幼科—一二七
		幼幼新書—一七三
一四八〇	張渙蝎虎丹	證治準繩幼科—一一〇

一四八一	張渙玉乳丹	證治準繩幼科—一三八
一四八二	張氏玉乳丹	幼幼新書—一一
一四八三	張氏麝香丹	證治準繩幼科—一〇三
		幼幼新書—一八〇
一四八四	張氏麝茸丹	證治準繩幼科—一三九
一四八五	張天師草還丹	沈氏尊生書—一三四
		證治準繩類方—一一三
		古今醫統大全—一二六
		醫學綱目—一七五
		醫宗損益—一八
一四八六	張道人定命丹	證治準繩幼科—一四
一四八七	張渙大麝香丹	證治準繩幼科—一二六
一四八八	張渙史君子丹	幼幼新書—一七九
一四八九	張渙馬兜鈴丹	證治準繩幼科—一三三
一四九〇	張渙木香半夏丹	幼幼新書—一五三
一四九一	張渙木香桃仁丹	幼幼新書—一〇三
一四九二	張渙沉香鼈甲丹	幼幼新書—一六五

一四九三	張渙治疽雙連丹	幼幼新書—六七
一四九四	張渙熊膽天府丹	證治準繩幼科—九七
一四九五	張氏擇取回生丹	楊氏提綱全書—六
一四九六	張走馬家秘眞丹	三因極一病證方論—三三
一四九七	張遠遊九轉金丹	醫故—九
一四九八	得生丹	同壽錄—三八
一四九九	御院秘元丹	玉機微義—三八
一五〇〇	御藥玉鎖丹	古方八陣—三七
一五〇一	御藥院秘元丹	赤水玄珠—六〇
一五〇二	掃癘丹	外科秘錄—一九
一五〇三	掃癩丹	外科秘錄—六九
		辨證冰鑑—九一
一五〇四	接命丹	攝生衆妙方—二九
		萬方類纂—六
		濟陽綱目—一九五
		普門醫品—一四
		本草綱目—八一

一五〇五	接骨丹	攝生衆妙方—六三
		衆妙仙方—二四
		鷄峯普濟方—九八
		鷄峯普濟方—一〇四
		良朋彙集神方—五三
		種福堂公選良方—二
		沈氏尊生書—一六九
		證治準繩外科—一九
		瘍醫大全—一二四
		集驗簡易良方—一〇
		聖濟總錄—三五
		儒門事親—六
		赤水玄珠—四八
		濟陽綱目—二七〇
		濟陽綱目—二七三
		濟陽綱目—二八二
		濟陽綱目—二八三

		醫學綱目—四五
		醫學集要—二三
		醫學集要—二五
		臨證指南醫案—二五
		醫學近編—一八
		瑞竹堂經驗方—八
		奇方纂要—二〇
		御藥院方—五六
		瘍科選粹—五八
		瘍科選粹—六四
		瘍科選粹—六五
一五〇六	接氣丹	和劑局方—二
一五〇七	接真丹	鷄峯普濟方—二三
		御藥院方—五三
一五〇八	接陽丹	古今醫統大全—八六
一五〇九	接老丹	辨證冰鑑—七二
一五一〇	接舌金丹	瘍醫大全—四二

一五一一	接骨神丹	經驗廣集良方—五八
		古今醫鑑—七六
		濟陽綱目—二七六
		仙拈集—五八
一五一二	接骨金丹	瘍醫大全—一三
		外科大成—二八
一五一三	接骨靈丹	急救應驗良方—三
		奇方纂要—三
一五一四	接骨至神丹	外科祕錄—六八
一五一五	接骨至寶丹	串雅類編—三三
一五一六	接骨至金丹	沈氏尊生書—一七〇
		聖濟總錄—三六
		仁術便覽—二四
		古今醫鑑—七四
		濟陽綱目—二七一
		普門醫品—八四
一五一七	接骨續筋丹	古今醫統大全—一五七

一五一八	接骨九煉丹	瘍科選粹—六〇
一五一九	接骨如神丹	瘍科選粹—六三
一五二〇	接骨紫金丹	瘍科選粹—六二
一五二一	控涎丹	三因極一病證方論—一三
		重訂方藥合編—四
		攝生衆妙方—四八
		醫方考—二
		治法彙—七
		醫方集解—八
		醫方一盤珠—二
		沈氏尊生書—一九
		沈氏尊生書—二〇
		沈氏尊生書—二
		沈氏尊生書—三
		證治準繩類方—四二
		證治準繩類方—四三
		證治準繩女科—一三

		萬方類纂—三
		上池祕錄—一六
		丹溪心法—一〇
		丹溪心法—一三
		名方類醫書大全—七〇
		醫學正傳—四
		醫學正傳—一〇
		醫學正傳—一七
		古今醫統大全—三三
		古今醫統大全—七五
		赤水玄珠—二
		仁術便覽—一三
		明醫指掌—四
		明醫要選—一六
		濟陽綱目—九〇
		濟陽綱目—一三八
		濟陽綱目—一三三

濟陽綱目	三四
濟陽綱目	二五七
醫宗必讀全書	一八
醫學綱目	二四
醫學入門丹臺玉案	五
醫門法律	五
醫學啓蒙彙篇	七
證治彙補	六
證治彙補	八
證治彙補	二四
會篇紀略	二二
蘭臺軌範	二一
蘭臺軌範	一七
活人錄彙編	三四
醫林纂要探源	六
成方切用	三一
臨證指南醫案	五

寶級寶鑑	五
醫學金鍼	二
醫鈔類篇	二四
醫鈔類篇	五九
救生全集	一〇
類證治裁	一一
醫宗損益	六
醫學集成	五
中風簡要	二
幼幼集成	九
黃氏醫緒	一三
醫學滙海	二二
醫學滙海	四二
醫學滙海	四八
痘疹祕鑰	一
女科良方	二
温病條辨	七

		類證活人書—一七
		古方八陣—三
		外科心法—五
		醫學近編—三九
		雜症大小合纂—一〇
		雜症大小合纂—一九
		張氏醫通—三
		醫學實在易—二
		奇方纂要—二
		理瀹外治方要—七
		脈因證治—一八
		金匱翼—二
		傷寒太白—三
		傷寒正醫解—一
		温熱經緯—二
		温熱經緯—三
		本草綱目—四四

		費伯雄醫案醫方論—八
		四時病機—四
一五二二	推金丹	古今醫鑑—六九
一五二三	捲雲丹	銀海精微—六
一五二四	救生丹	證治準繩外科—一五
		幼幼新書—二
		御藥院方—三八
一五二五	救死丹	外科秘錄—四三
		辨證冰鑑—六二
一五二六	救命丹	外科秘錄—四五
一五二七	救助丹	外科秘錄—二六
一五二八	救苦丹	醫方易簡新編—一五
		濟世良方—二八
		丹臺玉案—三〇
		壽世保元—三九
		醫學入門丹臺玉案—四〇
		醫學集要—二四

		醫鈔類篇—八八
		救生全集—一
		痘科鍵—一
		痧脹玉衡書—二
		眼科切要—七
一五二九	救陽丹	鷄峯普濟方—三八
一五三〇	救癃丹	瘍醫大全—三六
一五三一	救母丹	辨證冰鑑—七五
一五三二	救暍丹	辨證冰鑑—二八
一五三三	救心神丹	辨證冰鑑—四
一五三四	救絕仙丹	串雅外編—一
一五三五	救苦回生丹	瘍醫大全—八九
一五三六	救苦拔毒丹	衛生鴻寶—二九
一五三七	救苦勝靈丹	赤水玄珠—二四
一五三八	救亡生陰丹	辨證冰鑑—二九
一五三九	救脫活母丹	辨證冰鑑—七六
一五四〇	救肺敗毒至聖丹	瘍醫大全—五六

一五四一	救肝敗毒至聖丹	瘍醫大全—五五
一五四二	救腸敗毒至聖丹	外科秘錄—六
一五四三	敗毒牛黃丹	幼幼新書—五七
		痘治理辨—四
一五四四	斬邪丹	赤水玄珠—六八
		宣明論方—一七
一五四五	斬鬼丹	古今醫統大全—六六
		仁術便覽—二九
		古今醫鑑—五一
		壽世保元—五一
		明醫要選—五五
		普門醫品—四一
		醫鈔類篇—一〇八
		醫鈔類篇—二〇
		醫學滙海—一三
		濟陰綱目—一一
		串雅外編—四

一五四六	既濟丹	救急新編—五
		攝生衆妙方—六三
		治法彙—三四
		證治準繩類方—八四
		仁術便覽—五
		明醫要選—三三
		濟陽綱目—三〇六
		普門醫品—六五
		同壽錄—一
		寶級寶鑑—一九
		醫學近編—一三
		傳信適用方—七
一五四七	既濟固真丹	證治準繩類方—八七
		醫鈔類篇—六五
一五四八	梅花五氣丹	外科正宗—一三
		春腳集—三
		醫林繩墨—一三

一五四九	梅花五炁丹	外科大成—四
		瘍科捷徑—四
一五五〇	梅花點舌丹	良朋彙集神方—五〇
		瘍醫大全—九
		集驗簡易良方—七
		醫悟—二
		見症知醫—一
		普門醫品—三〇
		醫學集要—三
		同壽錄—二六
		類證治裁—七八
		衛生鴻寶—一六
		外科祕錄—五〇
		外科證治全生集—五
		瘍科心得集—一九
		絳囊撮要—三
一五五一	梅花稀痘丹	痘疹全集—二

一五五二	殺虫丹	麻科活人書—二
一五五三	殺虫去管槐花丹	醫林繩墨—二
一五五四	涼水丹	艮朋彙集神方—二
一五五五	涼髓丹	辨證冰鑑—四三
一五五六	涼水金丹	艮朋彙集神方—一
		艮朋彙集神方—三四
一五五七	淵然奪命丹	醫學啓蒙彙編—三
一五五八	淵然眞人奪命丹	攝生衆妙方—六一
		古今醫統大全—一九五
一五五九	混元丹	名方類醫書大全—四五
		古今醫鑑—五八
		萬病回春—四八
		普門醫品—三
一五六〇	混元胎丹	洪氏集驗方—二
一五六一	清心丹	證治準繩幼科—四七
		赤水玄珠—八六
		辨證冰鑑—一九

一五六二	清金丹	證治要訣類方—一九
		治法彙—八
		沈氏尊生書—一
		證治準繩類方—三一
		濟世良方—三
		濟陽綱目—一〇六
		醫學綱目—六八
		醫學啓蒙彙編—三三
		醫鈔類篇—三
		類證治裁—九
		幼科心法保赤存真—五
		證治要訣類方—一九
一五六三	清火丹	鷄峰普濟方—二三
一五六四	清涼丹	證治準繩類方—一〇三
		濟陽綱目—三
		眼科全書—二
一五六五	清神丹	古今醫鑑—三四

一五六六	清毒保嬰丹	痘疹心法痘疹玉髓—一
一五六七	清補勝金丹	會篇紀略—一〇
		活人錄彙編—一五
一五六八	清塊止痛丹	瘍醫大全—九四
一五六九	清魂金紫丹	明醫要選—一七
一五七〇	清腎生髓丹	辨證冰鑑—一三
一五七一	清溪秘傳北庭丹	醫鈔類篇—四五
		懷少集—一七
		醫宗金鑑—一三
一五七二	添精補髓丹	丹溪心法—一八
一五七三	犀角丹	幼幼新書—一〇七
一五七四	犀角化毒丹	艮朋彙集神方—四六
		艮朋彙集神方—四七
		古今醫鑑—五七
		明醫要選—四三
		醫宗損益—三八
一五七五	產後靈應丹	醫學匯海—一一五

一五七六	產寶黑虎丹	醫學正傳—三六
		古今醫統大全—一七八
一五七七	眼丹	衛生鴻寶—二五
一五七八	硃沉丹	聖濟總錄—六二
一五七九	硃砂丹	證治要訣類方—二六
		證治準繩女科—三五
		證治要訣—二
		種痘新書—三
		證治要訣類方—二六
		中西痘科全書—二
一五八〇	硃魏丹	濟陽綱目—八二
一五八一	硃砂乳砂丹	濟陰綱目—三
一五八二	硃砂解毒丹	龔氏保赤全書—一七
		種痘新書—三
		中西痘科全書—二
一五八三	硃砂安神丹	聖濟總錄—四六
一五八四	硇砂丹	普門醫品—三四

一五八五	稜豆丹	黄氏醫緒—三一
一五八六	稜毒丹	仙拈集—三
		痘疹集成—二
		痘疹大成—二
		幼科三種—九
一五八七	稜毒神丹	幼幼近編—一一
一五八八	紫丹	瘍醫大全—一一二
一五八九	紫玉丹	醫鈔類篇—八一
		四聖懸樞—六
一五九〇	紫金丹	類證普濟本事方—三
		類證普濟本事方—四
		蘇沈內翰良方—三
		鷄峯普濟方—四二
		雞峯普濟方—八三
		雞峯普濟方—一六三
		治法彙—九
		經驗廣集良方—一〇

		經驗廣集良方—五四
		沈氏尊生書—一三九
		沈氏尊生書—一四〇
		沈氏尊生書—一四一
		沈氏尊生書—一四三
		沈氏尊生書—一四三
		證治準繩類方—三〇
		扁鵲心書—七
		上池祕錄—一五
		聖濟總錄—二四
		聖濟總錄—三五
		聖濟總錄—五五
		儒門事親—四
		丹溪心法—六
		衛生寶鑑—二八
		古今醫統大全—七九
		赤水玄珠—一九

		萬病回春—一二
		壽世保元—一〇
		明醫指掌—一一
		明醫要選—六
		濟陽綱目—一〇五
		濟陽綱目—一一〇
		濟陽綱目—二七五
		醫學綱目—五三
		醫學綱目—六三
		醫學綱目—六七
		醫學綱目—六九
		普門醫品—一二
		醫學入門丹臺玉案—一〇
		醫學啓蒙彙編—二五
		醫學啓蒙彙編—三六
		醫學啓蒙彙編—三七
		仙拈集—〇

		仙拈集—五四
		臨證指南醫案—一〇
		寶級寶鑑—三八
		類證治裁—七五
		醫學心悟—四
		醫學滙海—二八
		醫學滙海—四〇
		疫痧草—二
		女科百問—六
		女科百問—七
		濟陰綱目—一三
		竇氏瘍科—一四
		醫學發明方—七
		素問病機氣宜保命集—二
		醫學近編—四六
		張氏醫通—八
		眼科捷徑—一

		脈困證治—三
		絳囊撮要—四
一五九一	紫砂丹	幼幼新書—九
一五九二	紫桂丹	雞峯普濟方—三七
一五九三	紫雪丹	濟世良方—二
		濟世良方—三
		類證治裁—三
		麻證全書—二
		瘍科心得集—三
		温病條辨—一
		温病指南—一
		春温三字訣—一
一五九四	紫龍丹	衛生鴻寶—四
		痘疹會通—一
一五九五	紫霞丹	證治要訣類方—三
		扶壽精方—七
		雞峰普濟方—一三〇
		證治要訣—一四
		明醫要選—四一
		濟陽綱目—五三
		證治要訣類方—一三
一五九六	紫靈丹	雞峯普濟方—一二
		證治準繩類方—一〇九
		增補遵生八牋—一九
		證治要訣—二〇
一五九七	紫王丹	瘟疫傳症彙編—八
一五九八	紫芝丹	御藥院方—四三
一五九九	紫河車丹	證治準繩類方—一七
		醫學正傳—七
		濟陽綱目—一九九
一六〇〇	紫雪金丹	温證羊毛論—三
一六〇一	紫金破血丹	明醫要選—四九
一六〇二	紫府紫霞丹	衆妙仙方—四
一六〇三	紫粉靈寶丹	雞峯普濟方—一一七

一六〇四	紫萍一粒丹	萬方類纂—一〇
一六〇五	紫虛延齡丹	赤水玄珠—三六
一六〇六	紫陽眞君塞鼻丹	串雅內編—四
一六〇七	紫虛元君頭風丹	古今醫統大全—一九六
一六〇八	腳氣普濟風丹	救生全集—二
一六〇九	莊氏軟金丹	幼幼新書—三
一六一〇	壺液大丹	普門醫品—六七
一六一一	荳靈丹	醫學入門丹臺玉案—三
一六一二	蛇黃丹	三因極一病證方論—三
		赤水玄珠—五六
		醫學近編—一〇
一六一三	蛇蜕丹	瘍醫大全—一九
一六一四	祛毒丹	懷少集—三〇
一六一五	祛瘧丹	證治準繩幼科—四三
一六一六	祛蟲丹	丹臺玉案—一八
		醫學入門丹臺玉案—二八
一六一七	祛邪養生丹	衛生鴻寶—六七

一六一八	祛風至寶丹	沈氏尊生書—七三
		古今醫統大全—一〇
		古今醫鑑—二
		萬病回春—二六
		濟陽綱目—三
		成方切用—一四
		成方切用—一七
		醫鈔類篇—一
		醫學滙海—六五
		醫學滙海—六八
一六一九	祛寒去濕丹	醫林纂要探源—一〇
一六二〇	祛暑神秘丹	醫學入門丹臺玉案—三
一六二一	祛瘴辟瘟丹	沈氏尊生書—一一五
		痧書—三
		驗方續編—四
一六二二	祛陰救疸丹	辨證冰鑑—九八
一六二三	祛老烏髮健陽丹	同壽錄—六

一六二四	許昌寧接骨丹	古今醫鑑—七七
		濟陽綱目—二七七
一六二五	許祖太乙救苦丹	見症知醫—九
一六二六	許祖如意至寶丹	救生全集—三三
一六二七	許眞君七寶如意丹	經驗廣集良方—六二
		仙拈集—六二
一六二八	許長史鍊麻腴法四蕊丹	醫故—六
一六二九	軟金丹	和劑局方—五八
		錢氏小兒藥證直訣—一
		幼幼新書—三三
		幼幼新書—二一
一六三〇	軟痓丹	雞峯普濟方—五六
一六三一	軟朱砂延壽水仙丹	雞峯普濟方—一六四
一六三二	透水丹	和劑局方—三
		沈氏尊生書—七七
		古今醫統大全—一一八
		醫鈔類篇—四〇
		幼幼新書—四二
一六三三	透冰丹	沈氏尊生書—七六
		證治準繩類方—一〇八
		醫學滙海—五八
一六三四	透骨丹	種福堂公選良方—三
		種福堂公選良方—一七
		證治準繩類方—四九
		瘍醫大全—一三
		古今醫統大全—一三
		濟陽綱目—二四五
		串雅內編—二五
		串雅內編—三〇
		臨證指南醫案—二六
		臨證指南醫案—三〇
		醫學滙海—三
		外科大成—一九
		外科心法—一八

		古方八陣—一五
		外科詮古方—七
一六三五	透羅丹	衛生寶鑑—三
		玉機微義—四
		古今醫統大全—七六
		濟陽綱目—九九
		醫學綱目—六六
		醫學近編—四〇
一六三六	透火丹	串雅外編—三
一六三七	逐火丹	醫門八方—五
一六三八	逐血丹	辨證冰鑑—二四
一六三九	逐毒丹	瘍科選粹—五五
一六四〇	逐痺丹	辨證冰鑑—七
一六四一	逐邪至神丹	外科秘錄—二
		辨證冰鑑—八二
一六四二	逐瘀至神丹	外科秘錄—六七
一六四三	通耳丹	證治準繩類方—一〇七
		衛生寶鑑—一九
		外科精義—二
一六四四	通氣丹	外科秘錄—三三
一六四五	通神丹	濟陽綱目—一〇三
		醫學綱目—七四
一六四六	通乳丹	傅氏男女科—一〇
		辨證冰鑑—七八
一六四七	通隧丹	寶級寶鑑—一三
一六四八	通靈丹	壽世保元—三七
一六四九	通耳神丹	瘍醫大全—三七
		串雅內編—一六
一六五〇	通元二八丹	沈氏尊生書—九三
		濟陽綱目—七四
		類證治裁—一八
一六五一	通玄二八丹	攝生衆妙方—四五
		扶壽精方—三三
		濟陽綱目—一二七

一六五二	通仙五寶丹	壽世保元—七三
一六五三	通真救苦丹	增補遵生八牋—三一
一六五四	通真延齡丹	先醒齋廣筆記—三
一六五五	通靈玉粉丹	鷄峯普濟方—二四
一六五六	通靈萬應丹	醫方擇要—三
		信驗方續錄—一
		隨息居重訂霍亂論—三
一六五七	通治還少丹	瑞竹堂經驗方—六
一六五八	通津救命至靈丹	衛生鴻寶—五二
一六五九	陰丹	證治準繩類方—九六
		眼科全書—一五
一六六〇	陰陽丹	證治準繩類方—一〇一
一六六一	陰奪命丹	辨證冰鑑—三一
一六六二	陰伏紫靈丹	鷄峯普濟方—一三一
一六六三	陰陽二氣丹	外科正宗—九
		瘍醫大全—七二
		醫方辨難會纂大成—二五

		醫鈔類篇—二八
		外科心法—二
		瘍科捷徑—一〇
		醫宗金鑑—二四
一六六四	陰陽二鍊丹	萬方類纂—三〇
		濟陽綱目—一八五
		本草綱目—七八
一六六五	陰陽至聖丹	瘍醫大全—一八
一六六六	陰陽養壽丹	醫學近編—三〇
一六六七	陰陽合配士丹	眼科大全—九
一六六八	陰疽無價活命仙丹	濟世良方—二四
一六六九	陶弘景善勝成二勝丹	醫故—八
一六七〇	雪梅丹	沈氏尊生書—一三
一六七一	麥靈丹	類證治裁—八〇
		外科心法—二
		外科切要—七
一六七二	密補固真丹	宣明論方—四

一六七三	強龜益女丹	攝生總要—一八
一六七四	捷妙丹	急救奇痧方—二
		經驗百病內外方—一
一六七五	異授金兔丹	達生編—三
一六七六	速効丹	隨息居重訂霍亂論—三
一六七七	野狸丹	瘍科選粹—四八
	十二畫	
一六七八	備急丹	治法彙—三六
		證治準繩類方—三
		衛生寶鑑—一
		壽世保元—七
		壽世保元—八六
		明醫要選—四
		濟陽綱目—四九
		醫學滙海—一八
		醫學滙海—一七
		脾胃論—一

		奇方纂要—二
一六七九	備用定命丹	幼幼新書—一八
一六八〇	備急朝真丹	大觀本草—六
一六八一	割毒丹	竇氏瘍科—一
一六八二	勝冰丹	和劑局方—三八
一六八三	勝金丹	沈氏尊生書—一四四
		沈氏尊生書—一四五
		沈氏尊生書—一四六
		沈氏尊生書—一四七
		沈氏尊生書—一四八
		沈氏尊生書—一四九
		沈氏尊生書—一五〇
		沈氏尊生書—一五一
		沈氏尊生書—一五二
		沈氏尊生書—一五三
		沈氏尊生書—一五四
		沈氏尊生書—一五五

		證治準繩外科—三
		證治準繩女科—二五
		增補遵生八牋—三〇
		上池秘錄—四
		衛生寶鑑—二
		衛生寶鑑—三九
		古今醫統大全—一六五
		仁術便覽—一
		仁術便覽—三
		明醫指掌—一三
		濟陽綱目—六九
		濟陽綱目—七八
		醫學綱目—四三
		普門醫品—七〇
		會篇紀略—九
		活人錄彙編—一四
		串雅內編—三

		同壽錄 三三
		寶級寶鑑—三四
		類證治裁—二三
		類證治裁—四三
		濟陰綱目—一四
		竹林女科—五
		類證活人書—一三
		張氏醫通—一〇
		瘍科選粹—七〇
一六八四	勝陰丹	證治準繩女科—八
		赤水玄珠—六五
		醫學綱目—八五
		濟陰綱目—四
		蘭室秘藏—三
一六八五	勝濕丹	會篇紀略 一八
		會篇紀略—三九
		活人錄彙編—四

		活人錄彙編—一九
		活人錄彙編—四〇
		類證活人書—三
一六八六	勝灸丹	產寶諸書—一
一六八七	勝夏丹	辨證冰鑑—六〇
一六八八	勝靈丹	瘍科選粹—二六
一六八九	博濟方至聖青金丹	證治準繩幼科—一〇七
一六九〇	喚回丹	證治準繩女科—三六
一六九一	寒水丹	證治準繩幼科—七二
一六九二	寒耳丹	名方類醫書大全—八〇
一六九三	寒水再造丹	外科秘錄—三三
一六九四	寒谷春生丹	大生要旨—六
一六九五	彭祖接命丹	串雅外編—五
一六九六	彭真人延壽丹	濟陽綱目—三一
一六九七	彭真人還壽丹	萬病回春—三
一六九八	復元丹	三因極一病證方論—三五
		證治要訣類方—一二

		醫方一盤珠—四
		沈氏尊生書—一三
		證治準繩類方—三五
		證治要訣—一三
		名方類醫書大全 六七
		醫醇賸義—八
		醫宗損益—一三
		古今醫統大全—五三
		赤水玄珠—一八
		醫學綱目—六〇
		醫門法律—一一
		證治彙補—一二
		證治彙補—一三
		醫學集要—二
		寶級寶鑑—二九
		醫鈔類篇—三五
		醫學滙海—三七

		醫學滙海—一三六
		證治要訣類方—一二
		古方八陣—二六
		醫學近編—四五
		張氏醫通—一三
		理瀹外治方要—二
一六九九	復稀丹	痧痘集解—一七
一七〇〇	復陽丹	沈氏尊生書—一〇五
		古今醫統大全—三六
		古今醫統大全—八五
		成方切用—一
		醫宗損益—七
		痢證滙參—一
		瘍科心得集—三三
		新方八陣—三
		景岳新方砭—三
一七〇一	復燃丹	醫方易簡新編—六

		濟世良方—一五
		痧痘集解—一九
		痘疹集成—三
		痘疹大成—一四
一七〇二	復亨丹	溫病條辨—四
一七〇三	復春丹	瑞竹堂經驗方—一〇
一七〇四	健忘丹	仁術便覽—一四
一七〇五	惠眼渾金丹	幼幼新書—五三
一七〇六	捷妙丹	春腳集—五
		重樓玉鑰—四
一七〇七	提毒丹	瘍醫大全—一七
一七〇八	提癧丹	串雅內編—二六
一七〇九	換回丹	普門醫品—三三
一七一〇	換金丹	治法彙—六
		醫學入門丹臺玉案—二九
一七一一	換骨丹	三因極一病證方論—三八
		治法彙—二四

		沈氏尊生書—七二
		證治準繩類方—五九
		證治準繩外科—二四
		證治準繩幼科—一三
		扁鵲心書—一五
		古今醫統大全—六
		古今醫統大全—一五
		濟陽綱目—三
		醫學綱目—二六
		醫學啓蒙彙編—三〇
		證治彙補—二六
		寶級寶鑑—四
		醫鈔類篇—七
		類證治裁—四二
		幼幼新書—二六
		懷少集—一〇
		外科心法—一二

		宣明論方—一
		古方八陣—一三
		雜症大小合纂—一五
		張氏醫通—六
		醫宗金鑑—三三
		急救仙方—二
		中藏經附方—一二
		御藥院方—一
		御藥院方—五
		瘍科選粹—三五
一七二	換痘丹	種福堂公選良方—二〇
		臨證指南醫案—二四
		痧痘集解—一六
		串雅內編—一九
一七三	散血丹	眼科全書—四
一七四	散風丹	證治準繩幼科—二〇
		小兒推拿廣意—七

一七一五	散花丹	辨證冰鑑—一七
一七一六	散毒仙丹	串雅內編—二〇
一七一七	散毒神丹	辨證冰鑑—八五
一七一八	散血定痛補損丹	證治準繩外科—三一
		瘍科選粹—六六
一七一九	散寒救陰至聖丹	瘍醫大全—二五
		外科祕錄—四七
一七二〇	斑龍丹	醫宗損益—一三
一七二一	斑龍八師丹	瘍醫大全—九二
一七二二	斑龍固本丹	壽世保元—三
		醫學滙海—五
一七二三	斑猫截瘧丹	醫學從衆錄—五
一七二四	普救丹	濟世良方—二九
一七二五	普濟丹	經驗廣集良方—五
		經驗廣集良方—六四
		仙拈集—五
		仙拈集—六四

		串雅內編—二
		回生集正續—五
		醫學集成—二
		瘍科心得集—九
一七二六	景岳九氣丹	楊氏提綱全書—一
一七二七	朝真丹	和劑局方—四〇
		鷄峯普濟方—五八
		經驗廣集良方—一三
		濟陽綱目—六五
		醫學綱目—五五
		仙拈集—一三
		本草綱目—一三
一七二八	棗靈丹	瘍醫大全—八六
一七二九	棗包內靈丹	濟陽綱目—一一五
一七三〇	殼精丹	證治準繩幼科—一一六
一七三一	減痕丹	瘍醫大全—一三九
一七三二	減瘢丹	瘍醫大全—三四

一七三三	減黃丹	辨證冰鑑—二五
一七三四	湯疝丹	儒門事親—一一
一七三五	湯氏十全丹	聖濟總錄—五八
		嬰童百問—二〇
		保嬰撮要—一七
一七三六	湯氏五福化毒丹	證治準繩幼科—一一
一七三七	無名丹	鷄峯普濟方—六
		名方類醫書大全—三
一七三八	無忌丹	道藏鍊丹雜抄—一一
一七三九	無上神丹	經驗廣集良方—二五
		仙拈集—二六
		奇方纂要—八
一七四〇	無價金丹	壽世保元—二八
		醫學滙海—四六
一七四一	無價靈寶丹	奇方纂要—七
一七四二	猴疳化毒丹	瘍科心得集—三
一七四三	琥珀丹	幼幼新書—二四

一七四四	琥珀黑龍丹	和劑局方—五〇
		外科正宗—一六
		瘍醫大全—五一
		臨證指南醫案—一五
		衛生鴻寶—五六
		胎產心法—七
		外科大成—一八
		張氏醫通—二五
一七四五	琥珀萬應丹	同壽錄—一七
一七四六	琥珀養心丹	治法彙—二九
		沈氏尊生書—三
		證治準繩類方—六八
		醫林繩墨—六
		濟陽綱目—一五一
		醫宗必讀全書—一七
		證治彙補—一八
		醫鈔類篇—五三

		類證治裁—二九
一七四七	琥珀壽星丹	明醫要選—二八
一七四八	最上丹	醫學滙海—七四
一七四九	疎痘丹	竇氏瘍科—六
一七五〇	痘後化毒丹	瘍科心得集—三
一七五一	痧靈丹	外科心法真驗指掌—五
一七五二	痧疫回春丹	時病論—二
一七五三	發補丹	痧痘集解—五
		幼幼近編—四
一七五四	發靈丹	痘疹大成—一
一七五五	發明紫金丹	玉機微義—五三
一七五六	硫朱丹	鷄峰普濟方—四六
一七五七	稀痘丹	經驗廣集良方—三四
		種福堂公選良方—一九
		仙拈集—三五
		串雅內編—一八
		臨證指南醫案—三

		回生集正續—四
		龔氏保赤全書—二〇
		種痘新書—一六
		痘疹會通—四
		幼幼近編—三
		張氏醫通—二九
		中西痘科全書—一五
一七五八	稀痘兔肉丹	種痘新書—一五
		中西痘科全書—一五
一七五九	稀痘保嬰丹	龔氏保赤全書—一四
		幼科三種—九
		痘疹會通—六
		痘疹全集—五
		痘疹金鏡錄—六
一七六〇	稀痘萬金丹	萬病回春—五〇
		醫學滙海—一三九
一七六一	稀痘獸驗丹	龔氏保赤全書—一九

一七六二	結陰丹	沈氏尊生書—一〇〇
		證治準繩類方—三五
		衛生寶鑑—三六
		名方類醫書大全—七五
		醫學正傳—一四
		濟陽綱目—一六五
		醫學綱目—三三
		醫學集要—一三
		醫鈔類篇—三
		臨證醫案筆記—一〇
		外科集驗方—一〇
		御藥院方—五三
一七六三	結毒紫金丹	外科正宗—六
		醫鈔類篇—一三三
		外科心法—九
		醫宗金鑑—二八
		喉科指掌—九
一七六四	結痰帶下小胃丹	醫學正傳—二八
一七六五	絕痧丹	痢證滙參—三
一七六六	脹渙麝茸丹	幼幼新書—五
一七六七	脾寒丹	醫宗損益—二四
一七六八	脾腎雙益丹	辨證冰鑑—一〇
一七六九	菖蒲丹	證治準繩幼科—四二
		雜症大小合纂—五
一七七〇	華益丹	增補遵生八牋—四〇
一七七一	華陀順生丹	醫悟—一六
		醫宗損益—六
		女科要旨—一
一七七二	華陀傳尸癆太乙明月丹	赤水玄珠—一三
一七七三	虛祖師解毒癖瘟丹	經驗丹方彙編—三
一七七四	蛤蚧丹	寶級寶鑑—九
一七七五	蛭蟾丹	臨證指南醫案—三
一七七六	進食丹	鷄峯普濟方—三
一七七七	酥雄丹	鷄峯普濟方—二

		集驗簡易良方—四
		同壽錄—三三
一七七八	開板丹	醫學滙海—一三三
一七七九	開骨丹	臨證指南醫案—三
一七八〇	開門丹	壽身小補—三
一七八一	開膜丹	眼科全書—六
一七八二	開明銀海丹	衛生鴻寶—三三
一七八三	陽丹	證治準繩類方—九五
		眼科全書—一六
一七八四	雄黄丹	鷄峯普濟方—六〇
		鷄峯普濟方—一三
		證治準繩幼科—一三四
		聖濟總錄—六〇
一七八五	雄朱丹	和劑局方—七
		名方類醫書大全—七三
		古今醫統大全—四六
一七八六	雄硃丹	醫學入門—三

		醫學滙海—三四
一七八七	集仙固齒丹	種福堂公選良方—二
		臨證指南醫案—三五
一七八八	集成三仙丹	幼幼集成—三
		幼科心法保赤存真—四
一七八九	集成白玉丹	幼幼集成—八
一七九〇	集成至聖丹	醫鈔類篇—三三
		保幼新編—五
		幼科心法保赤存真—六
一七九一	集成金粟丹	濟世良方—一三
		醫鈔類篇—二六
		醫鈔類篇—一〇四
		幼幼集成—四
		幼科心法保赤存真—三
一七九二	集成沆瀣丹	濟世良方—一
		醫鈔類篇—九九
		醫鈔類篇—一〇五

		幼幼集成—一
		幼科心法保赤存真—二
		黄氏醫緒—三〇
一七九三	集驗神效丹	證治準繩幼科—一三
一七九四	順生丹	醫悟—一七
		赤水玄珠—六九
		普門醫品—四三
		普門醫品—四四
		醫鈔類篇—九一
		醫學心悟—七
		醫學滙海—三
		女科良方—三
一七九五	順逆丹	壽世保元—四
一七九六	順流丹	重慶堂筆記—七
一七九七	順氣搜風接命丹	瘍醫大全—七六
一七九八	黄牙丹	見症知醫—二
一七九九	黄白丹	衆妙仙方—一五

		古今醫鑑—三
一八〇〇	黄金丹	春腳集—一七
		楊氏提綱全書—九
一八〇一	黄酥丹	醫鈔類篇—八〇
		四聖縣樞—五
		瘟疫傳症彙編—七
一八〇二	黄鶴丹	韓氏醫通—一
		串雅內編—一
一八〇三	黄靈丹	醫方易簡新編—一八
		濟世良方—一八
		黄氏醫緒—六
一八〇四	黄紫丹	辨證冰鑑—二五
一八〇五	黄病神丹	應驗簡便良方—三
		普門醫品—七五
一八〇六	黄金神應丹	證治準繩外科—三五
一八〇七	黄帝九鼎丹	醫故—三
一八〇八	黄腫五疸神丹	應驗簡便良方—二

一八〇九	黍米金丹	醫學近編—四
一八一〇	黍米寸金丹	外科正宗—一五
		丹臺玉案—三五
		醫學入門丹臺玉案—四五
		外科大成—二
		外科心法—一
		醫宗金鑑—一三
		外科切要—六
一八一一	黍靈丹	醫宗金鑑—一四
一八一二	黑丹	壽親養老新書—七
		上池祕錄—一八
一八一三	黑白丹	證治要訣類方—三〇
		寶級寶鑑—五一
		證治要訣類方—三〇
一八一四	黑玉丹	攝生衆妙方—五六
		鷄峯普濟方—一四
		沈氏尊生書—一六六
		證治準繩類方—九一
		上池祕錄—七
		名方類醫書大全—七四
		赤水玄珠—一六
		明醫要選—三五
		濟陽綱目—一六六
		濟陽綱目—二九一
		外科百効全書—六
		瘍科選粹—三
		奇方纂要—一六
一八一五	黑虎丹	攝生衆妙方—三
		沈氏尊生書—一八三
		證治準繩幼科—三
		醫悟—一四
		上池祕錄—一
		證治要訣—一
		古今醫統大全—一九

		仁術便覽—二
		證治彙補—一〇
		寶級寶鑑—三
		衛生鴻寶—三
		痧症集解—七
		治疗彙要—三
		外科證古方—三
		瘍科選粹—一
		瘍科選粹—四一
一八一六	黑金丹	古今醫鑑—六
		醫學滙海—二六
一八一七	黑雲丹	瘍科捷徑—八
一八一八	黑鉛丹	增補遵生八牋—三八
		濟陽綱目—三三
		成方切用—二五
		成方切用—二六
一八一九	黑錫丹	三因極一病證方論—一一

		三因極一病證方論—一二
		和劑局方—二四
		證治要訣類方—一〇
		證治準繩類方—二六
		證治準繩幼科—三七
		萬方類纂—九
		濟世良方—四
		醫悟—五
		丹溪心法—三
		名方類醫書大全—一七
		名方類醫書大全—二七
		玉機微義—五
		古今醫統大全—二〇
		濟陽綱目—九一
		濟陽綱目—一四五
		濟陽綱目—二三四
		醫宗必讀全書—一

		醫門法律—四
		醫學啓蒙彙編—一七
		證治彙補—一五
		醫學集要—七
		蘭臺軌範—七
		臨證指南醫案—三
		寶級寶鑑—三
		醫學金鍼—三
		醫鈔類篇—二
		醫鈔類篇—五五
		類證治裁—四
		類證治裁—四五
		衛生鴻寶—四
		醫醇賸義—二
		醫宗損益—一五
		中風簡要—一
		天花八陣編—六

		女科良方—四
		廣嗣五種備要—二
		證治要訣類方—一〇
		古方八陣—三
		張氏醫通—三七
		傷寒緒論—二
		醫學三字經—一
		時方妙用歌括—四
		醫學實在易—三
		醫學從衆錄—二
		傷寒太白—九
一八三〇	黑龍丹	三因極一病證方論—四六
		證治準繩女科—二六
		醫方簡易新編—一七
		濟世良方—一七
		名方類醫書大全—九〇
		玉機微義—五八

		醫學正傳—三五
		明醫指掌—一六
		明醫要選—五〇
		醫鈔類篇—九三
		類證治裁—六三
		衛生鴻寶—三
		醫學滙海—二四
		女科百問—一五
		濟陰綱目—一八
		温病條辨—二
		本草綱目—三
		大觀本草—五
一八二一	黑靈丹	濟世良方—三
		雜症大小合纂—三三
一八二二	黑處丹	楊氏提綱全書—一七
一八二三	黑神丹	御藥院方—六三
一八二四	黑獅丹	喉科指掌—四
一八二五	黑髮仙丹	串雅內編—三三
一八二六	勞嗽丹	脈困證治—一五
一八二七	揭障丹	眼科切要—一
一八二八	援絕神丹	奇方纂要—一五
一八二九	絳雪丹	急救奇痧方—四
		經驗百病內外方—二
一八三〇	萃仙丹	醫學近編—三
一八三一	趁鬼丹	宣明論方—三〇
一八三二	鄂渚小金丹	本草綱目—五〇
一八三三	雁腹丹	串雅外編—四
	十三畫	
一八三四	催生丹	和劑局方—四七
		攝生衆妙方—七四
		衆妙仙方—二九
		經驗廣集良方—三〇
		證治準繩女科—三
		聖濟總錄—三

		衛生寶鑑—三八
		名方類醫書大全—八八
		古今醫統大全—一七六
		仁術便覽—三〇
		古今醫鑑—五三
		明醫指掌—一四
		先醒齊廣筆記—五六
		普門醫品—四三
		醫學集要—二六
		蘭臺軌範—二
		仙拈集—三
		產育寶慶集方—一
		產寶諸書—二
		本草綱目—七四
		本草綱目—七五
		大觀本草—一八
一八三五	催蟄丹	證治準繩幼科—六〇

		治痘全書—一四
		痘科切要—三
一八三六	催生鉛丹	名方類醫書大全—八六
		醫學正傳—三〇
		仁術便覽—三
		濟陰綱目—三
一八三七	催生如神丹	女科要旨—二
		女科要略—一
一八三八	催生遇仙丹	古今醫鑑—五四
		明醫要選—五七
一八三九	催生奪命丹	良朋彙集神方—四〇
一八四〇	催生奪命如神丹	醫學正傳—三
一八四一	催生萬金不得遇仙丹	證治準繩女科—三
一八四二	傳急丹	古今醫鑑—八
一八四三	傳除疫救苦丹	醫方易簡新編—一
一八四四	傷暑出丹	同書錄—三七
		救生全集—三

一八四五	嗃鼻丹	楊氏提綱全書—二
一八四六	圜靈丹	聖濟總錄—二九
一八四七	塗舌丹	沈氏尊生書—九八
		類證治裁—一三
一八四八	塞耳丹	三因極一病證方論—一〇
		古今醫統大全—一一九
		濟陽綱目—三〇四
		醫學綱目—五九
一八四九	塞鼻丹	理瀹外治方要—一
		醫宗金鑑—三六
一八五〇	愈風丹	醫方考—六
		治法彙—三
		證治準繩類方—九
		醫宗撮要—四
		儒門事親—一六
		醫學正傳—二六
		古今醫統大全—一

		古今醫統大全—一七
		薛氏內科醫案—四
		萬病回春—三
		濟陽綱目—三五
		濟陽綱目—三八
		濟陽綱目—三九
		濟陽綱目—二六四
		醫學綱目—三
		醫門法律—一
		醫學啓蒙彙編—二九
		成方切用—一六
		寶級寶鑑—二
		醫鈔類篇—三
		類證治裁—六五
		醫醇賸義—一
		醫學滙海—七
		瘍科機要—一

		古方八陣—二
		外科詮古方—二
		癘瘍機要—二
		醫學近編—五三
		攝生總要—六
		瘍科選粹—三八
一八五一	愈風換肌丹	集驗簡易良方—九
		壽世保元—七四
		醫學滙海—一六三
一八五二	暖宮丹	良朋彙集神方—四二
一八五三	楊氏還少丹	玉機微義—二七
一八五四	楊氏十全丹	保嬰金鏡—二
一八五五	楊梅至寶丹	醫學滙海—一五九
一八五六	極傷接命丹	沈氏尊生書—一七一
一八五七	極濟換骨丹	證治準繩類方—八
一八五八	歇口煆煉太乙神丹	鷄峯普濟方—一一四
一八五九	温白丹	鷄峯普濟方—五
		理瀹外治方要—六
一八六〇	温胃丹	證治準繩幼科—九四
		幼幼新書—六八
		理瀹外治方要—三
一八六一	温脾丹	赤水玄珠—八三
		赤水玄珠—八四
		醫鈔類篇—四一
		全幼心鑑—二三
		懷少集—二
		幼幼集成—六
		幼科心法保赤存真—七
		雜症大小合纂—四
一八六二	温腎丹	辨證冰鑑—八八
一八六三	温肺上流丹	瘍醫大全—一三八
一八六四	温筋活絡丹	會篇紀略—一四
		活人錄彙編—一三
		類證活人書—一〇

一八六五	温經活絡丹	會篇紀略—三二
		會篇紀略—三五
		活人錄彙編—三三
		活人錄彙編—三六
一八六六	温精育子丹	辨證冰鑑—六七
一八六七	温經避痧丹	痧症度鍼—二
一八六八	滋補丹	壽世保元—三三
一八六九	滋陰丹	產育寶慶集方—四
		御藥院方—六五
一八七〇	滋陰至寶丹	醫學滙海—一〇四
一八七一	滋陰壯陽丹	醫學集要—一九
		攝生總要—一二
一八七二	滋陽快活丹	攝生總要—一五
一八七三	滌空丹	瘍醫大全—一一四
一八七四	滇壺丹	韓氏醫通—五
一八七五	煆金液丹	聖濟總錄—六六
一八七六	煉石丹	沈氏尊生書—一一四
		痧書—二
		驗方續編—三
一八七七	煉毒丹	瘍醫大全—四六
一八七八	煉雄丹	寶級寶鑑—一〇
		隨息居重訂霍亂論—一〇
一八七九	煉陰丹	鷄峰普濟方—二八
一八八〇	照水丹	萬方類纂—一四
		張氏醫通—一四
		本草綱目—六九
一八八一	瑞金丹	黄氏醫緒—二七
		張氏醫通—二
一八八二	睡驚丹	和劑局方—五七
一八八三	睡驚十寶丹	幼幼新書—三五
一八八四	睡驚太乙丹	證治準繩幼科—七七
		赤水玄珠—八五
		嬰童百問—一八
一八八五	睡應丹	幼幼新書—三六

一八八六	禁口丹	古今醫統大全—六四
一八八七	禁鼠丹	外科秘錄—四〇
一八八八	經效丹	懷少集—三
一八八九	經濟丹	女科百問—三
一八九〇	經效痘丹	三因極一病證方論—六
		證治準繩幼科—一四〇
		嬰童百問—三
一八九一	經進地仙丹	和劑局方—一四
		治證要訣類方—二
		證治準繩類方—六〇
		證治準繩外科—二六
		名方類醫書大全—五四
		壽世保元—三〇
		醫鈔類篇—八
一八九二	經進地佃丹	證治要訣類方—一
一八九三	經驗秘真丹	古今醫統大全—一四二
		醫鈔類篇—六九

一八九四	經驗膽槐丹	古方八陣—三九
		攝生衆妙方—五七
		衆妙仙方—二五
		古今醫統大全—一九九
一八九五	經驗辟邪丹	醫學近編—五七
一八九六	絳雪丹	證治準繩幼科—四〇
		聖濟總錄—六四
		玉機微義—六〇
		古今醫統大全—一八三
		普門醫品—六一
		小兒推拿廣意—五
		目科正宗—五
		重樓玉鑰—七
一八九七	聖化丹	外科百效全書—八
一八九八	聖功丹	重樓玉鑰—一三
一八九九	聖效丹	幼幼新書—七四
一九〇〇	聖靈丹	經驗廣集良方—五一

	證治準繩外科—三
	儒門事親—七
	衛生寶鑑—二六
	衛生寶鑑—三○
	玉機微義—一六
	玉機微義—五二
	赤水玄珠—六
	明醫要選—七
	濟陽綱目—一三
	濟陽綱目—二八○
	醫學綱目—四七
	醫學綱目—五九
	醫學集要—三
	會篇紀略—四
	會篇紀略—一九
	活人錄彙編—五
	活人錄彙編—二○

		活人錄彙編—二五
		仙拈集—五一
		外科證治全生集—四
		醫學發明方—六
		類證活人書—四
		瑞竹堂經驗方—九
		御藥院方—五五
一九○二	聖後丹	外科精要—一
一九○三	腦砂丹	濟陽綱目—九
一九○三	萬金丹	經驗丹方彙編—二
		春腳集—四
		痧症集解—三
		外科啓玄—四
一九○四	萬益丹	重樓玉鑰—三
		急救奇痧方—九
		經驗百病內外方—四
一九○五	萬應丹	同壽錄—一六

		重樓玉鑰—五
一九〇六	萬靈丹	經驗丹方彙編—一六
		良朋彙集神方—三八
		外科正宗—二
		丹臺玉案—一六
		醫悟—一〇
		聖濟總錄—四〇
		濟陽綱目—三三
		醫學入門丹臺玉案—三六
		證治彙補—一三
		類證治裁—四四
		類證治裁—六八
		幼幼新書—二七
		黃氏醫緒—一三
		醫學滙海—一五六
		外科心法真驗指掌—六
		瘍科心得集—一

		幼幼近編—一
		張氏醫通—七
		救急新編—二
一九〇七	萬一丹	喉科指掌—二
一九〇八	萬壽丹	醫學近編—二八
一九〇九	萬明丹	眼科切要—八
一九一〇	萬應神丹	外科心法真驗指掌—八
一九一一	萬應靈丹	瘍醫大全—一五
		醫方辨難會纂大成—二〇
一九一二	萬金不換丹	竇氏瘍科—八
一九一三	萬全雷丸丹	幼幼新書—八五
一九一四	萬全方雷丸丹	證治準繩幼科—一二四
一九一五	萬朽不醉丹	濟陽綱目—五四
一九一六	萬疾解毒丹	黃氏醫緒—三四
一九一七	萬病解毒丹	沈氏尊生書—一六七
		古今醫統大全—一四九
		竇氏瘍科—一七

		黴瘡秘錄—二
		瘍科選粹—一八
一九一八	萬聖神應丹	衛生寶鑑—二九
		本草綱目—四六
一九一九	萬全神應丹	醫學綱目—五〇
		醫學近編—五六
一九二〇	萬應太平丹	春脚集—一四
一九二二	萬應剪金丹	壽世保元—八二
		醫學滙海—九六
一九二三	萬靈奪命丹	證治準繩外科—五
		瘍醫大全—一〇七
		玉機微義—一九
		醫學啓蒙彙編—二四
		醫學啓蒙彙編—三四
		醫學啓蒙彙編—三五
		同壽錄—二七
一九二三	萬氏四聖丹	瘟疫傳症彙編—一六

一九二四	萬氏奪命丹	痘疹詮古方—三
一九二五	萬靈九轉還丹	經驗丹方彙編—一
一九二六	萬金不易妙靈丹	經驗丹方彙編—四
一九二七	葉天士神犀丹	鼠疫約編—一
一九二八	葫蘆化毒丹	外科大成—三
一九二九	葺硃丹	治法彙—一八
		醫學近編—三
一九三〇	補天丹	衛生鴻寶—六四
一九三一	補心丹	鷄峰普濟方—一八
		沈氏尊生書—一〇三
		證治準繩類方—七〇
		醫林纂要探源—二
		黄氏醫緒—九
		黄氏醫緒—二四
		目科正宗—一
		中藏經附方—三
一九三三	補肝丹	鷄峰普濟方—三一

一九三三	補真丹	鷄峰普濟方—七〇
		宣明論方—一三
		御藥院方—二一
		御藥院方—二三
一九三四	補蛀丹	外科大成—一三
一九三五	補漏丹	醫學滙海—六二
		外科大成—一六
一九三六	補陰丹	鷄峰普濟方—六八
		御藥院方—三六
一九三七	補陽丹	醫宗損益—一二
一九三八	補爛丹	外科祕錄—五三
一九三九	補靈丹	痧痘集解—六
		幼幼近編—三
一九四〇	補髓丹	治法彙—二〇
		沈氏尊生書—四七
		名方類醫書大全—三一
		名方類醫書大全—五二

		濟陽綱目—一四〇
		醫鈔類篇—一九
		類證治裁—五一
		醫學滙海—五〇
		麻證全書—六
		古方八陣—六
		醫學近編—三
一九四一	補入丹	辨證冰鑑—二七
一九四二	補益丹	辨證冰鑑—五五
一九四三	補漏神丹	外科祕錄—一五
一九四四	補天育嗣丹	驗方萃編—一九
		壽世保元—四八
		寶級寶鑑—四七
		醫宗損益—三〇
		醫學滙海—一〇七
一九四五	補損百驗丹	攝生衆妙方—一三
一九四六	補腎壯陽丹	良朋彙集神方—一四

一九四七	補損接骨仙丹	古今醫鑑—七五
		衛生鴻寶—五八
一九四八	補損接骨神丹	醫宗金鑑—三八
一九四九	解毒丹	萬病回春—五八
		仁術便覽—四四
		脈因證治—三
一九五〇	解蛛丹	外科祕錄—三
一九五一	解瘟丹	醫方易簡新編—一三
一九五二	解呃丹	辨證冰鑑—三
一九五三	解鱗丹	辨證冰鑑—六一
一九五四	解酒仙丹	壽世保元—八
		醫學滙海—二〇
一九五五	解惡仙丹	串雅內編—二〇
一九五六	解寃神丹	瘍醫大全—六九
一九五七	解癘仙丹	外科祕錄—二〇
一九五八	解癘神丹	辨證冰鑑—五八
一九五九	解毒至寶丹	瘍醫大全—一一六
一九六〇	解毒紫金丹	外科正宗—一四
一九六一	解毒辟瘟丹	醫方易簡新編—一四
一九六二	解毒萬病丹	蘭臺軌範—一〇
一九六三	解酒化毒丹	古今醫鑑—九
		明醫要選—六
		濟陽綱目—五〇
一九六四	解毒如神丹	瘍科選粹—七三
一九六五	解毒至寶神丹	雜症大小合纂—三三
一九六六	誅毒丹	瘍醫大全—一四〇
一九六七	辟邪丹	沈氏尊生書—一二〇
		古今醫統大全—六八
		古今醫統大全—一六八
		古今醫統大全—一九一
		萬病回春—五
		萬病回春—二八
		壽世保元—八五
		濟陽綱目—七六

		濟陽綱目—一四二
		醫學綱目—一一
		普門醫品—二八
		普門醫品—五一
		壽身小補—五
		醫學滙海—一五
		醫學滙海—三
		醫學滙海—一六九
		痘疹輯要—一
		宣明論方—一六
		痘疹詮古方—七
		瘟疫傳症彙編—一一
		瘟疫傳症彙編—一四
一九六八	辟疫丹	赤水玄珠—二
一九六九	辟暑丹	增補遵生八牋—四二
		明醫要選—三
一九七〇	辟寒丹	增補遵生八牋—四一

		明醫要選—三
		理瀹外治方要—五
		辨證冰鑑—一三
一九七一	辟瘟丹	種福堂公選良方—二
		證治準繩女科—一七
		醫方易簡新編—九
		赤水玄珠—六七
		串雅內編—五
		回生集正續—二
		齊氏醫案—四
		救生全集—五
		臨證醫案筆記—一四
		女科良方—六
一九七二	辟穀丹	經驗廣集良方—六九
		仙拈集—六九
一九七三	辟穢丹	經驗廣集良方—六七
		醫學正傳—三九

		壽世保元—六
		仙拈集—六七
		龔氏保赤全書—八
		治痘全書—八
		種痘新書—三一
一九七四	辟風丹	御藥院方—七
一九七五	辟瘟燒丹	醫方易簡新編—三
一九七六	辟寒救腹丹	瘍醫大全—一四一
一九七七	辟靂奪命丹	濟陰綱目—一七
一九七八	遂心丹	治法彙—三一
		經驗丹方彙編—三
		萬病回春—一五
		明醫要選—一八
		醫學滙海—六六
		本草綱目—一五
一九七九	遇化丹	明醫要選—三六
一九八〇	遇仙丹	蘇沈內翰良方—一

		三因極一病證方論—三九
		攝生衆妙方—二
		攝生衆妙方—三
		衆妙仙方—三
		衆妙仙方—二〇
		良朋彙集神方—一〇
		經驗廣集良方—一七
		沈氏尊生書—九二
		證治準繩幼科—九五
		春脚集—一六
		醫門八方—四
		名方類醫書大全—五
		古今醫統大全—一六
		古今醫統大全—五三
		古今醫統大全—一九八
		赤水玄珠—一二
		仁術便覽—三

		古今醫鑑—三七
		濟陽綱目—二六
		證治彙補—三
		醫學集要—四
		仙拈集—一七
		寶級寶鑑—一一
		楊氏提綱全書—一四
		救生全集—三六
		類證治裁—六一
		醫學集成—四
		嬰童百問—二一
		小兒推拿廣意—六
		醫學滙海—九一
		痘疹傳心錄—六
		濟陰綱目—一五
		傅氏男女科—一
		古方八陣—一九

		雜症大小合纂—一一
		張氏醫通—三三
一九八一	遇化益壽丹	濟陽綱目—二二八
一九八二	遇仙如意丹	古今醫統大全—五三
一九八三	遇仙無比丹	扶壽精方—二八
		瘍科選粹—二八
一九八四	運氣五瘟丹	醫家啓蒙彙編—一〇
		回生集正續—六
		楊氏提綱全書—三
		救生全集—七
		溫熱暑疫全書—一
一九八五	遐齡萬壽丹	沈氏尊生書—五一
一九八六	道藏斑龍黑白二神丹	增補遵生八牋—一四
		明醫要選—三九
		濟陽綱目—二〇五
一九八七	鉛丹	三因極一病證方論—四二
		古今醫統大全—二〇二

一九八八	閘板丹	增補遵生八牋—三五
		古今醫鑑—一五
		壽世保元—五八
		濟陽綱目—七三
一九八九	雷公救苦丹	急救奇痧方—一
一九九〇	雷真君救亡丹	救生全集—九
一九九一	雷真君遂火丹	瘍醫大全—三六
一九九二	預服萬靈丹	赤水玄珠—九六
		壽世保元—六四
		龔氏保赤全書—一八
		種痘新書—一四
		中西痘科全書—一三
一九九三	頑惡毒腐黑靈丹	醫方易簡新編—二〇
一九九四	頓止丹	證治準繩女科—三七
一九九五	搜風換骨奪命丹	瘍科選粹—四〇
一九九六	會仙救苦丹	御藥院方—六〇
一九九七	溺血丹	脈因證治—七

一九九八	硼砂丹	張氏醫通—一七
一九九九	蜀仙丹	瘍科選粹—五〇

十四畫

二〇〇〇	僊傳黑虎丹	治法彙—一五
二〇〇一	嘉寶丹	普門醫品—七三
二〇〇二	壽生丹	全幼心鑑—六
二〇〇三	夢遺封髓丹	先醒齋廣筆記—四
二〇〇四	夢授異功丹	瘍科選粹—二〇
二〇〇五	奪命丹	三因極一病證方論—四三
		三因極一病證方論—四四
		和劑局方—四四
		攝生衆妙方—七五
		衆妙仙方—三〇
		衆妙仙方—三五
		鷄峰普濟方—一〇三
		鷄峰普濟方—一〇三
		治法彙—一〇

痘疹心法痘疹玉髓—六
痘疹傳心錄—二
痘疹傳心錄—四
治痘全書—一
痘科鍵—二
種痘新書—二四
痘疹會通—三
痘疹大成—七
麻證全書—四
女科百問—一六
女科良方—一二
女科良方—一三
女科良方—一四
女科良方—二〇
濟陰綱目—二〇
傳氏男女科—二
竹林女科—三

口齒類要—一
外科祕錄—五三
外科心法—一四
瘍科心得集—五
古方八陣—二八
婦人規古方—二
外科詮古方—三
立齋外科發揮—二
外科心法—四
外科樞要—二
外科經驗方—一
口齒類要—一
女科撮要—一
醫學近編—四八
醫學近編—五三
幼幼近編—五
雜症大小合纂—二九

		張氏醫通—二六
		醫宗金鑑—二〇
		產育寶慶集方—二
		金匱翼—一
		傷寒太白—七
		瘟疫傳症彙編—一五
		瘟疫傳症彙編—一八
		瘍科選粹—八
		瘍科選粹—七三
		救急新編—一
		廣嗣紀要—六
二〇〇六	奪天丹	辨證冰鑑—七〇
二〇〇七	奪命五毒丹	證治準繩幼科—六三
		痘疹傳心錄—一
		痧痘集解—四
		痘疹集成—五
		痘疹大成—一三
		幼幼近編—六
		痘疹全集—九
		痘科切要—一
		痘疹金鏡錄—一
二〇〇八	奪命紫金丹	瘍醫大全—一一五
二〇〇九	奪命還真丹	攝生衆妙方—三七
		瘍醫大全—七四
		萬病回春—二
		濟陽綱目—三六
		醫學滙海—六
二〇一〇	嫩鼠丹	衛生鴻寶—六三
二〇一一	寧神丹	經驗廣集良方—三
		丹溪心法—九
		古今醫統大全—二六
		明醫指掌—五
		仙拈集—三
二〇一二	寧火丹	辨證冰鑑—二六

二〇一三	寧神至寶丹	瘍科選粹—四六
二〇一四	寧嗽清金丹	普門醫品—七九
二〇一五	慈雲丹	同壽錄—二五
二〇一六	截血丹	信驗方續錄—六
二〇一七	截風丹	沈氏尊生書—一九六
二〇一八	截溫丹	痘疹傳心錄—八
二〇一九	截瘧丹	證治要訣類方—三
		攝生衆妙方—四三
		扶壽精方—三六
		種福堂公選良方—五
		扁鵲心書—一六
		證治要訣—三
		濟陽綱目—八〇
		會篇紀略—一五
		活人錄彙編—一三
		臨證指南醫案—二〇
		證治要訣類方—三

		類證活人書—一一
		古方八陣—八
		醫學近編—二〇
		串雅外編—七
二〇二〇	截瘧仙丹	壽世保元—五九
二〇二一	截瘧神丹	衛生鴻寶—一三
二〇二二	截瘧七寶丹	寶級寶鑑—三九
二〇二三	截三日瘧神丹	會篇紀略—一
		活人錄彙編—一六
二〇二四	截二日瘧神丹	類證活人書—一三
二〇二五	槐膽丹	濟陽綱目—二九〇
二〇二六	毓靈丹	寶級寶鑑—四三
二〇二七	滲濕祛熱丹	醫方辨難會纂大成—三
二〇二八	滲濕御風丹	醫方辨難會纂大成—六
二〇二九	演氣丹	仁術便覽—二〇
二〇三〇	演山截風丹	沈氏尊生書—一八〇
		證治準繩幼科—六

二〇三一	漢東先生水精丹	幼幼新書—五〇
二〇三二	熊胆天麻丹	聖濟總錄—四四
		懷少集—八
二〇三三	瑣陽丹	醫學滙海—八一
二〇三四	瘍餘化毒丹	瘍科心得集—三
二〇三五	碧丹	沈氏尊生書—一二九
		瘍醫大全—一四三
		醫鈔類篇—四四
		類證治裁—四八
		黄氏醫緒—一
二〇三六	碧天丹	銀海精微—七
二〇三七	碧玉丹	鷄峰普濟方—一四二
		瘍醫大全—三
		春脚集—六
		重樓玉鑰—六
二〇三八	碧穹丹	證治準繩幼科—二六
二〇三九	碧珠丹	鷄峰普濟方—一四〇

二〇四〇	碧雪丹	濟陽綱目—九三
二〇四一	碧香丹	證治準繩幼科—九〇
二〇四二	碧雲丹	銀海精微—五
二〇四三	碧霞丹	和劑局方—六
		證治要訣類方—四
		鷄峰普濟方—八七
		經驗廣集良方—二六
		證治準繩類方—五
		萬方類纂—八
		儒門事親—八
		衛生寶鑑—一八
		名方類醫書大全—七九
		醫學正傳—一六
		古今醫統大全—一〇〇
		赤水玄珠—五三
		先醒齋廣筆記—八
		濟陽綱目—一三

		濟陽綱目—三〇二
		普門醫品—六
		仙拈集—二七
		串雅內編—三五
		眼科大全—一
		證治要訣類方—三
		宣明論方—三
		醫學近編—八
		奇方纂要—九
		本草綱目—二
		本草綱目—三
		本草綱目—四六
		大觀本草—二
二〇四四	碧露丹	醫學綱目—一
二〇四五	碧靈丹	證治要訣—四
		名方類醫書大全—九
		名方類醫書大全—六八

		古今醫統大全—二九
		濟陽綱目—二
二〇四六	碧林丹	本草綱目—一
二〇四七	福神丹	三因極一病證方論—四二
二〇四八	福化毒丹	治法彙—三五
二〇四九	種子丹	胎產心法—一
		竹林女科—七
		濟陰近編—四
		濟陰近編—五
二〇五〇	種子神丹	外科心法真驗指掌—三
二〇五一	種子金丹	雜症大小合纂—二八
二〇五二	種子七神丹	同壽錄—二
二〇五三	種子長生丹	同壽錄—八
二〇五四	種子濟陰丹	驗方萃編—一八
		萬病回春—四三
		壽世保元—四七
		醫學滙海—一〇六

二〇五五	種痘保嬰丹	種痘新書—一〇
		中西痘科全書—九
二〇五六	綠雲丹	救生全集—二八
二〇五七	綠獅丹	喉科指掌—三
二〇五八	聚金丹	醫學啓蒙彙編—一八
二〇五九	聚寶丹	沈氏尊生書—一八二
		證治準繩幼科—一五
		丹臺玉案—二八
		赤水玄珠—八〇
		醫學入門丹臺玉案—三八
		全幼心鑑—九
		嬰童百問—四
		保嬰攝要—四
		小兒推拿廣意—三
		醫學近編—三六
		四聖縣樞—四
		女科歌訣—三

二〇六〇	蒜螺丹	種福堂公選良方—三
		臨證指僕醫案—三六
二〇六一	蒲黃丹	濟陽綱目—七五
二〇六二	蒸臍玥元丹	普門醫品—三八
二〇六三	蒼耳丹	攝生衆妙方—三九
		衆妙仙方—一八
		醫鈔類篇—八二
二〇六四	蒼霖丹	四聖縣樞—七
		瘟疫傳症彙編—九
二〇六五	蒼朮難名丹	沈氏尊生書—五五
		濟陽綱目—一〇三
		醫學滙海—七七
二〇六六	蒼龍養珠萬壽紫靈丹	增補遵生八牋—二
		濟陽綱目—一二四
二〇六七	蜜調硃砂丹	龔氏保赤全書—一六
二〇六八	蜜煎止癢丹	瘍醫大全—六五
二〇六九	趙府小靈丹	古今醫鑑—六五

二〇九三	廣胤丹	御藥院方—六六
二〇九四	廣毒至靈丹	瘍科心得集—二九
二〇九五	廣嗣固本丹	仙拈集—四四
二〇九六	廣効保命丹	玉機微義—二
二〇九七	廣嗣延齡至寶丹	經驗廣集良方—四一
		仙拈集—四三
		廣嗣五種備要—一
二〇九八	慶世丹	攝生衆妙方—一五
二〇九九	摩腰丹	醫學正傳—八
		赤水玄珠—一四
		仁術便覽—六
		濟陽綱目—二三五
		醫學綱目—七一
		串雅內編—一三
		御藥院方—五七
二一〇〇	摩腰紫金丹	瘍醫大全—九三
		會篇紀略—三四

		活人錄彙編—三五
		類證活人書—一八
二一〇一	撥雲丹	沈氏尊生書—一一七
		壽世保元—六七
		目科正宗—三
二一〇二	敷疔丹	痘疹大成—五
二一〇三	敷瘰丹	類證治裁—六九
二一〇四	敷毒丹	幼科切要—二
二一〇五	敷貼接骨丹	古今醫統大全—一五六
二一〇六	敷臍備急丹	醫方辨難會纂大成—七
二一〇七	樟腦丹	外科秘錄—二
二一〇八	歐陽康叔家傳方透骨丹	名方類醫書大全—五九
二一〇九	歐陽康叔家傳方黑虎丹	名方類醫書大全—六〇
二一一〇	歐陽康叔家傳方加減至寶丹	名方類醫書大全—五三
二一一一	潔古化水丹	醫門法律—八
二一一二	潤弦完肌丹	醫方辨難會纂大成—一五
二一一三	澄源丹	三因極一病證方論—二七

三一四	熟乾地黃丹	鷄峰普濟方—七四
三一五	瘟疫丹	驗方萃編—九
三一六	瘧丹	三因極一病證方論—九
		鷄峰普濟方—六五
三一七	瘧神丹	名方類醫書大全—一〇
		古今醫統大全—六五
		濟陽綱目—八三
		宣明論方—一九
三一八	瘧靈丹	良朋彙集神方—七
		古今醫鑑—一二
三一九	瘧疾二仙丹	信驗方續錄—三
三二〇	穀精丹	幼幼新書—一〇三
三二一	線丹	黃氏醫緒—四
三二二	緩息丹	女科百問—一四
三二三	蓬莪朮丹	證治準繩幼科—九三
三二三	蓬莪茂丹	御藥院方—一三
三二四	蓯蓉丹	證治準繩幼科—四四

		幼幼新書—六六
三二五	蔣氏化毒丹	醫鈔類篇—一〇〇
		懷少集—一二
		醫宗金鑑—四
三二六	箍毒神丹	外科祕錄—一七
三二七	蝸蜂丹	外科祕錄—一三
三二八	談笑博金丹	證治準繩幼科—六四
		幼科三種—五
		種痘新書—二五
		天花八陣編—五
		痘疹金鏡錄—一二
		中西痘科全書—二五
三二九	鄭愈還魂丹	幼幼新書—四六
三三〇	銲肺丹	壽世保元—一四〇
三三一	震靈丹	三因極一病證方論—一四
		和劑局方—一三
		證治要訣類方—二五

		沈氏尊生書—一七六
		證治準繩類方—七五
		證治要訣—二六
		古今醫統大全—六三
		濟陽綱目—六六
		證治指南醫案—二
		三家醫宗—一
		醫鈔類篇—三六
		類證治裁—六二
		證治要訣類方—三五
		傷寒太白—三
二三二	震蟄丹	證治準繩幼科—五七
		軒轅逸典—一
二三三	震蜇丹	痘症秘書—一
二三四	養心丹	鷄峰普濟方—一五
		鷄峰普濟方—一九
		沈氏尊生書—二九

		古今醫統大全—九三
		會篇紀略—四三
		活人錄彙編—四三
二三五	養正丹	類證普濟本事方—六
		和劑局方—三三
		證治要訣類方—一
		治法彙—一
		證治準繩類方—四
		萬方類纂—三
		名方類醫書大全—三
		玉機微義—四三
		古今醫統大全—二二
		醫林繩墨—二
		濟陽綱目—三五
		醫宗必讀全書—三
		醫宗必讀全書—二〇
		證治彙補—五

		證治要訣類方—六
		古方八陣—三〇
		傷寒緒論—四
		本草綱目—九
二三六	養生丹	證治準繩女科—三
		證治要訣—一
		證治要訣—九
		名方類醫書大全—三〇
		玉機微義—二四
		濟陽綱目—一四七
		醫學綱目—三〇
		醫鈔類篇—三〇
		類證治裁—一七
		女科良方—三
		外科大成—五
		張氏醫通—三五
二三七	養老丹	同壽錄—三

二三八	養胃丹	古今醫鑑—一四
		濟陽綱目—七
		中藏經附方—一四
二三九	養氣丹	和劑局方—一九
		證治要訣類方—四
		證治準繩類方—三
		證治要訣—三五
		名方類醫書大全—三〇
		名方類醫書大全—二九
		玉機微義—二六
		古今醫統大全—八四
		濟陽綱目—六七
		濟陽綱目—六八
		濟陽綱目—一四九
		濟陽綱目—一七七
		證治要訣類方—一四
		瑞竹堂經驗方—一四

三四〇	養真丹	寶級寶鑑—三〇
		御藥院方—四三
三四一	養壽丹	增補遵生八牋—三〇
		御藥院方—三九
三四二	養正金丹	鷄峰普濟方—二三
三四三	養元辟穀丹	壽世保元—八六
三四四	養肺去瘻丹	外科秘錄—四
三四五	養氣活血丹	證治準繩女科—七
		女科百問—一三
三四六	養筋活血丹	醫方易簡新編—二三
三四七	養陰至寶丹	驗方萃編—一七
三四八	養血愈風丹	毛氏保赤全書—五
三四九	養陰辟邪丹	辨證冰鑑—九
三五〇	駐顏小丹	韓氏醫通—三
三五一	駐顏小還丹	赤水玄珠—三七
三五二	黎洞丹	種福堂公選良方—一一
		臨證指南醫案—二四
		瘍科心得集—一八
三五三	德生丹	本草綱目—八〇
三五四	熱爐雙妙丹	攝生總要—二三
三五五	贊育丹	新方八陣—六
		景岳新方砭—六
三五六	贊化血餘丹	新方八陣—一
		景岳新方砭—一
三五七	醉仙丹	中藏經附方—三
	十六畫	
三五八	凝神辟穢丹	同壽錄—一三
三五九	噙化丹	治法彙—三
		古今醫鑑—二九
		明醫要選—一三
三六〇	噙花丹	醫學近編—四三
三六一	噙化紫金丹	醫宗說約—二
		醫學入門丹臺玉案—一三
三六二	噙化潤金丹	丹臺玉案—七

		醫學入門丹臺玉案—一八
三六三	導水萬靈丹	濟陽綱目—一二〇
三六四	導痡純陽丹	濟陽綱目—五六
三六五	導痰小胃丹	古今醫鑑—一〇
		萬病回春—一〇
		濟陽綱目—八九
		醫學滙海—二九
三六六	擒虎丹	濟陽綱目—二六三
三六七	燕土丹	瘍醫大全—九七
三六八	獨活丹	三因極一病證方論—一二
三六九	獨神丹	萬病回春—四
		醫學滙海—九
三七〇	獨勝丹	重樓玉鑰—二三
三七一	獨賫丹	毛氏保赤全書—一
		醫學滙海—一四三
		醫學滙海—一四四
		痘科類編釋意—二

三七二	獨葉丹	沈氏尊生書—一六五
		瘍科選粹—三三
三七三	獨聖丹	良朋彙集神方—三三
		嬰童百問—六
三七四	獨妙丹	絳囊撮要—一
三七五	獨靈寶丹	經驗丹方彙編—一七
三七六	獨活寄生丹	沈氏尊生書—九五
三七七	禦風丹	古今醫統大全—二
		濟陽綱目—三七
三七八	積氣丹	古今醫統大全—五六
		醫學啓蒙彙編—一三
		宣明論方—六
三七九	蕩疝丹	古今醫統大全—一二五
三八〇	蕪荑丹	懷少集—二〇
三八一	衛心仙丹	瘍醫大全—一四三
		外科秘錄—五八
		辨證冰鑑—九二

二八二	諸蟲保命丹	濟陽綱目—一二三
		醫學匯海—三八
二八三	覽聖丹	聖濟總錄—八五
二八四	豬肚丹	證治準繩幼科—一一五
二八五	醒迷至寶丹	應驗簡便良方—五
		春脚集—一五
		同壽錄—三五
二八六	醒陽救苦丹	醫方辨難會纂大成—八
二八七	靜心丹	沈氏尊生書—一九七
二八八	靜神丹	沈氏尊生書—三三
		沈氏尊生書—二四
		沈氏尊生書—二五
		沈氏尊生書—二六
二八九	龍化丹	外科秘錄—三五
二九〇	龍虎丹	和劑局方—四
		沈氏尊生書—八二
		證治準繩類方—四八

		上池秘錄—八
		聖濟總錄—一三
		丹溪心法—一一
		赤水玄珠—三九
		濟陽綱目—二五八
		醫學綱目—三三
		醫學綱目—二四
		寶級寶鑑—三九
		幼幼新書—四四
		龔氏保赤全書—一〇
		種痘新書—四
		種痘新書—二九
		中西痘科全書—四
		中西痘科全書—二九
二九一	龍星丹	沈氏尊生書—六九
		濟陽綱目—一一
		濟陽綱目—一四〇

		醫學啓蒙彙編—二八
二九二	龍馬丹	外科秘錄—二八
二九三	龍齒丹	證治準繩類方—六三
		名方類醫書大全—四八
二九四	龍虎小靈丹	增補遵生八牋—九
二九五	龍虎壽生丹	全幼心鑑—五
二九六	龍虎濟陰丹	成方切用—四
二九七	龍齒鎮心丹	和劑局方—二八
二九八	龍麝追毒丹	衛生寶鑑—二五
二九九	龍麝聚聖丹	證治準繩類方—二一
		衛生寶鑑—二〇
		玉機微義—二四
		濟陽綱目—三〇
		醫學綱目—三〇
		女科良方—一九
		口齒類要—三
		御藥院方—五九

三〇〇	龍虎合配五氣丹	增補遵生八牋—一一
三〇一	龜鹿二仙丹	衆妙仙方—五
三〇二	噤口丹	脈困證治—一〇
三〇三	瘴瘧丹	嶺南衛生方—一
三〇四	磨堅丹	瘍科選粹—四六
三〇五	磨翳丹	眼科切要—二
		辨證冰鑑—四七
三〇六	興陽丹	攝生總要—三
三〇七	興戰立陽丹	攝生總要—一四
三〇八	興陽保腎丹	攝生總要—二六
三〇九	螢火丹	串雅外編—二
三一〇	遺怒丹	辨證冰鑑—八
三一一	錦帳生春丹	攝生總要—九
三一二	餘血固本九陽丹	小兒則古方—四
	十七畫	
三一三	應丹	瘍醫大全—二
三一四	應驗打虎丹	攝生衆妙方—三

三二五	擦面神丹	沈氏尊生書—一一六
三二六	擬金丹	雞峰普濟方—一三
三二七	斂陽丹	名方類醫書大全—三七
		名方類醫書大全—四四
		古今醫鑑—二八
三二八	斂瘡丹	外科祕錄—五六
三二九	斂肺丹	脈困證治—一六
三三〇	斂瞳丹	辨證冰鑑—四八
三三一	濟生丹	經驗廣集艮方—六六
		仙拈集—六六
三三二	濟危丹	竹林女科—六
三三三	濟陰丹	三因極一病證方論—四七
		三因極一病證方論—四八
		攝生衆妙方—七六
		經驗廣集艮方—二七
		證治準繩女科—一
		丹臺玉案—三
		壽世保元—七八
		醫學入門丹臺玉案—一三
		仙拈集—二八
三三四	濟急丹	辨證冰鑑—五
三三五	濟生大丹	同壽錄—三一
三三六	濟危上丹	三因極一病證方論—四六
		和劑局方—四九
		沈氏尊生書—一七五
		證治準繩女科—二九
		名方類醫書大全—九一
		赤水玄珠—七四
		醫學匯海—一二八
		女科艮方—一六
		濟陰綱目—一三
		產育寶慶集方—三
三三七	濟生方心丹	證治準繩類方—六九
三三八	濟火延嗣丹	辨證冰鑑—六八

三二九	濟陰至寶丹	古今醫鑑—四四
		壽世保元—四五
三三〇	濟陰返魂丹	攝生衆妙方—六四
		萬方類纂—一一
		古今醫統大全—一七五
		壽世保元—五三
		濟陰綱目—一九
		本草綱目—四三
三三一	燥津丹	外科秘錄—四一
三三二	舉元益血丹	竹林女科—二
三三三	薄荷丹	沈氏尊生書—一六一
		證治準繩外科—三三
		赤水玄珠—一一三
		類證治裁—七三
		外科集驗方—九
三三四	薄苛丹	立齋外科發揮—四
三三五	薏苡丹	證治準繩幼科—三三

		保嬰易知錄—二
三三六	薑附赤石脂朱砂丹	證治準繩類方—七九
		醫宗撮要—三
		玉機微義—三七
		薛氏內科醫宗—三
		明醫雜著—三
三三七	薛飛龍奪命丹	治痘全書—一一
三三八	謝氏奪命丹	證治準繩幼科—七
		玉機微義—六一
三三九	謝傳點眼丹	濟陽綱目—一三二
三四〇	謙甫龍麝聚聖丹	口齒類要—三
三四一	賽金丹	瘍醫大全—五八
		外科百效全書—一一
三四二	賽奪命丹	瘍科選粹—一七
三四三	賽金化毒丹	痘疹大成—一七
三四四	避邪丹	鷄峰普濟方—六一
三四五	避寒丹	外科心法真驗指掌—六一

三三四六	避暑丹	外科心法真驗指掌—一七
三三四七	避瘟丹	經驗廣集良方—七
		驗方萃編—一〇
		應驗簡便良方—八
		醫方擇要—一一
		濟陽綱目—四七
		仙拈集—七
		醫鈔類篇—八六
三三四八	避穢丹	中西痘科全書—三一
三三四九	避寒救腹丹	辨證冰鑑—八四
三三五〇	還元丹	扶壽精方—四
		古今醫統大全—九六
		古今醫統大全—一七七
		濟陽綱目—一七一
		濟陽綱目—一八四
		黃氏醫緒—三五
		古方八陣—四
		醫學近編—二五
		理虛元鑑—一
		串雅外編—一六
三三五一	還少丹	攝生衆妙方—二〇
		攝生衆妙方—三
		治法彙—二
		醫方集解—二
		醫方一盤珠—六
		沈氏尊生書—四三
		沈氏尊生書—四四
		證治準繩類方—一四
		證治準繩外科—三五
		萬方類纂—二七
		壽親養老新書—九
		醫宗撮要—一
		丹溪心法—一五
		衛生寶鑑—四

		竹林女科—九
		口齒類要—二
		外科大成—八
		目科正宗—二
		醫學發明方—五
		古方八陣—三
		內科摘要—一
		明醫雜著—一
		外科心法—一
		外科樞要—三
		口齒類要—二
		醫學近編—二六
		濟陰近編—三
		雜症大小合纂—二七
		張氏醫通—一一
		時方妙用歌括—二
		醫學實在易—六

		眼科切要—四
		本草綱目—五八
		瘍科選粹—三六
		費伯雄醫案醫方論—二
三三五二	還睛丹	增補遵生八牋—一八
		御藥院方—六三
三三五三	還童丹	攝生衆妙方—一八
三三五四	還魂丹	證治要訣類方—二八
		醫學正傳—一八
		古今醫統大全—一〇四
		濟陽綱目—一四三
		普門醫品—三七
		類證治裁—四〇
		種痘新書—五
		證治要訣類方—二八
		類證活人書—九
		中西痘科全書—五

三三五五	還陽丹	廣瘟疫論—一
三三五六	還睛紫金丹	沈氏尊生書—一九
		醫學正傳—二三
		濟陽綱目—二九八
		醫學滙海—五四
		蘭室秘藏—一
三三五七	還魂奪命丹	鼠疫約編—四
三三五八	還真二七丹	古今醫統大全—一七四
三三五九	鍾乳丹	鷄峯普濟方—二三
三三六〇	韓相進靈丹	證治準繩類方—九四
三三六一	韓飛霞女金丹	廣嗣紀要—三
三三六二	點玄丹	外科百効全書—二
三三六三	點舌丹	醫林繩墨—一四
三三六四	點眼丹	丹臺玉案—六
		醫學入門丹臺玉案—一七
三三六五	點虬丹	辨證冰鑑—九七
三三六六	點點金丹	古今醫鑑—六六

三三六七	點白還黑丹	醫學啓蒙彙編—三
		醫學啓蒙彙編—五
三三六八	點眼光明丹	醫學正傳—一三
		濟陽綱目—二九六
三三六九	澀精金鎖丹	中藏經附方—六
三三七〇	療萬病六神丹	中藏經附方—一
三三七一	膽槐丹	瘍科選粹—三〇
	十八畫	
三三七二	擴吾丹	醫學滙海—五二
		醫學滙海—五三
三三七三	斷鬼丹	濟陽綱目—八一
三三七四	斷癎丹	沈氏尊生書—三六
		沈氏尊生書—三七
		沈氏尊生書—三八
		證治準繩幼科—二九
		名方類醫書大全—九三
		赤水玄珠—五五

		赤水玄珠—九二
		濟陽綱目—一三
		蘭臺軌範—三
		類證治裁—三
		小兒直訣—一
		嬰童百問—二
		保嬰撮要—七
		懷少集—七
三七五	斷瘧如聖丹	濟陽綱目—八五
三七六	斷魔如聖丹	宣明論方—一八
三七七	檳榔丹	證治準繩幼科—一〇二
		聖濟總錄—四八
三七八	歸神丹	攝生衆妙方—五〇
		衆妙仙方—三
		經驗丹方彙編—一四
		沈氏尊生書—三
		沈氏尊生書—三
		沈氏尊生書—一四
		古今醫統大全—三
		濟陽綱目—一三五
		寶級寶鑑—一五
		醫鈔類篇—五八
		醫鈔類篇—六〇
		類證治裁—一九
		古方八陣—一七
		本草綱目—六
三七九	歸心丹	雜症大小合纂—九
三八〇	歸魂丹	辨證冰鑑—五九
三八一	瀉毒神丹	瘍醫大全—一二八
		衛生鴻寶—六五
		外科秘錄—四四
		救急新編—三
		串雅外編—二
三八二	豐心丹	上池秘錄—九

三三八三	轉古丹	醫學滙海—三
三三八四	轉環丹	證治準繩幼科—五九
三三八五	轉舌丹	醫學近編—三
三三八六	轉呆丹	辨證冰鑑—一〇
三三八七	轉敗丹	辨證冰鑑—八七
三三八八	醫局太一丹	幼幼新書—一五
三三八九	醫局定命丹	幼幼新書—一七
三三九〇	醫林金鎖匙丹	楊氏提綱全書—四
三三九一	醫鑑一粒金丹	楊氏提綱全書—一六
三三九二	鎖陽丹	三因極一病證方論—二四
		沈氏尊生書—四八
		沈氏尊生書—四九
		古今醫統大全—一三九
		類證治裁—六
三三九三	鎖精丹	明醫要選—二四
三三九四	鎖陽固本丹	明醫要選—三〇
三三九五	鎮心丹	三因極一病證方論—一三
		三因極一病證方論—一四
		證治要訣類方—二七
		攝生衆妙方—五一
		衆妙仙方—一四
		鷄峰普濟方—一六
		沈氏尊生書—三九
		丹臺玉案—一五
		證治要訣—一八
		赤水玄珠—五三
		濟陽綱目—一三七
		濟陽綱目—一五三
		醫學綱目—二七
		醫學綱目—六三
		醫學入門丹臺玉案—二五
		寶級寶鑑—二〇
		類證治裁—二五
		類證治裁—二八

三一三	羅真人延壽丹	增補遵生八牋—一三
		濟陽綱目—二〇八
		同壽錄—七
三一四	羅太無結陰丹	赤水玄珠—二四
三一五	藥茶仙丹	普門醫品—一七
三一六	蟾酥丹	衆妙仙方—二三
		證治準繩外科—一八
		瘍醫大全—一〇六
		萬病回春—五四
		醫學綱目—三八
		醫學滙海—一五三
		雜症大小合纂—三一
		濟生方—六
三一七	蟾酥走黃丹	證治準繩外科—二一
三一八	蠍虎丹	萬方類纂—一三
三一九	譚氏玉合丹	幼幼新書—七六
三二〇	譚氏青金丹	幼幼新書—一〇四

三二一	譚氏奪命丹	幼幼新書—五六
三二二	譚氏殊聖寶命丹	證治準繩幼科—一一八
三二三	贊育丹	醫宗損益—二
		臨證醫案筆記—六
		醫學滙海—一一
		竹林女科—一〇
		瘍科心得集—二五
三二四	贊化血餘丹	成方切用—八
		寶級寶鑑—四八
		類證治裁—五七
		醫宗損益—二〇
		臨證醫案筆記—五
		瘍科心得集—三一
三二五	騙馬丹	聖濟總錄—一四
		瑞竹堂經驗方—一
三二六	離珠丹	赤水玄珠—二六
		醫學綱目—三

		醫學發明方—三
三二七	難產奪命丹	醫林繩墨—九
三二八	關毒丹	瘍科選粹—五四
三二九	鵲丹	救迷良方—一

二十畫

三三〇	嚴氏水浸丹	玉機微義—五四
		濟陽綱目—六三
三三一	寶珠丹	赤水玄珠—三三
三三二	寶國丹	增補遵生八牋—六
三三三	寶靈丹	瘍醫大全—一〇八
三三四	寶鑑見睍丹	楊氏提綱全書—一三
三三五	寶鑑不換金丹	玉機微義—一
三三六	礬丹	三因極一病證方論—二〇
		證治準繩幼科—一五
		玉機微義—四七
三三七	礬棓丹	寶級寶鑑—八
三三八	蘇青丹	濟陽綱目—八
		醫學啓蒙彙編—二六
三三九	蘂珠丹	蘇沈內翰良方—六
		鷄峰普濟方—一七
		鷄峰普濟方—九二
三四〇	露珠丹	治法彙—一五六
		重慶堂隨筆—三
三四一	釋眉丹	外科祕錄—一四
三四二	繼母丹	辨證冰鑑—四九

二十一畫

三四三	續命丹	治法彙—二五
		衛生寶鑑—八
		濟陽綱目—一九
		濟陽綱目—四〇
		醫學綱目—一三
		醫學啓蒙彙編—三一
		幼幼新書—六
		雜症大小合纂—一四

二三四四	續骨丹	類證普濟本事方—一三
		證治要訣類方—二九
		證治準繩類方—五三
		古今醫鑑—七三
		濟陽綱目—二七九
		醫學綱目—七三
		醫學啓蒙彙編—一三
		醫鈔類篇—一七
		中風簡要—三
		證治要訣類方—二九
		瘍科選粹—五九
二三四五	續節丹	衛生鴻寶—三四
二三四六	續絕丹	醫林纂要探源—一三
二三四七	續斷丹	證治準繩類方—六一
		類證治裁—三七
		古方八陣—一〇
二三四八	續嗣丹	沈氏尊生書—一七三
		濟陽綱目—一七八
二三四九	續骨神丹	素問病機氣宜保命丹—八九
二三五〇	續嗣壯元丹	驗方萃編—二〇
		壽世保元—四九
		寶級寶鑑—四六
		醫宗損益—三
		醫學滙海—一〇八
二三五一	續嗣降生丹	經驗丹方彙編—八
		醫方一盤珠—九
		名方類醫書大全—八五
		古今醫統大全—一七三
		寶級寶鑑—四五
		女科良方—一〇
		竹林女科—一三
		婦人規古方—一六
		攝生總要—一九
二三五二	續嗣跏生丹	大生要旨—一二

二三五三	纏金丹	類證普濟本事方—七
		和劑局方—四三
		鷄峰普濟方—五〇
		濟陽綱目—一一三
		醫學綱目—五四
二三五四	纏腰丹	普門醫品—八二
二三五五	護元丹	瘍醫大全—九〇
二三五六	護心丹	外科正宗—一九
		瘍醫大全—二六
		瘍醫大全—二七
		瘍科心得集—六
二三五七	護命丹	鷄峰普濟方—一三六
		聖濟總錄—八四
二三五八	護陰丹	外科祕錄—六六
二三五九	護舌丹	辨證冰鑑—五三
二三六〇	護心仙丹	瘍醫大全—一四四
		外科祕錄—五九

		辨證冰鑑—九三
二三六一	護心奪命丹	先醒齋廣筆記—一
二三六二	鐵箍丹	瘍醫大全—三
二三六三	鐵甕申先生交感丹	洪氏集驗方—五
		御藥院方—三
二三六四	霹靂丹	沈氏尊生書—一七三
		產孕集—一
二三六五	霹靂奪命丹	醫方易簡新編—四
		濟世良方—八
		名方類醫書大全—八七
		醫學正傳—三
二三六六	驅瘧丹	古今醫統大全—六九
		痘疹傳心錄—七
二三六七	驅腐丹	瘍醫大全—四二
二三六八	驅風至寶丹	醫學實在易—一
二三六九	鶴頂丹	和劑局方—六〇
		鷄峰普濟方—四

		證治要訣—三
		名方類醫書大全—二
		名方類醫書大全—一八
		名方類醫書大全—六
		玉機微義—六
		古今醫統大全—三
		古今醫統大全—六三
		古今醫統大全—七三
		古今醫統大全—一〇八
		濟陽綱目—七一
		濟陽綱目—九二
		濟陽綱目—一四六
		濟陽綱目—二八
		醫宗必讀全書—一
		醫宗必讀全書—二
		醫學綱目—五六
		普門醫品—七八
		成方切用—三
		醫鈔類篇—三七
		類證治裁—一〇
		外科啓玄—七
		證治要訣類方—二
		宣明論方—三
		醫學近編—三五
		張氏醫通—三三
		本草綱目—一八
		御藥院方—二
一三七九	靈宿丹	聖濟總錄—七三
		御藥院方—二六
一三八〇	靈脂丹	證治準繩女科—三八
一三八一	靈草丹	濟陽綱目—四一
		濟陽綱目—五七
一三八二	靈棗丹	丹臺玉案—三
		醫學入門丹臺玉案—四二

		痘科鍵—五
		瘟疫傳症彙編—三
二三八三	靈圓丹	證治準繩類方—九三
		銀海精微—一
二三八四	靈液丹	三因極一病證方論—二九
		和劑局方—三九
二三八五	靈應丹	古今醫統大全—一三
		濟陽綱目—三三
		普門醫品—七四
二三八六	靈寶丹	和劑局方—二
		沈氏尊生書—五九
		聖濟總錄—一
		聖濟總錄—二七
		醫學滙海—八八
		瘍科捷徑—五
		大觀本草—七
二三八七	靈雪丹	四聖心源—一
二三八八	靈犀丹	御藥院方—八
二三八九	靈烏丹	中藏經附方—四
二三九〇	靈聖金丹	醫學集要—二八
二三九一	靈保玉樞丹	喉科指掌—八
二三九二	靈苑朱砂丹	幼幼新書—一四
二三九三	靈苑金沙丹	幼幼新書—六三
二三九四	靈苑雄朱丹	幼幼新書—三
二三九五	靈砂黑虎丹	瘍醫大全—一一三
二三九六	靈砂歸命丹	和劑局方—六四
二三九七	靈通萬應丹	衛生鴻寶—二
二三九八	靈寶如意丹	瘍醫大全—一九
二三九九	靈應至寶化毒丹	鼠疫約編—二
	二十五畫	
二四〇〇	觀音救急丹	治疔彙要—九
二四〇一	觀音救苦丹	經驗廣集良方—六三
		壽世保元—三
		衛生鴻寶—一九

		外科證治全生集—二
		雜症大小合纂—三七
		外科切要—九
		醫學三字經—一五
二四〇二	觀音普濟丹	衛生鴻寶—五四
二四〇三	觀音辟穀丹	萬壽丹書—一
	二十九畫	
二四〇四	鬱金丹	攝生衆妙方—四九
		古今醫統大全—二四
		濟陽綱目—一三〇
		幼幼新書—四八
		雜症大小合纂—八
二四〇五	鶴肝丹	增補遵生八牋—三